U0188429

扶正治癌学

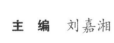

主　编　刘嘉湘

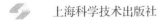

上海科学技术出版社

图书在版编目（CIP）数据

扶正治癌学 / 刘嘉湘主编. -- 上海 ： 上海科学技术出版社，2024.10
ISBN 978-7-5478-4867-8

Ⅰ. ①扶… Ⅱ. ①刘… Ⅲ. ①癌－扶正－中医治疗法 Ⅳ. ①R273

中国版本图书馆CIP数据核字（2020）第047922号

扶正治癌学

主编　刘嘉湘

上海世纪出版（集团）有限公司
上海 科 学 技 术 出 版 社　出版、发行
（上海市闵行区号景路159弄A座9F-10F）
邮政编码201101　www.sstp.cn
上海盛通时代印刷有限公司印刷
开本 787×1092　1/16　印张 15.75
字数 300千字
2024年10月第1版　2024年10月第1次印刷
ISBN 978-7-5478-4867-8 / R·2053
定价：168.00元

本书如有缺页、错装或坏损等严重质量问题，请向印刷厂联系调换

内容提要

"扶正治癌"这一观点和方法自刘嘉湘 20 世纪 70 年代提出后，经过几十年的理论发展和临床实践，已日趋完善，成为当前中医肿瘤界具有重要指导作用的肿瘤临床学说。这一学说体系完整地包括了理论基础、诊疗指南、创新方药、评价标准等内容。

本书分为上、中、下篇以及附篇。上篇总论扶正治癌学的理论体系和临床实践法则；中篇详述了 16 种癌病和常见并发症的治疗方法，并附有典型病案；下篇阐明扶正治癌机制的实验研究内容；附篇介绍了刘嘉湘的从医之路、学术成就等。

本书是第一部系统反映国医大师刘嘉湘"扶正治癌"这一创新理论体系的学术专著，既是刘嘉湘 60 多年来在中医肿瘤学术思想上的总结，也是他长期从事中医肿瘤临床工作的经验结晶，具有重要的创新性、学术性和实用性。

本书可供中医、中西医结合肿瘤临床工作者阅读参考。

编委会名单

主编

刘嘉湘

副主编

范忠泽　李湧健　李和根　刘建文

编委（按姓氏笔画排序）

王明武　田建辉　朱晏伟　朱惠蓉　刘苓霜　刘建文

刘嘉湘　孙　钢　孙建立　李　雁　李和根　李湧健

吴　继　何佩珊　张　玲　范忠泽　周　蕾　徐蔚杰

凌昌全　高　虹　郭慧茹　韩明权

序 一

国医大师刘嘉湘教授是上海中医药大学（原上海中医学院）首届六年制本科毕业生，他献身于中医临床、教学、科研工作，先后在上海中医药大学附属曙光医院、上海中医药大学校本部、上海中医药大学附属龙华医院工作，是上海中医药大学的终身教授，卓越校友。刘嘉湘教授治病临床疗效显著，扶正治癌研究独树一帜。我于 2004 年来上海中医药大学工作，在与刘嘉湘教授的接触中，深入地了解了他在中医药治疗恶性肿瘤方面所做的开拓性工作。20 世纪 60 年代末，中医治疗恶性肿瘤尚处于摸索阶段，大多医家主张攻邪，寄希望于缩小瘤灶。刘教授着眼于扶助正气，改善症状，延长患者生存时间，基于临床实践，深入研究，上下求索，探索扶正治癌法的临床应用。1972 年在全国肿瘤免疫工作大会上，他在国内首先系统报告了中医扶正法治疗恶性肿瘤的学术观点与方法，受到与会专家的肯定和重视，开启了扶正治癌的机制研究。他主持了"六五""七五""八五""九五""十一五"等多项国家重大课题，在扶正治癌的临床研究和实验研究方面取得了丰硕的成果。在扶正治癌学术思想指导下研制的新药"金复康口服液""正得康胶囊"为广大肿瘤患者带来了福祉。在中医药发展领域，他做出了卓越的贡献，多次受到国家的表彰与嘉奖，2017 年被授予"国医大师"荣誉称号，2019 年被授予"全国中医药杰出贡献奖"，2020 年当选为首批中国中医科学院学部委员。

刘嘉湘教授是中医治疗恶性肿瘤临床和研究的开拓者和引领者，是扶正治癌学术思想的首创者。西医学对肿瘤的认识不断更新，2018 年诺贝尔生理或医学奖授予美、日科学家，以表彰他们在癌症免疫治疗方面所做的贡献，他们创立了癌症疗法的一个全新理念，提出通过激发免疫系统内在的能力来攻击肿瘤细胞。刘嘉湘教授早在 40 年前就提出扶正治癌，并从免疫角度进行研究。未来我们借助最新的技术研究扶正治癌学术思想，将在理论创新和新药开发方面有广阔的前景。

在人才培养方面，刘教授倾注了大量的心血，1978 年国家恢复研究生招生，他以讲师身份，破格成为研究生导师，数十年间培养出 1 名全国名中医，5 名上海市名中医，35 名博士和硕士。他们中的大部分成为国内中医肿瘤专业的业务骨干和学科带头人。学生们继承和发展了扶正治癌学术思想，在临床上，以此惠及广大海内外患者；在科研上，多角度探索其作用机制；在教学上，以此为抓手，通过研究生、师带徒等形式培养了大量的中医人才。他所带领的团队——上海中医药大学附属龙华医院肿瘤科成为国家中医临床研究（恶性肿瘤）基地，是国内中医肿瘤研究的高峰。

今天刘嘉湘教授带领他的学生将其 60 余年中医治疗恶性肿瘤的研究成果总结成书——《扶正治癌学》，这将成为上海中医药大学的重要研究成果，中医学术传承的范本，也将成为中医治疗肿瘤的经典。

衷心祝愿刘教授和他的团队，能将扶正治癌的学术思想发扬光大，取得突破性进展！

中国科学院院士　陳凱先

2020 年 1 月

序 二

  近半个世纪以来，癌症的临床和基础研究均取得了重大进展，但如何进一步提高癌症的总体疗效，仍然是摆在医学界面前的一大难题。以肝癌为例，尽管治疗的新技术和新方法层出不穷，但就整体水平而言，疗效仍不理想。

  提高恶性肿瘤治疗的总体疗效，需要多学科协作。中医药学源远流长，博大精深，是我国在肿瘤防治研究领域的最大特色和优势。

  国医大师刘嘉湘教授1965年起就开始从事中医药及中西医结合治疗肿瘤的临床实践和研究工作。在博览历代医书典籍、查阅大量文献，并系统分析患者临床资料的基础上，于1972年正式提出"扶正治癌"治疗肿瘤的学术观点和方法。经过60余年的探索与钻研，从"理论—临床—基础、整体—器官—细胞"多层次、多角度、全方位地阐明了"扶正治癌"的学术思想，发现其可调动机体内在因素、纠正异常的免疫状态，从而控制肿瘤的发生与发展。

  早在2005年，我和王永炎院士等专家就被"扶正治癌"系列研究成果所吸引，并认为这一系列成果将造福广大肿瘤患者。国家科学技术部自21世纪初开始，连续投入大量经费开展该领域的基础和临床研究。令人欣慰的是已经获得系列成果。仅以肝癌为例，多项随机对照试验研究显示，中医药能使早期术后复发风险降低30.5%；中期的疾病控制率提高16.6%；晚期明显提高患者生存质量，降低医疗成本，而且医疗费用仅为阳性对照药物索拉非尼的1/50。这充分展示了中医药治疗恶性肿瘤的独特优势，为进一步提高我国肝癌临床综合治疗的整体实力和水平做出了积极贡献，也为全球肝癌患者的临床治疗提供了新的思路和方法。当然，如何加强国际学术交流，使这些成果获得国际同行认可并推广应用，是我们下一步的努力方向。

刘嘉湘教授主编的《扶正治癌学》出版，必将进一步推动中医药防治肿瘤的研究和发展，为造福广大肿瘤患者、实现"健康中国"战略贡献一份特殊力量！故乐为其序。

吴孟超

己亥孟冬于上海东方肝胆外科医院

序 三

刘嘉湘国医大师，是中医肿瘤领域著名专家、学者。现为上海中医药大学终身教授，国家中医临床研究（恶性肿瘤）基地首席专家，全国中医肿瘤中心主任，上海中医肿瘤临床医学中心主任。他在中医肿瘤领域辛勤耕耘，奋力拼搏数十年，成就斐然，硕果累累。早在20世纪60年代，他创建的上海中医药大学附属龙华医院肿瘤科，是全国最早一批从事中医肿瘤临床与科研的科室，从创建初期的科研病房，到如今成为集临床、科研、教学于一体的特大临床科室，并成为全国中医肿瘤临床、科研、教学中心。他带领中医肿瘤学科逐渐发展、壮大，业已成为中医临床的重要分支。刘嘉湘国医大师始终坚守中医传统辨证论治，从中医经典中传承创新，探索现代癌病治疗的中医机制，提高中医疗效。

具有重要引领作用的是1972年在国家级学术会议上，他首倡"扶正治癌"的学术理论和方法，为中医肿瘤临床与科研开启了蕴含中医以人为本精髓的癌病治疗新思维、新方法和新途径。此后，刘嘉湘国医大师带领其团队进行了系列临床和实验研究，不仅获得多项国家、省部级科研成果，而且形成了独具中医特色的扶正治癌理、法、方、药；也取得了以延长癌症患者生存期、提高患者生活质量为显著特色的中医临床疗效。这些成就与近几年方兴未艾的现代肿瘤免疫治疗有着异曲同工之妙，这更彰显出中医扶正治癌理论与临床实践的创新性和强大的生命力。

刘嘉湘国医大师数十年投身于临床、科研，在国内外专业杂志发表专业论述百余篇。作为扶正治癌学术观点的首倡者，编写一部系统论述其扶正治癌学术理论和实践的著作，一直是学界的期盼。如今，令人欣喜的是，他在杖朝之年，带领众弟子完成了《扶正治癌学》的编撰，系统阐述了扶正治癌的理法方药，以及相关机制研究。从书中可以较为全面了解扶正治癌观点的形成和发展，以及临床实践运用的基本法则，对进一步推广中医肿瘤扶正治癌的临床运用，提高中医肿瘤科医师辨证施治能力，以及推动中医肿瘤学科的建设和发展具有重要意义。

值此庆贺刘嘉湘国医大师从医 70 周年之际，捧读新作，喜悦万分，感慨良多，可谓："中医医籍超万卷，刘师拾遗补扶正。"

上海市人民代表大会教育科学文化卫生委员会主任委员
上海中医药大学原校长

2020 年 1 月

前　言

　　《扶正治癌学》一书由国医大师刘嘉湘教授主编，他的学生 20 余人共同参与编写而成。刘教授 1962 年毕业于上海中医学院（现上海中医药大学），1965年起从事中医药及中西医结合治疗肿瘤的临床实践和研究工作。面对癌症患者所承受的痛苦，他深受触动，开始思考如何减轻癌症患者的痛苦，如何提高患者的生存质量，如何延长患者的生存时间。

　　当时，对恶性肿瘤的中医药治疗，普遍的思路是采用清热解毒、活血化瘀、软坚散结、以毒攻毒的方法。在临床实践中，刘教授发现单纯用清热解毒、化痰软坚的方法治疗癌症远期疗效欠佳，患者生活质量未得到提高，生存期未能延长。于是，刘教授博览历代医籍，查阅大量现代文献，将关于肿瘤病因、病机、症状的描述内容、治疗方法都翔实记录下来，同时结合自己的临床经验，分析患者的临床资料，认识到正气虚损是肿瘤发生的根本原因和病机演变的关键。他结合历代"积之成者，正气不足，而后邪气踞之""养正积自消"的中医"扶正"学说，提出以中医辨证论治为基础，采用"扶正"为前提，达到"祛邪"目的的新思路，开始了对"扶正治癌"方法的探索。

　　1972 年，由国家卫生部全国肿瘤防治研究办公室和中国医学科学院主办的全国肿瘤免疫研究经验交流会在北京召开，刘教授在会上做了"中医扶正法在肿瘤治疗中的应用"主题报告。这是国内首次系统提出中医扶正治癌的学术观点和方法，受到与会专家的肯定和重视。他强调治疗应重视"以人为本"原则，做到辨证与辨病相结合，合理使用"扶正"和"祛邪"法则，进而达到"除瘤存人"或"人瘤共存"的目的，开创了中医药治疗恶性肿瘤的新思路、新方法，具有划时代意义。几十年来，刘教授的扶正治癌思想已被中医肿瘤界，乃至西医肿瘤界广泛认可，并造福了广大的肿瘤患者。有关肿瘤中医药治疗的书籍不少，但尚未见扶正治癌学的专业性著作。在刘教授的组织领导下，他的学生再次聚力，共同编撰《扶正治癌学》，以期为中医学治疗肿瘤做出新的贡献。

本书分为上篇、中篇、下篇以及附篇。上篇理论篇从扶正治癌的学术渊源、扶正治癌学术思想的丰富内涵、扶正治癌的常用治则、扶正治癌的辨治要点及辨治思维程序4个方面来阐述刘嘉湘扶正治癌学的理论体系和临床实践法则。中篇为临床篇，详细阐述16种癌病及其常见并发症的辨证论治、兼症治疗和中医综合治疗法，并附有典型病案。下篇为实验（机制）研究篇，包括扶正治癌的治则研究、扶正治癌的机制研究和作用特点。附篇展示了国医大师刘嘉湘教授的从医传记。临证发挥是本书的一大特色，各位编者均为刘嘉湘教授的弟子，均有数十年中医肿瘤临证经验，在继承扶正治癌学术思想的长期实践中也积累了一定的心得，与同道分享临床经验和体会，对促进和提高中医肿瘤临床疗效将起到重要作用。

《扶正治癌学》一书是国医大师刘嘉湘教授从医70周年、从事中医肿瘤临床工作60多年的学术研究和创新实践的心血结晶。本书不仅收录了国医大师几十年临证实践的成果，更重要的是拓宽了中医肿瘤临床辨证论治的思路和方法，而且也充分体现了与现代肿瘤免疫学发展的殊途同归之妙，彰显了扶正治癌学术思想的开拓创新和远见卓识。相信随着《扶正治癌学》的出版，必将为中医肿瘤科医师提高临床辨证论治能力，进一步提高临床疗效，福泽患者带来诸多有益的帮助，并对中医肿瘤学科的建设和发展有着重要的推动作用。

范忠泽

2020 年 1 月

目 录

上 篇

理论篇

自神农尝百草起始有医术，中医学在中国传统文化及先贤哲学思想和行为方式的影响下，汲取中华文明精华，集中华古文明之大成，集数千年历代上工妙手丰富的临证经验发展而成。中医药学乃中华文化之瑰宝，为中华民族的繁衍生息做出了卓越贡献，其中也蕴含着中医对肿瘤类疾病的丰富认知。中医肿瘤学始于20世纪50年代，中医、中西医结合肿瘤医家和学者在中医学理论指导下，借鉴了古代、近代医家对肿瘤病证的认识和治疗经验，并结合自身临床实践，不断研究总结，逐步形成具有中国特色的肿瘤治疗理论和方法。我国著名中医肿瘤专家、国医大师刘嘉湘创立的"扶正治癌"学术思想和方法就是其中最具代表性、影响最为深远的学术体系之一，受到学界高度认可，并在临床广为应用。扶正治癌学已成为中医肿瘤学中令人瞩目的学术思想。

第一章

扶正治癌的学术渊源

一、中医对肿瘤的认识历史悠久

古代无明确而统一的肿瘤专病概念，中医对癌瘤一类病证的认识和宝贵的诊治经验散见于大量古代医籍中。早在殷墟出土的3 500多年前的甲骨文中就有"瘤"的记载。春秋战国时期的《黄帝内经》对"昔瘤""石瘕""癥瘕""膈中""肥气""息贲""伏梁""肠覃"等类似肿瘤病证，已有较系统的认识和记载，认为其发病与正气虚弱、外邪入侵、七情内伤等有关。成书于秦汉时期的我国现存第一部药学专著《神农本草经》记载的治疗肿瘤类病证的药物多达150余种，有的沿用至今。东汉末年张仲景的《伤寒杂病论》对积聚的病因病机、治疗原则、处方用药等均有较为详细的论述，还提出了肿瘤的鉴别和预后。魏晋隋唐时期，对肿瘤的病因病机及诊断又有了进一步认识，巢元方所著《诸病源候论》分门别类详细记载肿瘤有关病因病机和证候共169条，还记载了多种治疗肿瘤的方法。唐代孙思邈的《千金要方》根据肿瘤性质、部位将肿瘤分为"瘿瘤""骨瘤""脂瘤""肉瘤""石瘤""脓瘤""血瘤"等。

宋代外科专著《卫济宝书》最早使用"癌"字对身体表浅部位恶性肿瘤进行中医命名。《圣济总录》认为气血流行失常，郁结壅塞，瘤所以生。金元四大家刘完素提出的"清热解毒、清热泻火"治疗肿瘤、张从正主张的"祛邪攻瘤"法、李东垣的"补中益气、扶正固本"治疗思想、朱丹溪的"润养津血、降火散结"法对后世肿瘤的扶正、祛邪治疗产生了积极的影响。《本草纲目》对贝母、黄药子、海带、夏枯草、半夏、南星、三棱、莪术等百余种治疗肿瘤药物记载详细。明代《景岳全书》将前人治疗肿瘤的药物概括为攻、消、补、散四大类。《证治准绳》对腹部肿块的鉴别及良、恶性肿瘤不同治法做出进一步阐述。《景岳全书》总领性提出"治积之要，在知攻补之宜，而攻补之宜，当于孰缓孰急中辨之"，并强调脾肾亏虚在积聚发病中的重要性。《医宗必读》指出"积之成者，正气不足，而后邪气踞之"，详细阐明了积聚初、中、末三个阶段的病因病机变化及治疗原则，还提出了"养正积自除"的论点，为后世扶正法治疗肿瘤提供了理论依据。《外科正宗》记载的"失荣"与当代淋巴肉瘤、霍奇金淋巴瘤及鼻咽癌、喉癌的颈淋巴结转移和腮腺癌等病的症状相近，并较详细描述了晚期肿瘤恶病质特点。清代《沈氏尊生书》记载"治积聚者，惟有补益攻伐相间而进，方为正治；病深者伐其大半即止，然后俟其脾土健运，积聚自消"，强调癌病治疗中应处理好补益和攻邪的关系。《医宗金鉴》提出肿瘤应早发现、早治疗，施治得法可以"带疾而终天"，可视为当今"带瘤生存"概念的雏形。《医林改错》对血瘀致病有独到见解，认为"元气既虚，必不能达于血管，血管无气，必停留而瘀""血受寒则凝结成块，血受热则煎熬成块"，为气虚血瘀致病和调气活血法治疗肿瘤提供了理论依据。清末民初，西方医学传入，医者对肿瘤的认识进一步提高。进入中西医汇通时期，《医学衷中参西录》从瘀血论角度探讨恶性肿瘤的发病机制，结合解剖学，完善了对瘤赘的病因分析。《古今医案平议》结合医案，对石疽、失荣等病因、病机、病位、治法、预后进行了更为系统的描述。新中国成立后，中医人借助西医学诊疗手段，在历代医家学说及自身临床实践基础上，不断完善肿瘤的病因、病机、诊断、类证鉴别内容，积极探索中医药治疗肿瘤的方法，为中医药治疗肿瘤提供了丰富的理论和临床依据。

总之，中医对肿瘤的认识发端于先秦、殷、周，经历了魏、晋、隋、唐早期发展阶段和宋、元、明、清学术繁荣时期，清末进一步发展和提高，及近现代中医肿瘤理论和实践逐步完善，最终形成了中医肿瘤学。

二、20 世纪 50 年代至 60 年代以"攻瘤"为主治疗肿瘤疗效不佳

自 20 世纪 50 年代起，我国恶性肿瘤的发病率和病死率逐年增高，绝大多数患者确诊时已属中晚期，失去了手术根治的机会。放疗、化疗虽有一定的近期疗效，但毒副反应较大、缓解期短、患者生存质量差、生存期得不到延长，恶性肿瘤成为严重威胁人民健康的一种疾病。中医药是我国独有的疾病防治手段，运用中医理论和方法探索肿瘤发生、发展和防治规律的实践和研究势在必行。1959 年中医药治疗肿瘤的方法和经验首次在全国肿瘤学术交流座谈会上进行报告，当时中医治癌沿袭了西医以手术、放疗、化疗为主的"攻瘤"治疗思维，着眼于局部瘤灶的消除，常用"以毒攻毒""活血化瘀""清热解毒"等方法治疗，对机体整体抗病能力（正气）的维护重视不够，因而疗效并不理想。

三、刘嘉湘首倡"扶正治癌"学术思想和方法

1962 年，从上海中医学院（现上海中医药大学）六年制本科中医系毕业的刘嘉湘从事中医内科工作，耳闻目睹当时肿瘤诊治现状，感到责任重大，立志探索中医治疗肿瘤新路。他查阅了大量古代医籍和近代文献，如《黄帝内经》中有"正气存内，邪不可干""邪之所凑，其气必虚"的论述，《外证医案汇编》明确指出"正气虚则成岩"，《诸病源候论》指出"积聚者，由阴阳不和，腑脏虚弱，受于风邪，搏于腑脏之气所为

也"，张元素认为"壮人无积，虚人则有之。脾胃怯弱，气血两衰，四时有感，皆能成积"，张景岳谓"凡脾肾不足及虚弱失调之人，多有积聚之病"。历代医家十分重视人体正气盛衰与癌肿发病之间的关系，他从中受到很大启发。重新整理1960年至1963年跟师张伯臾、陈耀堂、庞泮池等中医内科、妇科临床名家学习到的经验后，进一步认识到正气内虚，脏腑阴阳失调是罹患癌肿的主要内在原因，刘嘉湘开始着手中医药治疗肿瘤的临床研究与荷瘤小鼠的实验研究。1968年刘嘉湘以肺癌为主攻病种，总结了养阴解毒，扶正治癌的"肺二方"（由南沙参、北沙参、天冬、麦冬、百部、鱼腥草、夏枯草等组成）治疗支气管肺癌37例，总有效率达59.45%，显示了扶正方药的良好疗效。他还分析了2 000余例肿瘤患者的临床资料，发现肿瘤患者普遍存在细胞免疫水平低下的状况，提出正气虚损是癌症发生、发展的根本原因和病机演变的关键，正气虚损与机体阴阳失调、免疫功能减退密切相关。1972年他应邀出席由卫生部肿瘤防治研究办公室和中国医学科学院在北京召开的全国肿瘤免疫工作会议，并做了"中医扶正法在肿瘤治疗中的应用"的报告，针对当时恶性肿瘤治疗"只见局部，不见整体""见癌不见人，治癌不治人"而一味"攻邪"的状况，提出了中医"扶正法"治疗恶性肿瘤的学术观点和方法，并列举了临床有效病例，得到学术界的认可和免疫学专家的重视。他认为恶性肿瘤是一种全身属虚、局部属实的本虚标实的病证，癌肿是全身性疾病的局部表现，正虚是肿瘤的基本病机，也是疾病发展、演变的关键所在，扶正培本就是在辨证论治的原则指导下，选用治疗虚损不足的中药，培植本元，调节人体的阴阳气血和脏腑经络的生理功能，增强机体内在的抗病能力，提高免疫功能，祛除病邪，抑制癌肿发展，缓解病情，提高生存质量，延长生命，甚至达到治愈的目的。同时，他强调扶正治癌并不是"扶正"中药的简单堆砌，更不能不分阴阳、气血盛衰，施以面面俱到的"十全大补"，扶正法也不等同于西医营养支持疗法，而是有的放矢地调节机体阴阳、气血、脏腑、经络的生理功能，通过增强机体抗病能力，达到抑制肿瘤的目的。1976年，他又提出晚期肿瘤"除瘤存人、人瘤共存"理念，促进肿瘤治疗指导思想从"以瘤为主"向"人瘤共存"的转变，开创了恶性肿瘤治疗的新思路、新方法。在此期间发表了《中医扶正法在肿瘤治疗中的应用》《试论癌症治疗中扶正与祛邪的辩证关系》《中医扶正法在肿瘤治疗中的应用和原理研究》《中医扶正法治疗支气管肺癌的体会》《中医扶正疗法的作用》等论文，其中《中医扶正疗法的作用》全文被日本自然社翻译成日文收录在《现代中国の癌医疗》一书中，全面系统地阐释了中医扶正法治疗肿瘤的作用和机制，探讨了扶正和祛邪的具体方法，以及扶正和祛邪之间的关系，引起国外学者高度重视，标志着"扶正治癌"学术思想的初步形成。

四、系列临床和基础研究使扶正治癌学术思想日趋成熟和完善

1. 证候分布规律研究揭示肺癌正虚为本　1968年至1975年，刘嘉湘通过200例肺

癌患者证候分布规律研究发现，正虚为主者（阴虚型、气阴两虚型、脾虚痰湿型、阴阳两虚型）195 例，占 97.5%，邪实者（气滞血瘀型）5 例，仅占 2.5%；正虚以阴虚内热和气阴两虚两种类型为多，占 82%。在此基础上，又扩大了观察样本，1970 年至 1978 年间，310 例肺癌患者证候统计分析显示，正虚者（阴虚型、气阴两虚型、脾虚痰湿型、阴阳两虚型）302 例，占 97.42%，邪实者（气滞血瘀型）8 例，占 2.58%；其中阴虚和气阴两虚共 248 例，占总数的 80%。研究表明，肺癌以正虚为本，阴虚内热和气阴两虚为多见。进而，368 例肺癌患者的临床分期和辨证类型关系研究表明，随着病期由早到晚，病邪由浅入深，其虚证由气虚向气阴两虚、阴阳两虚发展，反映了肺癌“正虚”的演变规律。

2. 辨证分型和疗效评价标准研究成为国家标准　在深入研究肺癌证候演变规律的基础上，刘嘉湘抓住肺癌以正虚为本的特点，将肺癌分为阴虚内热、气阴两虚、脾虚痰湿、阴阳两虚、气滞血瘀五个证型进行辨证治疗，在卫生部及“六五”“七五”国家科技攻关计划支持下，多项前瞻性随机对照研究证实，扶正为主，辨证治疗晚期肺癌具有生存期长、病灶稳定、生存质量改善明显的疗效特点，并能提高患者的免疫功能。研究将生存时间、病灶、生存质量（卡氏评分、体重、症状）、免疫功能等指标纳入肺癌中医疗效评价体系，体现中医治疗特色，为中医规范化治疗奠定了基础。由此建立的《肺癌中医辨证分型标准》和《肺癌中医治疗疗效评价标准》被国家食品药品监督管理局《中药新药临床研究指导原则》采用，同时也被高等教育“十五”国家规划教材《中医内科学》引用。

3. 扶正治癌疗效显著且具可重复性　60 多年来，刘嘉湘主持的课题组在扶正治癌理论指导下，将中医扶正祛邪、辨证辨病的方法与西医的手术、放疗、化疗和靶向等手段有机整合，不断优化以肺癌为主的恶性肿瘤的治疗方案，通过以国家科技攻关项目为代表的系列规范化临床研究，累计完成 6 623 例高级别循证研究，反复验证了“扶正治癌、病证结合”治疗肺癌具有延长生存期、改善临床症状、提高生活质量，并具有使肿瘤稳定、缩小，甚至消失的作用疗效，用于放疗、化疗、靶向药物与中医药合用治疗，具有增效、减少复发转移、减轻西医治疗不良反应的明显疗效，且具有可重复性。

（1）1980—1985 年，承担的“六五”国家攻关课题“扶正法治疗晚期原发性非小细胞肺癌的前瞻性临床研究”为国内较早开展的中医药与化疗方案随机分组对照治疗的前瞻性临床研究。研究结果显示，中医药治疗后，1 年生存率 66.7%，中位生存期 15.5 个月，优于化疗对照组。中医药组治疗后，瘤灶稳定率、临床症状、Karnofsky 评分、体重变化均优于化疗组。免疫、生化指标方面，巨噬细胞吞噬功能、E 玫瑰花环形成率、NK 细胞活力、血浆环核苷酸（cAMP）含量、血清补体 C3 水平，中医药组均优于化疗组。

（2）1983—1990 年，“七五”国家攻关课题“滋阴生津，益气温阳法治疗晚期原发性肺腺癌前瞻性随机对照研究"将304例Ⅲ期、Ⅳ期原发性肺腺癌患者随机（信封法）分为中药组及化疗组进行对照研究。结果显示，以中医扶正法为主辨证治疗生存期短、预后差的晚期原发性肺腺癌，1年、3年、5年生存率分别为60.94%、31.86%、24.22%，生存期中位数为417日，化疗组为8.8个月（当时国内外报道晚期肺癌中位生存期为6～8个月），5年生存率达到国际先进水平，并总结出中医扶正治癌的疗效特点为明显延长生存期、稳定病灶、提高生存质量、提高免疫功能、结合化疗有增效减毒作用。该研究显示，在中医扶正法治癌理论指导下，采用滋阴生津、益气温阳法治疗晚期肺腺癌，在调动机体抗癌能力方面具有独特优点，是治疗晚期原发性肺腺癌的一种较好的治疗方法，且无毒副反应，治疗后生存率高于同期国内外药物治疗水平。

（3）1991—1997年，针对肺癌气阴两虚证居多的特点，选择益气养阴为主，佐以清热解毒中药研制成益肺抗瘤饮，在"八五"国家科技攻关重大课题资助下，采用大样本、随机、对照、前瞻性研究方法，将271例晚期原发性非小细胞肺癌气阴两虚证患者随机分为益肺抗瘤饮组、单纯化疗组、化疗+益肺抗瘤饮组进行对照治疗。结果显示，益肺抗瘤饮组治后中位生存期为406日，单纯化疗组中位生存期为267日，化疗+益肺抗瘤饮组中位生存期为449日。益肺抗瘤饮组1年、2年、3年、4年及5年生存率分别为73.21%、33.06%、13.96%、13.96%及11.17%，中位生存期13.5个月；单纯化疗组分别为40.54%、18.43%、11.06%及5.53%、无5年生存率，中位生存期8.9个月；化疗+益肺抗瘤饮组分别为73.24%、52.04%、39.03%、35.78%及20.71%，中位生存期15个月。提示益肺抗瘤饮和化疗+益肺抗瘤饮有提高生存率及延长生存期的作用。在对瘤灶控制方面，益肺抗瘤饮组癌灶稳定率（PR+NC）为81.10%，单纯化疗组为71.88%，化疗+益肺抗瘤饮组为87.50%，较化疗组有明显提高（$P < 0.05$）。其中，187例Ⅲ期非小细胞肺癌患者治疗后，益肺抗瘤饮组（85例）远处转移率为23.52%，单纯化疗组（42例）远处转移率为35.71%，化疗+益肺抗瘤饮组（60例）远处转移率为20.00%，显示益肺抗瘤饮与化疗结合有明显的抗肺癌远处转移的作用。益肺抗瘤饮组及化疗+益肺抗瘤饮组症状改善明显，健康状况（KPS）及体重提高和稳定者多，单纯化疗组健康状况及体重降低者多，显示了益肺抗瘤饮有提高患者生存质量的作用。益肺抗瘤饮组及化疗+益肺抗瘤饮组 NK 细胞活性、LAK 细胞活性、淋巴细胞产生 IL-2 能力，CD3、CD4、CD4/CD8 值均有显著提高，单纯化疗组相应指标有所降低，说明益肺抗瘤饮具有显著提高机体免疫监视功能的作用，和化疗合用可以保护机体的免疫功能。化疗+益肺抗瘤饮组的毒副反应明显少于单纯化疗组，化疗组治后血白细胞下降率为43.54%，化疗+益肺抗瘤饮组为15.58%（$P < 0.01$），表明益肺抗瘤饮有减轻肺癌化疗患者骨髓抑制的作用。

（4）国家"十一五"科技支撑计划课题"晚期非小细胞肺癌中医综合治疗方案示范研究"采用多中心（包括西医专科医院在内的10家医疗机构）、随机、平行、对照、前瞻性临床研究方法，选择晚期肺癌患者共 359 例，观察以中医辨证、辨病治疗与化疗有机结合的中医综合治疗方案，对晚期非小细胞肺癌的临床疗效。结果显示，以扶正治癌学术思想指导的中医综合方案治疗后，中位生存期为 19.8 个月，单纯化疗组中位生存期为 14.53 个月，两组相比较差异显著（$P < 0.05$）；单纯中医治疗组中位生存期为 14.23 个月；晚期肺腺癌中医综合治疗组中位生存期为 21.17 个月，较单纯化疗组（12.5 个月）提高 8.67 个月，疗效达国内领先、国际先进水平（同期国内外报道晚期肺癌中位生存期为 8～10 个月）。

4. 全面阐明"扶正治癌"疗效机制　20 世纪 70 年代，现代免疫学与肿瘤关系的研究刚刚兴起，刘嘉湘敏锐地意识到中医"正气"与机体免疫功能之间可能存在一定关联，1972 年便将细胞免疫最新研究进展引入扶正法治癌的作用机制研究中，分别对患者及荷瘤小鼠进行了扶正中药治疗前后，巨噬细胞吞噬功能、T 淋巴细胞转化率、E 玫瑰花环形成率等细胞免疫指标检测，深入研究肺癌的正虚本质和扶正治癌的作用机制。在随后的 40 多年，他先后应用实验肿瘤学、细胞免疫学、生物化学、分子生物学等多种现代医学科学方法进行临床和动物的实验研究，从理论—临床—基础、整体—器官—细胞—分子多层次、多角度、全方位地阐明了中医扶正治癌的机制。研究结果显示，肺癌患者的正气虚损与机体免疫功能减退，特别是细胞免疫水平低下密切相关，扶正法为主治疗肺癌可调动机体内在抗病能力，纠正异常的免疫状态，抑制癌细胞 DNA、RNA 和蛋白质的合成，影响肿瘤细胞周期的进程，诱导癌细胞凋亡，并通过抑制癌细胞对内皮细胞的黏附等抑制癌细胞浸润转移。

近年来，课题组在"扶正治癌"思想指导下，构建符合临床发病实际特征的基础研究平台体系和临床免疫评估模型及疗效预测模型，系统揭示肺癌"正虚"的免疫学基础和"扶正治癌"调控中枢和外周免疫的机制。研究发现，中药金复康口服液可提高 D-半乳糖诱导的小鼠免疫的胸腺和脾脏指数，提高胸腺和脾脏的 $CD3^+CD45RA^+$、$CD3^+CD25^+$、$CD3^+CD28^+$ 表达（$P < 0.001$），降低胸腺和脾脏 $CD3^+CD196^+$、$CD4^+CD25^+$ 的表达（$P < 0.001$），提高血清超氧化物歧化酶（SOD）活力，降低血清丙二醛（MDA）含量（$P < 0.001$）。通过延缓免疫衰老，进而延缓肺癌的发病进程，确立了"扶正治癌"在肺癌预防领域的价值。

五、"扶正治癌"指导下科研成果的转化

1. 首创具有中医特色的外贴治疗癌性疼痛新药——蟾酥膏　20 世纪 80 年代，刘嘉湘根据肿瘤患者"瘀毒内结""不通则痛"的病机，不断探索研究，将临床具有活血、止痛、化瘀、消肿功效的治疗癌痛经验方（由蟾酥、细辛、生川乌、七叶一枝花、红花、冰片等 20 余种中草药组成）研制成新型外用镇痛制剂"蟾酥膏"［沪药卫准字（1985）第 114 号］，后改名蟾乌巴布膏（国药准字 Z20027885）、蟾乌凝胶膏（国药准

字 Z20023428）。通过对 10 家医院 332 例癌症疼痛患者的多中心、随机、双盲、前瞻性研究观察评价蟾酥膏的止痛作用。332 例患者中，肺癌 177 例、肝癌 46 例、胃癌 62 例、胰腺癌 5 例、大肠癌 5 例、食管癌 4 例、乳腺癌 4 例、其他癌肿 29 例。其中，重度疼痛 103 例、中度疼痛 211 例、轻度疼痛 18 例。入组患者分为 I 号膏组（伤痛舒膏）和 II 号膏组（蟾酥膏）进行治疗，用药前清洁疼痛部位皮肤，然后将膏药贴上，每日用 1 次，每隔 24 小时调换 1 次，7 日为 1 个疗程，使用膏药期间停用其他镇痛剂。结果显示，蟾酥膏止痛有效率 92.65%，优于伤痛舒膏，且镇痛持续时间长于伤痛舒膏组，起效快（15～30 分钟），连续使用无成瘾性和毒副作用。

蟾酥膏具有贴用方便、药味香馥、洁净而不污染衣物以及可随肿块和疼痛的范围任意敷贴等优点，较一般敷药优越，颇受临床欢迎。1985 年获国家卫生部医药卫生重大科技成果奖部级甲级奖，新药转让上海中药制药三厂生产，1995 年将辅料橡皮膏改为新型巴布膏，更名"蟾乌巴布膏"并收入药典，还被列入国家医疗保险目录，在全国销售，社会效益和经济效益明显。

2. 研发国内首个口服治疗肺癌的中成药——金复康口服液　针对肺癌患者以气阴两虚证居多的特点，刘嘉湘研制了具有益气养阴，清热解毒功效的治疗肺癌的中成新药——金复康口服液（国药准字 Z19991043，原名：益肺抗瘤饮）。由黄芪、北沙参、天冬、麦冬、女贞子、山茱萸、绞股蓝、淫羊藿、胡芦巴、石上柏、石见穿、重楼等组成。通过一系列大样本、随机对照、前瞻性研究，进一步验证金复康口服液（益肺抗瘤饮）治疗非小细胞肺癌的临床疗效及药效特点。

在金复康口服液治疗 290 例非小细胞肺癌的多中心、随机对照、前瞻性研究中，观察了 290 例病理明确、中医辨证属于气阴两虚证的非小细胞肺癌患者（均为湖南省中医药研究院附属医院、湖南省肿瘤医院、江西省肿瘤医院、上海市肺科医院、苏州市中医医院五家医院 1996 年 7 月—1997 年 7 月的住院患者）。全部病例均未经手术或放疗，按国际抗癌联盟（UICC）制定的《肺癌 TNM 分期标准》，II 期 21 例、III 期 189 例、IV 期 80 例。病例经用信封法随机分 3 组，金复康治疗组 100 例、单纯化疗组 90 例和化疗 + 金复康组 100 例，共治疗 2 个周期。研究结果显示：

（1）治疗后肿瘤抑制情况：金复康组治疗后，部分缓解（PR）11 例、轻度缓解（MR）34 例、稳定（SD）38 例、进展（PD）17 例，缓解率 11%，PR+NC（MR+SD）为 83%；化疗组，PR 21 例、MR 32 例、SD 18 例、PD 19 例，缓解率 23.33%，PR+NC 为 78.88%；化疗 + 金复康组，CR1 例、PR41 例、MR38 例、SD15 例、PD5 例，缓解率 42%，PR+NC 为 95%。经统计学分析，化疗 + 金复康组疗效明显优于单纯化疗组及金复康组（$P < 0.01$）。

（2）治疗后临床症状改善情况：金复康组临床症状改善率 90%，化疗组临床症状改善率 45.56%，化疗 + 金复康组临床症状改善率 91%，金复康组和化疗 + 金复康组明显优于单纯化疗组（$P < 0.01$），提示金复康口服液能显著改善晚期肺癌患者的临床症状。

（3）治疗后体重变化情况：金复康组，体重增加 60 例、体重稳定 27 例、体重下降 13 例，提高稳定率 87%；化疗组 90 例、体重增加 13 例、体重稳定 24 例、体重下降 53 例，提高稳定率 41.11%；化疗 + 金复康组 100 例，体重增加 50 例、体重稳定 29 例、体重下降 21 例，提高稳定率 79%，金复康组和化疗 + 金复康组明显优于单纯化疗组（$P < 0.01$）。

（4）治疗后体力状况（KPS 评分）变化情况：金复康组，体力提高 75 例、稳定 20 例、下降 5 例，提高稳定率 95%；化疗组，体力提高 4 例、稳定 32 例、下降 54 例，提高稳定率 40%；化疗 + 金复康组，体力提高 65 例、稳定 29 例、下降 6 例，提高稳定率 94%。金复康组和化疗 + 金复康组明显优于单纯化疗组（$P < 0.01$）。

（5）免疫功能变化情况：以 NK 细胞、IL-2、CD3、CD4、CD8、$CD4^+/CD8^+$ 等免疫指标作为金复康治疗肺癌患者的观察指标。疗程结束后免疫功能提高 10%，为提高；提高或降低不及 10%，为稳定；降低 10%，为降低。结果显示，金复康口服液能显著提高辅助性 T 细胞及淋巴因子等免疫功能。

（6）毒副反应：按照 WHO 抗癌药急性及亚急性毒性分级标准，化疗组治疗后，白细胞下降 63.33%，血红蛋白下降 52%，血小板下降 26.66%，谷丙转氨酶（GPT）升高 14%，尿素氮（BUN）和肌酐分别升高 12.22% 和 7.66%，胃肠道反应（恶心、呕吐）发生率 52.22%，脱发发生率 74.44%。化疗 + 金复康组治疗后白细胞下降 43%，血红蛋白下降 34%，血小板下降 18%，GPT 升高 3%，BUN 及肌酐升高均为 4%，胃肠道反应发生率 17%，脱发发生率 35%。金复康组治疗后血象、胃肠道反应及肝、肾功能均未出现不良反应。

大样本、随机对照、前瞻性研究证实，金复康口服液单独应用或与西药合用，在病灶稳定率、抗转移、临床症状改善、提高免疫功能方面，均优于化疗组，并可减轻化疗对骨髓的抑制作用和胃肠道症状等不良反应，具有明确的增效减毒作用。1999 年金复康口服液获国家食品药品监督管理局批准，为国家中药新药（国药准字 19991043），并被列入国家基本药物目录和国家医疗保险药品目录，成果转让药厂生产后产生了较大的社会和经济效益，申请国家和国际专利各 1 项（国内申请号：ZL02138737.0；国际 PCT/CN03/01098）。2005 年金复康口服液被美国食品药品监督管理局（FDA）批准，进行 Ⅱ 期临床试验（批准号：NEWIND68920），与美国纽约纪念斯隆·凯特琳癌症中心（MSKCC）合作开发，助力中医药治疗肿瘤走向世界。

3. 研发提高癌症患者免疫功能的中药治疗新药——芪天扶正胶囊（正得康胶囊）
恶性肿瘤的发生、发展与整体防御功能衰退，尤其与细胞免疫功能低下有关。晚期患者细胞免疫功能降低尤为明显，生存质量差，气阴两虚为多见。根据以上特点，刘嘉湘承担国家自然科学基金课题，进行了 24 味常用扶正中药对人肺腺癌细胞 SPC-A-1 核酸、蛋白质和细胞周期影响的研究，以抑瘤率和免疫功能为观察指标，从对不同靶点作用较为明显的药物中精选了具有益气滋阴，补肾培本作用的中药，研制成中成药正得康胶囊。于 2000 年 10 月—2004 年 10 月联合湖南省中医药研究院附属医院、中日友好医院、湖南省肿瘤医院、浙江省中医院、陕西省中医药研究院附属医院、上海中医药大学附属曙光医院 6 家临床单位进行多中心、随机、双盲、安慰剂对照、前瞻性 II 期（200例）、III 期（416 例）临床试验，评价正得康胶囊对原发性非小细胞肺癌化疗（MVP 或 NP 方案）患者的疗效。研究结果显示：

（1）改善非小细胞肺癌患者气阴两虚证的临床症状：正得康胶囊可明显改善肺癌患者神疲乏力、少气懒言、口干咽燥、自汗盗汗、面色㿠白、纳呆、气急等症状，显效率为 57%，总有效率为 91%，明显优于安慰剂对照组（$P < 0.01$）。

（2）提高肺癌患者免疫功能：正得康胶囊组可以提高 T 细胞亚群稳定 / 好转率，其中 NK 细胞为 90%、IL-2 为 95%、CD3 为 96%、CD4/CD8 值为 91%；对照组分别为43.33%、51.67%、64%、57%；两组比较，治疗组明显优于对照组（$P < 0.01$）。

（3）提高患者的生活质量和体重：正得康胶囊组患者生活质量提高率为 60.90%，对照组提高率为 15.38%，两组差异显著（$P < 0.01$）。正得康胶囊组患者体重增加稳定率为 91.66%，对照组增加稳定率为 51.92%，两组差异显著（$P < 0.01$）。

（4）对肺癌化疗造成的白细胞、血红蛋白等下降有保护作用：正得康胶囊组外周血象（白细胞、中性粒细胞、血红蛋白、血小板）与治疗前比较无显著性差异（$P > 0.05$），对照组外周血象（白细胞、中性粒细胞、血红蛋白）与治疗前比较有极显著性差异（$P < 0.01$），两组比较，正得康胶囊组对白细胞、中性粒细胞的保护作用明显优于对照组（$P < 0.01$）。

（5）联合化疗使用有缩小、稳定肿瘤的增效作用：正得康胶囊组（CR+PR）为20.16%（49/243），对照组为 9.52%（8/84），两组有显著性差异（$P < 0.05$）。正得康胶囊组（CR+PR+MR）为 46.09%，对照组为 21.42%，有极显著性差异（$P < 0.001$）。

（6）对化疗患者有减毒作用：化疗后两组均有恶心、呕吐、脱发、口腔炎等毒性反应，但正得康胶囊组的毒性症状明显低于对照组（$P < 0.01$）。

正得康胶囊与化疗合并用药，对气阴两虚证的非小细胞肺癌患者，具有改善临床症状、提高免疫功能和生活质量、缩小稳定病灶、保护和改善外周血象等作用，同时能降低非小细胞肺癌化疗引起的毒副反应，且使用安全。2006 年获国家食品药品监督管理局批准，正得康胶囊为国家新药（国药准字 Z20060442），后更名为"芪天扶正胶囊"。

六、从"道""法""术""理"丰富、发展"扶正治癌"学术体系

自 1972 年"扶正治癌"学术思想首次提出，通过长期的理论和临床研究，刘嘉湘

从"道""法""术""理"四方面对其学术思想和方法进行了认真梳理和高度概括，进一步完善了"扶正治癌"学术体系的内涵。扶正治癌思想指导下肿瘤的治疗着眼于"患病之人"，而非"人患之病"，确立"扶正治癌"之"道"为"以人为本，人瘤并重"，强调通过维护"正气"，消减局部之"瘤"，重视生活质量的提高和生存期的延长；"扶正治癌"之"法"为"扶正为主，辨证论治"，即通过辨证论治顾护人体正气、祛除邪毒，扶正为本，佐以祛邪，攻邪有度，以恢复机体阴阳平衡；其"术"是"形神并调，内外兼治"，有机整合内外治法，重视心身调节，有助于达到扶正目的；其"理"在于"调控免疫，精准治癌"，通过个体化精准治疗，提高患者免疫功能。"扶正治癌"之道、法、术、理充分体现了"天人合一""以人为本""阴阳平衡"等中华文化对生命的认知，丰富和发展了"扶正治癌"的学术内涵。

60余年"扶正治癌"临床、基础、转化系列研究取得了丰硕成果。2005年"刘嘉湘扶正治癌学术思想的理论和实践"通过吴孟超和王永炎院士领衔的专家委员会鉴定，疗效为国内领先，达国际先进水平，荣获国家教育部科技进步奖二等奖；同年"刘嘉湘扶正治癌学术思想在肺癌中的应用研究"获得上海市科技进步奖二等奖；2006年"扶正治癌理论及其应用研究"获中华中医药学会科技进步奖二等奖；2018年"'扶正治癌'病证结合防治肺癌技术创新和推广应用"获上海市科技进步奖一等奖。系列研究成果得到国家和学术界高度认可，确立了刘嘉湘在中医肿瘤界的首创和主导地位，丰富和发展了中医药治疗癌症的理论和方法。当今，通过抑制"负向免疫调节"解除免疫抑制、激活机体潜能的免疫靶向药物在诸多癌种治疗中取得了明显疗效，其治疗思路与扶正法治疗肿瘤理念不谋而合，是"扶正治癌"学术体系的科学性和超前性的有力佐证。

第二章

扶正治癌学术思想的丰富内涵

一、扶正为主，培植本元

《黄帝内经》云："正气存内，邪不可干。""邪之所凑，其气必虚。"《诸病源候论》曰："积聚者，由阴阳不和，腑脏虚弱，受于风邪，搏于腑脏之气所为也。"《外证医案汇编》指出："正气虚则成岩。"《医宗必读》记载："积之成者，正气不足，而后邪气踞之。"可见，恶性肿瘤的形成主要是由于正气不足，阴阳失衡，脏腑功能失调，机体抗病能力下降，内外邪毒乘虚内蓄于经络、脏腑，导致气滞、血瘀、痰凝、毒聚相互胶结，日久形成局部瘤块。肿瘤是一种全身属虚、局部属实的本虚标实病证，正气虚损是肿瘤发生、发展的根本原因和病机演变的关键，邪毒结聚是形成肿瘤的外在条件，而癌瘤只是全身性疾病的局部表现。因此，肿瘤治疗应强调在辨证论治的原则指导下，重视扶正培本，通过培植本元，调节人体的阴阳气血和脏腑经络的生理功能，增强机体内在的抗病能力，提高免疫功能，祛除病邪，抑制癌肿发展，缓解病情，提高生存质量，延长生命，甚至达到治愈的目的。

二、扶正祛邪，相得益彰

《医宗必读》云："正气与邪气，势不两立，一胜则一负。"在肿瘤的治疗中，扶正与祛邪究竟以何者为主，历来争议颇多。"扶正治癌"强调扶正为主、祛邪为辅，扶正是根本、祛邪是目的，两者相辅相成，相得益彰，不可偏废。扶正是通过有目的的补益虚损，调节机体阴阳、气血、经络、脏腑的生理功能，充分发挥机体内在的抗病能力；祛邪是以软坚化痰、清热解毒、活血化瘀，以及以毒攻毒等中药，广义而言还包括手术、放疗、化疗等西医治疗方法，消除肿瘤发生、发展过程中的致病因素和病理产物，缩小和控制病灶，邪去则正安，以利于人体正气的维护。但长期或大剂量应用药性偏颇或药力峻猛的药物攻邪，会损伤人体正气，难以取得长期疗效，肿瘤治疗的关键问题就是如何既能消灭癌肿，又不损伤人体正气，只有谨守病机，立足于扶正，佐以祛邪，遵循《黄帝内经》"大毒治病，十去其六，常毒治病，十去其七，小毒治病，十去其八，无毒治病，十去其九……"的原则，根据肿瘤形成和发展的病理变化有的放矢地选择祛邪药物，抓住病变的主要矛盾和矛盾的主要方面，处理好扶正与祛邪的辩证关系，使扶正与祛邪有机结合，才能牢牢掌握治疗肿瘤的主动权，从而达到"治病留人"的目的，更好地发挥中医药治疗肿瘤的优势和特色。

三、辨证施治，务求精准

明代李中梓云："病不辨则无以治，治不辨则无以痊。"辨证论治是中医治疗疾病的特色与精髓，是中医理论的核心，也是中医取得疗效的根本保证。扶正法虽属中医"补法"范畴，但不是滋补中药的简单堆砌，更不是不分阴阳气血面面俱到的"十全大补"。由于肿瘤患者的先天禀赋不同，体质有阴阳气血的偏盛偏衰，机体对肿瘤的反应性亦因人而异；不同部位肿瘤累及脏腑不同，同一肿瘤不同阶段，正气损伤的脏腑、程度、性质不尽相同，故而治疗中应根据患者临床症状、舌苔、脉象、病程长短、病变范围等情况，辨别症候群属于阴虚、阳虚、气虚、血虚等不同类型及所在的脏腑，分别予以滋阴生津、温肾壮阳、益气健脾、补血填精等扶正方药治疗。气虚证以神疲乏力、气短、自汗、纳少、舌淡或胖、苔白、脉细无力等为主要临床表现，治以益气健脾法，选生黄芪、党参、太子参、白术、茯苓等。脾气虚重在健脾，以党参、白术、茯苓为主；肺气虚则重在益气，重用生黄芪，佐以白术、茯苓培土生金。阴虚内热证以手足心热、咽干潮热、盗汗、口干、舌质红、少苔或舌光无苔、脉细数无力等为主症，治以养阴生津法，可选西洋参、南沙参、北沙参、天冬、麦冬、生地黄、石斛、玄参、枸杞子、女贞子、天花粉、玉竹、知母、龟板、鳖甲、黄精等。如肺阴虚，以南沙参、北沙参、天冬、麦冬为主，佐以熟地黄、玄参取金水相生之意；胃阴虚，以西洋参、北沙参、麦冬、天花粉、生地黄、石斛为主；肾阴虚，以生熟地黄、山茱萸、枸杞子、女贞子为主。血虚证以头晕、目眩、心悸失眠、面色萎黄、唇甲苍白、疲乏无力，或腰酸、舌淡、苔白、脉细等为主症，常见于肿瘤化疗后骨髓抑制者，治以滋阴补血法，选熟地黄、当归、阿胶、制首乌、枸杞子、龙眼肉、大枣、黄芪、鸡血藤等。脾肾阳虚证临床表现畏寒肢冷、腰酸腿软、神疲乏力、面色苍白、小便清长或夜尿多、大便溏薄、舌质淡胖、苔薄白、脉沉细等，治以温肾健脾法，在健脾的基础上选淫羊藿、仙茅、肉苁蓉、补骨脂、巴戟天、熟附块、薜荔果、锁阳等。

祛邪，不是一味地应用活血化瘀、清热解毒、以毒攻毒的药物猛攻，对于肿瘤的标实证也应进行辨证，根据肿瘤形成和发展的病机变化，了解邪实的性质，分清气滞、血瘀、痰凝、毒聚的不同，抑或兼而有之，有的放矢地予以理气、活血化瘀、化痰软坚、清热解毒等方法施治。精准的辨证是肿瘤治疗取得良好疗效的有力保障。

四、辨证为主，结合辨病

肿瘤是一种具有独特病理表现与病理过程的疾病，治疗时常在辨证论治的基础上结合辨病治疗。所谓"辨病"，就是通过现代医学的各种诊断方法明确病变的部位、性质、病理类型、病期等，做出正确的诊断和治疗。对于不同部位的肿瘤，根据现代药理实验和临床经验，在扶正方药基础上选用不同的软坚化痰、清热解毒、理气化瘀等祛邪药物，以提高对瘤灶的控制。如肺癌常选用石上柏、石见穿、白花蛇舌草、七叶一枝花、蜀羊泉等；胃肠肿瘤常用野葡萄藤、藤梨根、红藤、苦参、半枝莲等；肝癌常用半枝莲、岩柏、漏芦、白花蛇舌草、夏枯草、生牡蛎等；泌尿及生殖系统肿瘤常用土茯苓、龙葵、蜀羊泉、白花蛇舌草等；脑瘤常用的有蛇六谷、生南星、夏枯草、海藻、生牡蛎等。根据肿瘤不同治疗阶段和西医治疗方式调整中医辨病治疗策略，对于正在接受放化疗或早期根治术后病情长期稳定的患者，可酌情调整应用清热解毒、软坚化痰、活血化瘀等祛邪之品；接受单纯中医药治疗者，可采用中医综合治疗方案，在辨证的基础上联合应用口服汤药、抗肿瘤中成药和中医外治法，将辨证与辨病有机的结合，进一步发挥中医特色优势，提高临床疗效。

五、扶正培本，重视脾肾

明代张景岳谓："凡脾肾不足及虚弱失调之人，多有积聚之病。"肾为先天之本，脾为后天之本，先天不足、后天失养则正气必然匮乏，而正气虚衰是肿瘤发病的内在因素。此外，肿瘤患者经过多种攻邪疗法（手术、放化疗等），也以损伤脾、肾两脏为主，常出现脾气虚、脾肾阳虚、肾气虚、肾阴虚、肾阳虚、阴阳两虚等证。可见，肿瘤患者正气虚损与脾、肾两脏关系最为密切，扶正培本应重视扶脾益肾，在临床具体应用中有益气健脾、健脾温肾、温肾壮阳、滋阴补肾、益肾填精、滋肾温肾、阴中求阳、阳中求阴等诸多调补脾、肾两脏之治法，根据具体情况可灵活使用，以培植本元。

刘嘉湘团队临床总结观察健脾补肾法为主治疗恶性肿瘤 115 例，大多数患者临床症状得到改善，生存质量提高，病灶稳定，部分患者病灶缩小，少数患者病灶消失，达到临床治愈。经寿命表法统计，治后 1 年生存率达 95.5%，3 年生存率达 72.59%，5 年生存率达 53.07%，10 年生存率达 28.24%。可见，健脾益气和温肾阳、滋肾阴之法在肿瘤扶正治疗中尤为重要。

六、辨证抓主症、重舌诊

肿瘤患者临床症状复杂而多变，辨证时应抓住主要矛盾或矛盾的主要方面，辨明主症和兼症，在精准的辨证基础上施以相应的治疗，治疗得当则主症改善明显、兼症迎刃而解。例如，阴虚证以口干、舌质红或绛、苔少或光剥无苔为主症；脾气虚证以神疲乏力、纳呆、腹胀、便溏、舌淡、舌边有齿痕为主症；气阴两虚证以气短乏力、口干不多饮、舌淡红为主症；阴阳两虚证可见动则气促、腰酸畏寒、夜间尿多、舌质淡红或暗、脉沉细为主要表现。局部肿块或见瘰疬痰核，属于痰毒凝滞之主症；胸脘胀闷、攻窜作痛，常为气机阻滞证的主要表现；疼痛固定，如针刺刀割，为血瘀证之表现；发热、肿块局部灼热肿痛、口渴、小便黄赤、大便秘结或黄疸、舌质红或红绛、苔黄、脉数，为热毒内结的主症。

四诊合参中，除了抓住主症，还要关注舌质与舌苔的变化。通过观舌色和舌态，了解人体气血阴阳之盛衰；通过察舌苔的苔形、苔色及润燥情况，了解邪气的性质和深浅，以及胃气和津液损伤的程度。舌诊在肿瘤诊断和治疗中地位举足轻重，恶性肿瘤病势缠绵，病情危重，常常变生他证，从舌质、舌苔的细微变化能及时了解证型的转变，改变治则治法，调整处方方药，有利于使机体达到新的平衡，从而取得理想的疗效。

七、谨守病机，精准用药

刘嘉湘强调遣方用药遵循"审证求因，谨守病机，辨证选药"的原则，临证紧扣病机，细腻辨证，主张"有是证，用是药"，充分考虑药物的性味归经与辨证的高度吻合，力求用药精准。提倡"攻不宜过，补不可腻"，时时注意固护胃气，组方力求平和，切忌药性太偏，极少长期运用大毒猛攻之品，补益滋养之品也不过于滋腻。注意通滞行气，方中常用八月札、陈皮以理气和胃，鸡内金、谷芽、麦芽、山楂健脾消食。避免滥用化瘀破血类中药，以防引发出血或促进转移。十分重视现代药理研究成果，根据不同的药理作用及机制，尽可能地选择既有明确的传统功效，又经现代药理实验证实具有抗癌活性的药物，做到一药多用。如扶正中药北沙参、天冬、女贞子、生黄芪、白术、淫羊藿、木馒头等既可提高免疫功能，又能抑制肿瘤增殖，是具有双向作用的中药；再如，生南星化痰之功甚著，现代药理证实又有抗癌作用，故常用于痰毒内结之肺癌、脑瘤、食管肿瘤、恶性淋巴瘤等；猫人参既有健壮作用，又能治癌性胸腹水，常用于治疗顽固不退之癌性胸腹水；生薏苡仁既能健脾利湿，清热排脓，又能抑制癌细胞生长，常用于恶性肿瘤脾虚痰湿，热毒内结之病证。

刘嘉湘对于肿瘤复杂病证处理，常灵活运用经方，屡获显著疗效。如小柴胡汤治疗癌性发热，葶苈大枣泻肺汤合苓桂术甘汤、己椒苈黄丸治疗癌性胸水，小陷胸汤治疗肺癌胸满痰多，旋覆代赭汤合连苏饮治疗食管癌呕恶噫气，葛根芩连汤治疗肠癌湿热内蕴之泄泻等。

第三章

扶正治癌的常用治则

一、扶正培本法

扶正培本法是一种用扶助正气，培植本元的药物调节人体阴阳、气血、脏腑和经络生理功能，提高机体抗病能力，增强免疫功能，从而达到强壮体质，缓解病情，抑制肿瘤发展，延长生命甚至治愈的一种治疗方法，是肿瘤治疗最重要的治法之一，广泛运用于中医肿瘤临床治疗。

1. **益气健脾法**　是治疗气虚证的基本方法。临床主要表现为神疲乏力、气短、自汗、纳少、舌淡或胖、苔白、脉细无力。常用药物有黄芪、人参、党参、太子参、白术、茯苓、淮山药、甘草等。

2. **温肾壮阳法**　适用于肾阳虚衰或脾肾阳虚者。临床主要表现为畏寒、肢冷、腰酸腿软、神疲乏力、少气懒言、气短喘促、面色苍白、小便清长或夜尿多、大便溏薄、舌质淡胖、苔薄白、脉沉细等。可在健脾的基础上选用附子、肉桂、淫羊藿、仙茅、肉苁蓉、补骨脂、巴戟天等。

3. **养阴生津法**　适用于阴虚内热证。临床主要表现为手足心热、午后潮热、盗汗、口干咽燥、心烦失眠、大便艰行、舌质红、少苔或舌光无苔、脉细数无力等症状。常用药物有西洋参、南沙参、北沙参、天冬、麦冬、生地黄、玄参、玉竹、天花粉、龟板、鳖甲、黄精、女贞子、知母等。

4. **滋阴补血法**　适用于血虚证。临床主要表现为头晕目眩、心悸失眠、面色萎黄、唇甲苍白、神疲乏力、腰酸、舌淡、苔白、脉细等。常见于晚期肿瘤或经放化疗后骨髓抑制者。常用药物有熟地黄、当归、阿胶、白芍、制首乌、枸杞子、龙眼肉、大枣等。

二、祛邪法

祛邪法是中医常用的攻邪方法，主要用于以邪实为主的肿瘤患者。临床应分清痰凝、毒聚、气滞、血瘀的不同，根据邪气强弱酌情使用。

1. **活血化瘀法**　适用于肿瘤有血瘀证者。临床主要表现为局部肿块、痛有定处、肌肤甲错，舌质青紫或暗，或有瘀斑、瘀点，或舌下有青紫斑点，脉弦细或涩等。常用药物有三棱、莪术、川芎、丹参、鬼箭羽、王不留行、地鳖虫、赤芍、桃仁、红花、当归、穿山甲、石见穿、蒲黄、五灵脂、水红花子、乳香、没药、水蛭、喜树、斑蝥、全蝎、蜈蚣等。

2. **清热解毒法**　适用于邪热壅盛的肿瘤患者。临床主要表现为发热、肿块增大、局部灼热肿痛、口渴、小便黄赤、大便秘结或黄疸、舌质红或红绛、苔黄、脉数等。常用药物有白花蛇舌草、半枝莲、石上柏、龙葵、七叶一枝花、蛇莓、山豆根、苦参、白毛藤、夏枯草、土茯苓、天葵子、鱼腥草、冬凌草、猪殃殃、紫草、臭牡丹、青黛、野葡萄藤、藤梨根、菝葜、墓头回、苍耳草、狗舌草、黄连、黄芩、黄柏、八角莲、水杨梅根、凤尾草等。

3. **化痰软坚法**　适用于局部肿块、淋巴结肿大等一切痰凝结块之证。临床主要表现为淋巴结异常肿大、局部结节肿块、舌质淡红或胖、苔腻、脉弦滑等。常用药物有瓜蒌皮、夏枯草、海藻、昆布、生牡蛎、海带、皂角刺、瓦楞子、山慈菇、天南星、黄药子、泽漆、蒟蒻、半夏、僵蚕、猫爪草、海蛤壳、硇砂、柘木等。

4. **理气降逆法**　适用于各种气滞或气逆之证。临床主要表现为胸闷、胸胁胀痛、胃脘及腹部胀痛、吞咽困难、咳嗽气急、嗳气、呃逆、呕恶、乳房作胀、里急后重、苔薄白、脉弦滑或弦细。根据病因及气滞的脏腑、部位，选用不同的方药。脾胃气滞，常用木香、砂仁、枳壳、厚朴、陈皮、八月札、枸橘、玫瑰花、苏鲁子、蔻仁等；少腹气滞，可选用乌药、沉香曲、枳实、槟榔、柴胡；胃气上逆，可选用旋覆花、代赭石、丁香、降香、柿蒂、苏梗；肝郁气滞，可选用柴胡、香附、青皮、川楝子、延胡索、绿萼梅等；肺气上逆，可选用苏子、紫菀、枇杷叶等；气滞夹痰者，行气药与化痰药同用；气滞夹瘀者，行气药与化瘀药同用。

第四章

扶正治癌的辨治要点及辨治思维程序

一、扶正治癌的辨治要点

1. 确定扶正与祛邪的权重 根据患者的病程长短、病期早晚、病理类型、疾病所处阶段、体力状况、饮食情况等综合信息，判断正虚和邪实孰轻孰重，分清轻重缓急，决定扶正和祛邪的权重，并以此为立法处方的依据。恶性肿瘤病情险恶、变化多端，辨明邪正盛衰，是合理应用扶正、祛邪原则以及遣方用药的关键。

2. 四诊合参辨证分型论治 根据望、闻、问、切收集的临床症状、舌脉等四诊资料，以气血、阴阳、脏腑辨证为主要线索，首先辨明正虚属于气虚、血虚、阴虚、阳虚，或气血两虚、气阴两虚、阴阳两虚哪种情况，其次辨别邪实属于气滞、痰凝、毒聚、血瘀哪种病证，抑或几种病证兼而有之，再次辨析病变部位，落实病位在肺、在脾、在肾，还是数脏同病，最后综合分析本虚、标实、病位辨证结果，归纳出中医证型，根据辨证证型制定相应治疗原则，予以合理的遣方用药。恶性肿瘤临床表现常常虚实夹杂、标本互见，精准的辨证是良好疗效的保证。

3. 扶正与祛邪、辨证与辨病、全身与局部相结合 "扶正治癌"提倡在扶正培本为主治疗的基础上有机结合祛邪治法，辨证论治基础上结合辨病治疗，兼顾局部肿瘤病灶的控制与全身正气的维护，综合考虑全面论治，力求使肿瘤患者活得长、活得好。扶正可为祛邪创造条件，祛邪（即消除肿瘤发生、发展过程中的病理产物）可进一步维护正气，两者相辅相成，不可偏废；在辨证的基础上适当结合辨病治疗，使辨证、辨病有机结合，可以提高临床疗效；治疗过程中既要看到局部瘤灶，更要看到全身正气虚衰、阴阳失衡、脏腑经络功能的损伤，运用中医整体观指导诊治，有助于达到"治病留人""带瘤生存"的目的。

4. 用药注意点

（1）审证求因，谨守病机，强调"有是证，用是药"，辨证选药，精准施治。

（2）提倡"攻不宜过，补不可腻"，组方强调顾护正气，用药力求平和，忌药性过于偏颇，慎用以毒攻毒之品，以免损伤正气。

（3）时时注意顾护胃气，适当运用健脾助运消食之品，以利于药效发挥。

（4）避免滥用破血逐瘀类中药，以防引发出血或促进转移。

（5）既重视中药传统功效，又注重结合现代药理研究成果，选择既符合中医辨证，又具有一定抗癌活性的药物，做到一药多用，事半功倍。

二、扶正治癌辨治思维程序

肿瘤的发生是内因和外因共同作用的结果，外因主要指外感六淫、饮食所伤、情志不畅等因素，内因为正气虚弱（阴阳失调、气血运行失常、脏腑功能减退）。正气虚损是肿瘤发生、发展的根本原因，邪毒入侵是形成肿瘤的必要条件。在人体正气虚损的情况下，外感六淫及其他致癌因子侵袭机体，加之饮食劳倦等因素，导致脏腑生理功能失调、阴阳失衡、气血运行失畅，出现气滞、痰凝、血瘀、毒聚等病理变化，日久逐渐形成肿块。肿瘤的发生、发展是一个极其复杂的、邪正相争的过程，全身属虚，局部属实，肿瘤是一种本虚标实的病证。肿瘤的辨证应从邪实和正虚两方面着手，既要辨明疾病所处的阶段是本虚为主，抑或是邪实为主，还要辨明本虚的性质和脏腑、邪实的具体情况，进而明确治则、遣方用药。

1. **肿瘤辨治思路** 如图 4-1 所示。

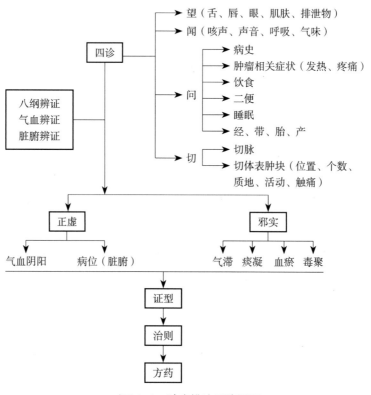

图 4-1 肿瘤辨治思路导图

2. 以肺癌为例的辨治思维程序

（1）观察整体状况，了解邪正盛衰：见表4-1。

表4-1　判断邪正盛衰

辨别点	正盛邪实	邪盛正虚
癌瘤情况	局限于肺部或仅有胸内淋巴结转移	多有全身各处转移
病程长短	短	长
肺部症状	较轻或表现单一	严重或复杂多变
活动情况	活动自如	活动受限制或卧床不起
体力状况	良好	差
饮食	正常	食少或厌食
恶病质	无	严重

（2）辨明本虚情况：见表4-2。

表4-2　辨明本虚情况

辨别点	气虚	阴虚	气阴两虚	阴阳两虚
痰的色、质、量	咳嗽，痰白或泡沫痰	咳嗽，无痰或痰少而黏	咳嗽少痰，咳声低弱	咳嗽痰白
肺部症状表现（咯血、胸痛、发热、气急）	咯血少量，色淡红，胸闷气短，低热，纳少，便溏，神疲乏力，面色少华	痰中带血，气急，胸痛隐隐，低热，口干，盗汗	咯血少量，气短，神疲乏力，自汗或盗汗，口干不多饮	胸闷，动则气急喘促，腰膝酸软，畏寒肢冷，夜间尿频，或并见消瘦，口干不欲饮，面时潮红
舌、脉象	舌淡红，舌体胖，有齿痕，苔薄白，脉细	舌偏红，苔少或光剥无苔，脉细数	舌红或淡红有齿痕，苔薄，脉细弱	舌淡红或暗，苔薄，脉细沉

（3）辨明标实情况：见表4-3。

表4-3　辨明标实情况

辨别点	气滞血瘀	痰湿凝结	热毒内聚
肺系症状	咳嗽不畅，咯血	咳嗽，痰多质稠	咳嗽，痰黄，痰血
实证表现	胸胁胀痛，痛有定处，颈部胸壁青筋显露，大便干结	胸闷脘胀，神疲乏力纳呆，体表触及肿块，便溏	胸痛，口干，发热久稽不退，大便秘结
舌、脉象	舌质暗红，有瘀斑，苔薄黄，脉弦	舌红，苔白腻或浊腻，脉濡缓或滑	舌质红，苔薄黄，脉滑数

（4）分型论治：综合分析本虚、标实、病位，辨证归纳中医证型，根据证型制定相应治疗原则及合理遣方用药（表4-4）。

表4-4　分型论治

治则方药	阴虚内热型	脾虚痰湿型	气滞血瘀型	气阴两虚型	阴阳两虚型
治则	养阴清肺	益气健脾化痰	理气化瘀	益气养阴	滋阴温肾
方药	消积汤加减	六君子汤合导痰汤加减	复元活血汤加减	四君子汤合沙参麦冬汤加减	沙参麦冬汤合赞育丹加减

（5）在辨证的基础上结合辨病治疗，酌情加用具有清热解毒、活血化瘀、软坚化痰等作用的中药组成方剂：清热解毒类，可选石上柏、石见穿、七叶一枝花、山豆根、龙葵、蜀羊泉、蛇莓等；活血化瘀类，可选莪术、水红花子、王不留行、地鳖虫、蜂房、鬼箭羽、蜈蚣、茜草等；化痰软坚类，可选夏枯草、海藻、昆布、僵蚕、山慈菇、生牡蛎、泽漆等。

参考文献

［1］李和根，吴万垠. 中医内科学·肿瘤分册［M］. 北京：人民卫生出版社，2020：9-12.

［2］刘嘉湘. 中医扶正法在肿瘤治疗中的应用［J］. 安徽医学，1973（2）：54-58.

［3］刘嘉湘. 中医扶正法在肿瘤治疗中的应用［J］. 新医药学杂志，1974（11）：14-20.

［4］刘嘉湘. 讨论癌症治疗中扶正与祛邪的辩证关系［J］. 肿瘤防治简报，1976（4）：14.

［5］刘嘉湘. 中医扶正法在肿瘤治疗中的应用和原理研究［C］. // 全国中西医结合防治肿瘤研究论文汇编. 上海：上海中医学院，1978（19）：86.

［6］刘嘉湘. 中医辨证治疗支气管肺癌200例疗效观察［J］. 新医药学杂志，1977（10）：20-24，49-50.

［7］刘嘉湘. 辨证治疗原发性肺癌310例疗效分析［J］. 上海中医药杂志，1985（10）：3-6.

［8］刘嘉湘，徐振晔，施志明，等. 扶正法治疗122例晚期原发性非小细胞肺癌的前瞻性研究［J］. 中国医药学报，1987（1）：11-16.

［9］刘嘉湘，施志明，徐振晔，等. 滋阴生津益气温阳法治疗晚期原发性肺腺癌的临床研究［J］. 中医杂志，1995（3）：155-158，132.

［10］刘嘉湘，施志明，李和根，等. 益肺抗瘤饮治疗271例非小细胞肺癌临床观察［J］. 上海中医药杂志，2001（2）：4-6.

［11］李涌健，刘嘉湘. 益气养阴方对荷瘤小鼠细胞免疫功能的调节作用观察［J］. 中国免疫学杂志，1989（4）：58-60，62.

［12］刘嘉湘，李涌健，高虹，等. 40例晚期非小细胞肺癌患者T细胞亚群及NK细胞活性［J］. 肿瘤，1989（3）：109-111.

［13］韩明权，刘嘉湘，高虹，等. 24味中药对人肺腺癌细胞核酸和蛋白质及细胞周期的影响观察［J］. 中国

中西医结合杂志，1995（3）：147-149.

［14］刘建文，刘嘉湘，许玲.益肺抗瘤饮对癌细胞凝集素受体表达的影响［J］.中国中西医结合杂志，1996（S1）：134-135，290.

［15］许玲，刘嘉湘.益肺抗瘤饮抑制肺癌细胞增殖的实验研究［J］.中国中西医结合杂志，1996（8）：486-488.

［16］许玲，刘嘉湘.益肺抗瘤饮对肺癌转移及免疫功能的影响［J］.中国中西医结合杂志，1997（7）：401-403.

［17］程晓东，郭峰，刘嘉湘，等.中药扶正方对小鼠Lewis肺癌的疗效及其免疫学机理的研究［J］.中国中西医结合杂志，1997（2）：88-90.

［18］刘嘉湘，施志明，徐振晔，等.金复康口服液治疗非小细胞肺癌的临床观察［J］.中医杂志，1997（12）：727-729，708.

［19］朱惠蓉，刘嘉湘.益肺抗瘤饮治疗晚期肺癌28例临床观察［J］.湖南中医杂志，2000（3）：9-10.

［20］刘嘉湘，牛红梅.益气养阴解毒方对肺癌患者血清血管内皮生长因子及免疫功能的影响［J］.中医杂志，2006（3）：190-192.

［21］孙建立，刘嘉湘.金复康口服液对裸鼠人肺腺癌细胞凋亡相关基因表达的影响［J］.上海中医药杂志，2007（10）：69-71.

［22］刘苓霜，刘嘉湘，李春杰，等.益气养阴解毒方治疗晚期非小细胞肺癌临床疗效观察［J］.中国中西医结合杂志，2008（4）：352-355.

［23］田建辉，毕凌，张安乐，等.稳定表达人IDO基因的小鼠肺癌原位移植瘤模型的建立［J］.肿瘤，2015，35（5）：491-497.

［24］阙祖俊，罗斌，董昌盛，等."正虚伏毒"肺癌研究平台的构建［J］.上海中医药杂志，2019，53（4）：11-16.

［25］罗添乐，周奕阳，杨蕴，等.外周免疫评分对经中医药治疗的非小细胞肺癌患者预后的影响及相关预测模型的构建［J］.中医杂志，2022，63（1）：35-42.

［26］田建辉，杨晓霞，毕凌，等.金复康口服液对免疫衰老小鼠肺癌移植瘤的防治作用［J］.中国肿瘤生物治疗杂志，2016，23（1）：36-43.

［27］刘嘉湘，许德凤，范忠泽.蟾酥膏缓解癌性疼痛的临床疗效观察［J］.中医杂志，1993（5）：281-282.

［28］刘嘉湘.蟾酥膏用于恶性肿瘤止痛的临床观察——附332例随机双盲治疗对照观察［J］.中医杂志，1988（3）：30-31.

［29］刘嘉湘，潘敏求，黎月恒，等.金复康口服液治疗原发性非小细胞肺癌临床研究［J］.肿瘤杂志，2001（6）：463-465.

［30］施志明，刘嘉湖，韩明权，等.健脾补肾法为主治疗恶性肿瘤115例［J］.上海中医药杂志，1993（12）：1-2.

中 篇

临床篇

第五章

鼻 咽 癌

一、概述

鼻咽癌是指鼻咽部被覆上皮的恶性肿瘤，好发于鼻咽侧壁（尤其是咽隐窝）和顶后壁，肿瘤可侵及黏膜或主要在黏膜下生长，侵犯包括鼻腔在内的邻近组织。约5%的患者有上颌窦后壁及内侧或筛窦的受侵。在较晚期患者中，肿瘤可侵及口咽，尤其是口咽的侧壁和后壁。肿瘤向上可通过颅底的孔隙扩展，从而导致颅神经受侵和中颅窝的破坏。鼻咽癌的颈淋巴结转移发生早，转移率高。可发现颈部单侧或双侧淋巴结转移。远处转移最常见的部位是骨，其次是肺、肝，常为多个器官同时发生。

鼻咽癌发病具有独特的地理分布特点，在东亚和东南亚地区流行。在我国，以南方地区为主，高发地区是广东，其发病率为（20～30）/10万，从北到南，从内地到沿海呈现逐步升高的分布情况，具有明显的地区聚集性、种族易感性、家族高发性。疾病发生男女比例是（2.5～4）：1。可以发生在各个年龄段，但以30～60岁多见，占75%～90%。根据国家癌症中心的数据，2014年中国鼻咽癌发病率为3.26/10万，是2012年全球发病率的1.94倍。目前研究的主要发病因素有几个方面：① EB病毒感染，EB病毒于1964年由Epstein-Barr发现，EB病毒可感染正常的鼻咽上皮，与潜伏基因相互作用，使得淋巴细胞和上皮细胞永生化，经癌前病变转化而成恶性肿瘤。EB病毒株分布具有地理特性，已有相关研究结果报道，发现鼻咽癌的发生与存在于该区域的EB病毒高危亚型相关。② 饮食习惯，高发地区（广东、广西、浙江的温州、宁波）的流行病学调查发现，发病与吃咸鱼有关。③ 家族性趋势，有10%的患者有家族性的倾向。中山大学肿瘤防治中心2002年定位并鉴定了鼻咽癌家族性遗传易感基因。

（一）常见临床表现

鼻咽癌的主要临床表现：患者在清晨常出现鼻涕回缩后吐出的痰中带有血丝，但往往容易被忽视、漏诊误诊；单侧性耳鸣或听力下降；约有70%的鼻咽癌患者以颈部肿块为主诉就诊，一般在耳朵下方触及肿块，无痛，质硬，抗炎治疗无效，经检查可确诊为鼻咽癌颈部淋巴结转移；也常出现头痛，以及面麻、复视等颅神经损害的相关症状。

（二）西医诊断依据

鼻咽癌的诊断主要依据病史、症状、体征和鼻咽镜活检和颈部淋巴结穿刺活检。组织病理学检查结果对于鼻咽癌的分期、诊断和治疗选择至关重要。无论是活检或穿刺标本，首先需要根据组织形态学确定良、恶性及组织学类型，并进行原位杂交检测以明确是否与 EB 病毒感染相关。

1. **EB 病毒相关标志物检查**

（1）血浆 EB 病毒 DNA 检测：可以显著提高鼻咽癌的早期诊断，从而相应提高疗效，在鼻咽癌高发区，作为鼻咽癌早期筛查的常规项目；在鼻咽癌治疗前和治疗中作为治疗方案制定和调整的依据；治疗后判断肿瘤复发、进展和预后。

（2）血清 EB 病毒抗体检测：结合其他检测指标，辅助诊断和预后判断。

（3）含 EB 病毒编码的 miRNAs、基因甲基化状态等候选鼻咽癌标志物的检测：近年已被鉴定，但有待进一步推进技术和大样本研究，并制定统一检测技术标准和参考范围。

2. **影像学检查** 增强 CT 和 MRI 是诊断鼻咽癌的常用手段。颈部增强 CT 是标准的分期手段，特别是对于特征性的淋巴结坏死具有良好的分辨能力。肺部是鼻咽癌常见的远处转移部位，胸部 CT 也是标准的分期手段。MRI 的软组织分辨率较 CT 显著提高，同时具有多种显像参数，尤其对颅底和神经的显示能力出色。PET-CT 对于明确淋巴结转移和远处转移方面具有优势。目前，指导临床的国际权威指南之一：美国国立综合癌症网络（NCCN）指南推荐对于临床 Ⅲ / Ⅳ 期患者治疗前进行 PET-CT 检查。

3. **病理学检查** 鼻咽癌的诊断一定要有病理学诊断，获取病理标本的方法有间接鼻咽镜活检、直接鼻咽镜活检、鼻咽细针穿刺等。最常用的是间接鼻咽镜活检，经济实用，比较容易操作。一般不主张颈部淋巴结的活检或穿刺，有增加远处转移的风险。

4. **鉴别诊断** 鼻咽癌需要与鼻咽结核、鼻咽增生性结节、鼻咽增殖体、鼻咽纤维血管瘤、蝶鞍区肿瘤和鼻咽及颈部恶性淋巴瘤等相鉴别。

（三）西医学治疗原则

1. **放疗** 放疗是鼻咽癌最主要的治疗手段。由于鼻咽癌对放射线的敏感性，而且鼻咽癌病灶可侵及颅底、眼球，手术风险大、根治效果差，放疗一直以来是鼻咽癌的首选主要治疗手段。从二维放疗技术（2D-CRT）、三维适形放疗技术（3D-CRT）、到目前已被广泛应用的调强放疗技术（IMRT），在技术上实现了跨越式的发展。特别是近 10 年来应用的图像引导技术（IGRT）、容积旋转放疗（VMAT），使得放疗的精准度和治疗速度都上了新的台阶。再加近年开展的立体定向放疗（SBRT）和质子重离子放疗，使得鼻咽部肿瘤尤其是特殊部位肿瘤的控制率得到提高；器官功能的保护得以增强，治疗效率和安全度大大增强。鼻咽癌早期单纯放疗效果显著；中晚期患者大多采用以同步放化疗为主的多学科治疗模式。2019 年更新的头颈部肿瘤指南首次纳入了在我国发病率高的鼻咽癌，并强调包括鼻咽癌在内的头颈部肿瘤诊治的多学科协作，特别是局部晚期头颈部鳞癌如鼻咽癌，多学科治疗（MDT）原则应该贯穿始终。

根据 2019 版头颈部肿瘤诊疗指南，Ⅰ 期鼻咽癌（T1N0）采用单纯放疗的治疗模式，放疗计划采取调强放疗（IMRT）。Ⅱ 期鼻咽癌（T1N1/T2N0-1）的治疗存在较大争议。多项回顾性研究显示，采用三维适形调强放疗 IMRT 技术的单纯放疗，对于中期鼻咽癌具有很好的治疗效果，但其中 T2N1 的患者具有较高的远处转移发生率，提示似乎更应该同期联合化疗。此外，一项新的放疗技术——质子重离子放疗也已经开始应用于鼻咽癌的临床治疗。

2. 化疗　约有 2/3 的鼻咽癌患者在确诊时已经是 Ⅲ 期或 Ⅳ 期的局部晚期鼻咽癌，需要诱导化疗和同期放化疗。同期放化疗的化疗模式，其中顺铂是最常用的药物。对于不适宜使用顺铂的患者，可选方案包括卡铂、奈达铂和奥沙利铂。临床上诱导化疗通常用于 Ⅳ 期或肿瘤进展迅速的患者，可采用 TPF 方案（多西他赛＋顺铂＋ 5-FU），之后进行同期放化疗。复发性鼻咽癌患者，采用顺铂联合吉西他滨联合化疗，可显著改善肿瘤缓解率和生存率，目前已经成为一线化疗的金标准。铂类联合紫杉类也是一线化疗的合理选择，对于无法耐受 5-FU 的患者，可以考虑使用卡培他滨予以替代。

3. 免疫治疗　免疫检查点抑制剂（如 PD-1/PD-L1 单抗）的出现为晚期复发转移性鼻咽癌的治疗带来了更多可能，显示了一定的挽救治疗能力，但仍需更大样本或随机研究的验证。

二、鼻咽癌的中医治疗

传统中医学没有鼻咽癌的病名记载。在古籍文献中，对一些疾病如鼻渊、控脑砂、鼻痔、上石疽、失荣等症状的记载和描述，与鼻咽癌不同发展阶段出现的临床表现相类似，如《素问·气厥论》："鼻渊者，浊涕下不止也，传为衄蔑瞑目。"明代李梴《医学入门·外集》："有流臭黄水者，甚则脑亦作痛，俗名脑砂。"清代吴谦《医宗金鉴·外科卷上·鼻部》有："鼻渊浊涕流鼻中，久淋血水秽而腥，胆热移脑风寒火，控脑砂因蚀脑虫。此证……鼻窍中时流黄色浊涕……若久而不愈，鼻中淋沥腥秽血水，头眩虚晕而痛者，必系虫蚀脑也，即名控脑砂。"

古代医籍中也有与鼻咽癌颈部淋巴结转移相似的病名和症状描述，《医宗金鉴·外科卷上》有："石疽生于颈项旁，坚硬如石色照常，肝郁凝结于经络，溃后法依瘰疬疮。失荣耳旁及项肩，起如痰核不动坚，皮色如常日渐大，忧思怒郁火凝然。日久气衰形消瘦，越溃越硬现紫斑，腐蚀浸淫流血水，疮口翻花治总难。"

（一）病因病机

中医对鼻咽癌病因病机的认识主要为以下几点：在病位方面，肺开窍于鼻，肺气通于鼻，鼻咽部是呼吸通道，鼻咽部的病变责之于肺。《外科正宗·杂疮毒门》提到失荣病因病机："失荣者，先得后失，始富终贫；亦有虽居富贵，其心或因六欲不遂，损伤中气，郁火相凝，隧痰失道，停结而成。"中医学认为鼻咽癌的病因病机主要有两类，一是肺肾亏虚，外邪乘虚袭肺，邪郁于肺，肺热炎上，炼液为痰，痰热凝结，气血瘀滞，变生肿瘤；二是肝肾素亏，阴虚内热，或情志拂郁，气郁化火，循经上炎，灼津为痰，痰血瘀阻，结而为癌。疾病过程中，邪毒痰热，或移热于脑，出现头痛、视力下降，甚至失明等，或移热于胆，出现耳鸣、耳聋、颈部肿块等多种临床表现。

（二）辨证论治

鼻咽癌的内因多与正气亏虚，阴津亏损，脏腑失养有关，外因则多由热毒壅肺、肝郁痰凝、瘀血阻络所致。因此，鼻咽癌的辨治，可根据患者的临床主症、舌脉表现以及疾病所处的不同阶段，分清以本虚为主，还是以邪实为主，有机地应用扶正祛邪治疗原则。

1. 邪毒蕴肺型

主要证候：涕中带血，有时鼻衄或鼻塞，口苦、咽干，或头晕、头重，舌质正常或偏红，苔薄，脉滑。

治法：清热解毒，散结消肿。

方药：银翘散加减。金银花、连翘、苍耳子、石上柏、山豆根、荆芥、夏枯草、生牡蛎、白茅根、草河车、山慈菇、生甘草等。

2. 痰毒凝结型

主要证候：鼻塞，痰多黏稠，涕厚黏腻，颈部肿核显露，苔厚腻，脉滑。

治法：化痰软坚，解毒消肿。

方药：海藻玉壶汤加减。夏枯草、生牡蛎、海藻、天葵子、山豆根、冰球子、苍耳子、象贝母、陈皮、半夏、半枝莲等。

3. 气阴两虚型

主要证候：头晕，气短，心悸，倦怠乏力，低声少言，胃纳欠馨，口干或不干，大便正常或稀软，舌淡红或淡嫩红，苔薄白腻，脉细弱。

治法：益气养阴，清热化痰。

方药：生脉散加减。人参、黄芪、茯苓、白术、北沙参、麦冬、五味子、生薏苡仁、山药、枸杞子、甘草、红枣等。

4. 肺胃阴虚型

主要证候：鼻衄色鲜红，口干欲饮，咽干舌燥，干咳少痰，舌红少苔，脉细数或细。

治法：养阴生津。

方药：增液汤加减。生地黄、玄参、麦冬、川石斛、白茅根、石上柏、天花粉、芦根等。

5. 肝肾阴虚型

主要证候：头晕目眩，耳鸣耳聋，眼花目糊，口干欲饮，或五心烦热，舌红少苔，脉细或沉细。

治法：滋补肝肾。

方药：杞菊地黄丸加减。熟地黄、山茱萸、女贞子、枸杞子、丹皮、墨旱莲、菟丝子等。

由于鼻咽癌对放射线的敏感性，放疗一直以来是鼻咽癌的重要治疗手段。中医认为，放射线是一种热性杀伤性物质，热盛化火，耗气伤津，导致鼻咽癌患者放疗后出现阴虚内热，或津气两伤，或进一步气损伤阳，脾阳不振，出现运化失司等诸多证候。因此，鼻咽癌患者放疗后容易出现阴虚内热、气阴两虚和脾胃虚弱等表现。刘嘉湘认为鼻咽癌手术难以根治，放疗效果较好，常以中医药治疗与放疗相结合，始终保持扶正固本"留人"之法。中医药联合放疗既可增加放疗的敏感性，又可减轻放疗的副作用，提高免疫功能和生存质量，防止复发转移。

（三）辨治特点

鼻咽癌发病就其本质来讲，是本虚标实之证。肺肾两虚、肝肾阴虚是疾病之本，邪毒、痰热、瘀结是其标。在鼻咽癌的早期阶段，不管患者是以涕中带血、鼻出血作为首发症状出现，还是以颈部淋巴结肿大，或头痛、耳鸣、复视、面部麻木等作为首发症状出现，其病机或邪毒炎上，或气逆痰火，或肝经热毒等，疾病以实证为主，正气亏虚的表现不显著；随着疾病的进展，邪毒瘀热消烁机体的津液精气，患者出现头晕目眩、倦怠乏力、大便干结、食少纳呆、舌红、苔少等气阴两虚的症状；到了鼻咽癌的晚期阶段，特别是经历过放化疗的晚期患者，正气衰惫，疾病以邪盛正衰为主。

清代高秉钧《疡科心得集·卷上》：（治疗鼻渊）"宜戒怒以养阳，绝欲以养阴，断炙煿，远酒面，以防作热。然后假之良医，滋肾清肺为君，开郁顺气为臣，补阴养血为佐，俾火息金清，降令胥行，气畅郁舒，清窍无壅，阳开阴阖，相依相附，脏腑各司，乃职自慎，以培其根，药饵以却其病，间有可愈者。"指出鼻咽癌治疗，首先应戒酒、戒辛热炙煿饮食，治疗上宜滋肾补血、开郁清肺，同时也隐喻了此证的治疗难度。

鼻咽癌初起，正虚不甚，邪实为重，应以驱邪为主，或清热解毒，或理气化痰，或凉血化瘀，解毒散结；疾病中晚期以扶正祛邪并重，或以扶正为主，辅以驱邪，益气生津，补益肝肾，兼以清热解毒、化痰散结、凉血化瘀。尤其是经历了放化疗的晚期鼻咽癌患者，更应以扶正为主，健脾益气，补肾益精，以期提高患者的生存质量，延长生命时间。

在鼻咽癌治疗的各个阶段中，刘嘉湘特别强调顾护胃气，"诸药入口，必先入胃而后行及诸经"，在治疗中必须重视调治脾胃，以促进气血生化，培育正气，标本兼顾，处处体现扶正治癌的学术思想。疾病过程中，由于邪毒伤津，更或放疗后伤及津液，鼻咽癌患者大都出现阴虚内热，津液亏损的临床表现，方药中可配伍生地黄、沙参、麦冬、天冬、天花粉、石斛、绞股蓝、芦根、白茅根等养阴生津之品；肝肾阴亏者或后期精气亏损者，可配伍女贞子、墨旱莲、黄精、熟地黄、山茱萸、枸杞子、五味子、西洋参等。

（四）主要症状的辨治

1. **鼻塞**　鼻咽癌引起的鼻塞，起始呈现单侧鼻塞，随着肿瘤的增长呈进行性加重，并可发生双侧鼻堵塞。晚期可出现不易制止的大出血。中医学认为，鼻为肺窍，职司呼吸，或因外邪侵袭，或因内生湿热积火，毒热瘀结于肺而导致鼻塞。临床常分为三种类型：鼻内息肉质硬，或呈菜花状，常有恶臭，苔薄，脉弦，为鼻痔瘀结，治当解毒散瘀，可采用辛夷清肺饮加减，药用辛夷、黄芩、山栀子、麦冬、百合、石膏、知母、甘草、枇杷叶、升麻、丹皮、夏枯草。鼻衄、鼻塞，头胀烦躁，或头晕目眩，舌暗红或紫，脉数，为鼻衄堵塞，治当清热凉血，可采用清衄汤加减，药用生地黄、丹皮、赤芍、黄芩、山栀子、黄连、侧柏叶、藕节、小蓟、白茅根、草河车。鼻塞，流浊涕，挟有腥味，头痛，低热，苔黄腻，脉沉，为鼻渊脑漏，治当解毒化浊，可采用奇授藿香丸合苍耳子汤加减，药用藿香、猪胆汁、苍耳子、辛夷、白芷、薄荷、藁本、夏枯草、丹皮、当归、莪术、川芎、葛根。

2. **头痛**　头痛是鼻咽癌的常见症状。早期头痛部位不固定，呈间歇性，晚期则为持续性偏头痛，部位固定。早期患者的头痛可能是神经血管反射引起的；晚期常因肿瘤破坏颅底骨质，在颅内蔓延，累及颅神经所引起。鼻咽癌头痛中医辨证分型大致可分为三型：偏头痛，时发时止，伴发热，口干，舌红，脉弦，为热邪头痛，治当清热解毒，驱邪止痛，可采用黄连上清丸加减，药用连翘、栀子、黄芩、黄连、荆芥、白芷、蔓荆子、黄柏、防风、薄荷。头痛昏沉，伴有胸膈满闷，呕恶痰涎，苔白腻，脉沉滑，为痰浊头痛，治当涤痰祛浊，熄风止痛，可采用半夏天麻白术汤加减，药用半夏、天麻、僵蚕、白术、茯苓、猪苓、苍术、黄芪、陈皮。持续性头痛，伴有耳鸣，面赤，口苦，眠艰，尿黄，大便干结，舌红绛，脉弦数，为热毒头痛，治当清肝凉血，熄风止痛，可采用犀角地黄汤合天麻钩藤饮加减，药用生地黄、赤芍、丹皮、全蝎、钩藤、天麻、野菊花、七叶一枝花、地龙、牛膝、草河车、龙胆草。

3. **口干咽燥**　口干咽燥是鼻咽癌的常见症状，尤其是患者经过放化疗后症状更为明显。鼻咽癌患者出现的口咽干燥大致有三种类型：口干，咽燥咽痛，可伴有发热，头痛，苔黄，脉数，为邪火内盛，治当清热泻火，可采用黄连解毒汤加味，药用黄连、黄芩、黄柏、山栀子、玄参、金银花、连翘、芦根、草河车。口干咽燥，夜间尤甚，五心烦热，乏力神疲，舌质嫩红，舌干少苔或无苔，脉细数，为热邪伤津，治当清热生津，酸甘化阴，可采用连梅汤加减，药用黄连、乌梅、麦冬、生地黄、阿胶、天花粉、石斛、绞股蓝、沙参、芦根。口干咽燥，不欲多饮，精神萎靡，食欲不振，伴有恶心泛呕，舌质暗淡，苔白厚腻，脉濡，为湿邪中阻，治当健脾化湿，可采用参苓白术散合平胃散加减，药用人参、白术、茯苓、莲子、薏苡仁、白扁豆、山药、苍术、陈皮、厚朴、甘草。

（五）中医综合疗法

鼻咽癌的中医治疗，目前仍以服用中药汤剂治疗为主。针对鼻咽癌的一些临床症状，也可采用针灸、中药雾化等治疗，以缓解症状。

1. 针灸疗法

（1）头痛：主穴取头维、太阳、下关、四白、合谷、颊车、列缺，配合风池、迎香、太冲、阳陵泉等，每次取穴 3～5 个。操作：平补平泻法，针刺得气后留针 15 分钟，每 5 分钟捻转 1 次，剧痛者可适当延长留针时间，每日 1 次。10 日为 1 个疗程。

（2）放疗后张口困难：主穴取颊车、听宫、上关，配合曲池、合谷、外关。操作：针刺得气后留针 15 分钟，每 5 分钟捻转 1 次，每日 1 次，可配合按摩疗法。10 日为 1 个疗程。

（3）放化疗引起的恶心呕吐：取穴双侧足三里、内关。操作：平补平泻法，针刺得气后留针 15 分钟，每日 2 次，分别于放化疗前 30 分钟和放化疗结束后进行。10 日为 1 个疗程。

（4）放化疗引起的白细胞减少：取穴大椎、命门、足三里、三阴交、太溪。操作：针刺用补法，每日 1 次。7 日为 1 个疗程。

（5）鼻出血：取穴合谷、上星、少商、期门。操作：针刺用泻法，每日 1 次，不留针。7 日为 1 个疗程。

（6）放疗出现放射性脑病：取穴翳风、听宫、巨髎、四白、合谷。操作：平补平泻法，针刺得气后留针 15 分钟，每 5 分钟捻转 1 次。30 日为 1 个疗程。

（7）鼻咽癌合并严重的饮水呛咳，吞咽困难，伴有构音障碍、咽反射迟钝或消失等：取穴翳风、颊车、听宫。操作：电针治疗，30 号 1 寸毫针，进针深度为 0.8 寸，连续波，频率 20 Hz，20 分钟，配合按摩、吞咽训练。10 日为 1 个疗程。

2. 中药雾化 药用生地黄 30 g，金银花 15 g，玄参 20 g，麦冬 15 g，菊花 20 g，玉竹 15 g，荷叶 30 g，浓煎备用。使用时取浓煎中药 5 mL，雾化吸入，每日 1～2 次，每次 20 分钟。用于放射性咽喉反应，包括口干、咽干、咽痛、舌燥等。

三、中医治疗鼻咽癌的知识拓展

1. **鼻咽癌中医证型的研究**　有学者选择初诊未经过治疗的鼻咽癌病例，进行中医辨证分型，并分析中医证型与临床分期及 EBV-DNA 浓度的相关性。研究结果显示，初诊鼻咽癌分为热邪犯肺型、瘀血阻络型、肝郁痰凝型、血瘀痰凝型、气血亏虚型。其中肺热型的 T 分期、N 分期及 TNM 分期均较低，EBV-DNA 浓度在四型中也最低（$P=0.001$）；血瘀痰凝型均为 Ⅲ、Ⅳ 期，N2+N3 期占 55%，T3+T4 期占 91%，该型 EBV-DNA 浓度在四型中最高（$P=0.001$），痰凝型有较高的 N 分期，血瘀型则为高 T 分期；随着病情的发展和分期的提高，鼻咽癌的证型也逐渐呈现由肺热型，向血瘀型或痰凝型，再向血瘀痰凝型变化的趋势。证型的逐渐变化也提示了预后逐渐变差。

2. **鼻咽癌放疗的中医药减毒增敏作用**

（1）中医药防治鼻咽癌放疗毒副反应：中医认为，放射线属于热毒之邪，极易伤阴耗气，鼻咽癌放疗后"阴虚"最为明显，以"肺胃阴伤"为最常见，治疗上以养阴生津，清热解毒为治则，使用增液汤或麦门冬汤加减，防治放疗后的口腔黏膜反应（口干鼻燥、咽痛、口腔黏膜见充血、白膜或溃烂），可取得良好的疗效，对消除痰涕分泌物也效果显著。放疗后出现口干、舌有瘀斑，视为瘀血内停，在养阴生津的基础上，可加强活血化瘀（丹参、赤芍、三七粉、桃仁、红花、蜈蚣等）治疗；放疗后出现耳鸣耳聋、低头触电感等放射性神经损伤症状，多为肝肾阴虚型，治疗上以滋补肝肾为治则，多以一贯煎或杞菊地黄丸加减；放疗后出现咽痛，可用射干、牛蒡子、蝉蜕、桔梗等；见涕血，可酌用侧柏叶、仙鹤草、白茅根、白及等；鼻塞多涕，可用白花蛇舌草、苍耳子、辛夷等；恶心呕吐，可用竹茹、佩兰、砂仁等；头痛，可用天麻、白芷、钩藤、菊花、三七粉等。

（2）中药与鼻咽癌的放射增敏：研究发现，有多种中药能提高鼻咽癌放疗的敏感性。有研究报道，马蔺子素能有效降低肿瘤细胞内具有抗放射作用的谷胱甘肽水平，更多的肿瘤细胞被阻止在敏感的 G1 期，可抑制放射导致的 DNA 单链断裂后重接、修复，从而提高放射增敏效果。进一步观察发现马蔺子素对放射的增敏作用是针对肿瘤本身，对口咽黏膜、皮肤没有增敏效果，使用后不会出现骨髓抑制，仅有轻度消化道反应，可提高患者的放疗耐受性。还有研究报道，大黄素能抑制缺氧状态上皮样细胞系中 CNE1 细胞缺氧诱导因子-1α 表达，降低修复放射后细胞 DNA 双链断裂的基因表达，从而达到增敏效果。

青蒿脂是中药青蒿素半合成衍生物，在体外可移植血管生产，且与剂量呈正相关性。研究报道青蒿素可抑制肿瘤细胞增殖、降低微血管密度，不会对宿主产生毒性，同时降低肿瘤 VEGF（血管内皮生长因子）及 KDR/flk-1（血管内皮生长因子，由内皮细胞表达）的数量。

五灵脂及仙鹤草具有补虚止痛、活血化瘀等效果，能改善肿瘤含氧量，增加肿瘤内富氧细胞，发挥增敏效果。研究者在颈淋巴结转移鼻咽癌放疗过程中增加中药放疗增敏散，发现近期疗效明显增加。研究者在中晚期鼻咽癌患者放疗中应用对平消胶囊，发现观察组疗效更好，毒副作用更低，患者耐受性更好；砒霜能诱导细胞凋亡或阻断肿瘤细胞修复，阻滞细胞于 G2/M 期，有利于增敏。

参考文献

［1］付振涛，郭晓雷，张思维，等.2014 年中国鼻咽癌发病与死亡分析［J］.中华肿瘤杂志，2018，40（8）：566-571.

［2］Xu M, Yao YY, Chen H, et al.Genome sequencing analysis identifies epstein-Barr virus subtypes associated with high risk of nasopharyngeal carcinoma［J］. Nature Genetics, 2019, 51: 1131-1136.

［3］中国临床肿瘤学会指南工作委员会.中国肿瘤临床学会（CSCO）头颈部肿瘤诊疗指南 2019 版［M］.北京：人民卫生出版社，2019.

［4］张蓓，黄圆圆.中医治疗鼻咽癌临证经验及研究进展［J］.中医肿瘤学杂志，2019，1（1）：54-58.

［5］张蓓，胡丕丽，黄国贤，等.鼻咽清毒颗粒防治鼻咽癌急性放射性口咽炎疗效观察［J］.广东医学，2003，24（6）：658-659.

［6］张蓓，黄国贤，胡丕丽，等.活血利咽汤防治鼻咽癌同期放化疗中口咽急性毒性反应 51 例［J］.中医杂志，2004，45（8）：605.

［7］张蓓，黄火文，徐伯平，等.利咽灵防治急性放射性口咽炎的临床研究［J］.中医杂志，1997（10）：611-612.

［8］陈效莲，黄火文.中医配合放射治疗鼻咽癌 279 例疗效观察［J］.广州医药，1990（2）：18-19.

［9］王志远，陈龙华，袁亚维，等.鼻咽癌放射敏感性与 MDR1 基因多态性的相关性［J］.山东医药，2011，51（29）：16-18.

［10］陈诚，吴永忠，胥尹，等.全反式维甲酸对人肺腺癌 a549 细胞放射敏感性的影响［J］.重庆医科大学学报，2012，37（5）：413-417.

［11］崔冉，季晖，赖宜生.一氧化氮供体/一氧化氮供体型化合物在肿瘤治疗中的研究进展［J］.临床合理用药杂志，2012，5（17）：175-177.

［12］丁锐，黄荣清，肖炳坤，等.表皮生长因子受体抑制剂放射增敏作用机制的研究［J］.解放军医药杂志，2012，24（1）：53-56.

第六章

喉 癌

一、概述

喉癌是发生在喉部黏膜上皮组织的恶性肿瘤，以鳞状细胞癌最为常见。喉癌的发病率并不高，仅占全身癌肿的 1%～5%。全球癌症统计报告（GLOBOCAN2012）的数据显示，全世界标化发病率为 2.1/10 万，标化死亡率为 1.1/10 万。我国喉癌标化发病率和标化死亡率分别为 1.1/10 万、0.7/10 万。我国喉癌患者男性和女性的比例是 10.5∶1，而近年的各地报道发现女性发病比例有升高的趋势。喉癌的发病年龄多在 40 岁以上。

喉癌的病因尚不完全明确，与吸烟、酗酒、长期吸入有害物质及人类乳头瘤病毒（HPV）感染等因素相关。据统计，约 95% 的喉癌患者有长期吸烟史，吸烟者患喉癌的危险度是非吸烟者的 3～39 倍。近年研究报道显示，烟草能够造成机体的基因表达异常，从而促进癌肿的发生；烟草能够断裂人体的 DNA 双链，并使机体修复基因表达下调，从而导致肿瘤的发生。慢性酒精摄入与喉癌的发生有一定的相关性，国内 Meta 分析报道，饮酒会显著增加喉癌的发病风险，而且随着饮酒量的增加，喉癌的风险可能更高。分子生物学的研究发现，HPV16、18 型等高危型 HPV 与喉癌的发生和发展密切相关，2004 年的调查显示，72% 的喉癌患者的 HPV 检查呈阳性。另外，城市大气污染地区，喉癌发病率高于农村；长期接触生产性粉尘或废气和化学烟雾，与喉癌发病可能相关。

（一）常见临床表现

喉癌的临床表现与喉癌发生的部位密切相关。

1. 声门上型喉癌　多原发于会厌部。早期无任何症状，甚至肿瘤发展至相当程度时，仅有轻微或非特异症状，如咽痒、异物感、吞咽不适感等，通常在肿瘤发生颈部淋巴结转移时才引起警觉。该型肿瘤分化较差，发展快，出现深层浸润时可有咽痛，吞咽时疼痛加重，并向耳部放射。若肿瘤向下侵犯杓状软骨、声门旁或声带，可引起声音嘶哑。晚期患者会出现呼吸困难、吞咽困难、咳嗽、痰中带血、咯血等。

2. **声门型喉癌** 由于原发部位为声带，早期症状为声音改变，如发音易疲倦、无力、易被认为是咽喉炎。随着肿瘤的进展，可出现声音嘶哑加重，甚至失声，肿瘤体积增大可致呼吸困难。晚期随着肿瘤向声门上区或下区发展，可伴放射性耳痛、呼吸困难、吞咽困难、咳痰困难及口臭等。最后可因窒息、大出血、吸入性肺炎或恶病质死亡。

3. **声门下型喉癌** 该型少见，原发部位位于声带平面以下，环状软骨下缘以上。因位置隐蔽，早期症状不明显，易误诊。在肿瘤发展到相当程度时，可出现刺激性咳嗽、咳血等。声门下区堵塞可出现呼吸困难，当肿瘤侵犯声带则出现声嘶。

4. **跨声门型喉癌** 指原发于喉室，跨越声门上区及声门区的喉癌。早期不易发现，肿瘤发展慢，从首发症状出现到明确诊断需要 6 个月以上。

（二）西医诊断依据

1. **喉镜检查** 间接喉镜、硬管喉镜、直接喉镜或纤维喉镜等仔细检查喉的各个部分。应注意会厌喉面、前联合、喉室及声门下区等比较隐蔽的部位。可见喉部有菜花样、结节样或溃疡性新生物。

2. **影像学检查** 喉断层 X 线、CT、MRI 检查等可以确定喉癌肿物病变的部位、大小和范围。近年来，对 PET-CT 检查在头颈部肿瘤领域应用进行了广泛的研究。对于喉癌原发病灶，由于 PET-CT 分辨率不如增强 CT，并且具有一定的假阳性和假阴性。目前，NCCN 推荐，仅对于临床 Ⅲ/Ⅳ 期患者治疗前进行 PET-CT 检查。

3. **病理学检查** 喉镜下取活检可获得病理标本，病理标本的大小视部位有所不同，声门上区的喉癌可采取较大的活检标本，而声门型所取标本不宜过大，以免造成永久性声带损伤。

4. **鉴别诊断** 喉癌应与喉结核、喉乳头状瘤、喉淀粉样变和喉梅毒相鉴别。

（三）西医学治疗原则

喉癌的西医学治疗，早期采用手术或单纯放疗的单一治疗模式。治疗方式的选择要求多学科综合治疗团队对发音功能、生活质量和治疗结果做出完整评估（治疗的有效性、功能维持、并发症等）后决定。患者术后病理或组织学检测提示有高危因素时，需行术后放疗或放化疗。根治性放疗前患者应进行饮食、言语和口腔的评估。

局部晚期喉癌，除了 T1-2 和部分 T3 病灶以外，大部分患者的手术治疗需要行全喉切除术，通常需要联合术后放疗或同期放化疗。对于不适宜接受同期药物治疗的局部晚期患者，特别是对于同期治疗生存获益不明确的高龄患者（> 70 岁）可接受单纯放疗。接受根治性放疗的 N2-3 患者，放疗后 3 个月的 PET-CT 检查对于残留病灶具有很高的诊断价值，如果显示完全缓解，则无需进行颈部淋巴结清扫。放疗/同期放化疗后肿瘤残留或局部复发的患者，推荐有条件者接受挽救性手术，手术方式通常为全喉切除术。

诱导化疗是另一种喉保留的治疗策略。如果化疗后肿瘤达到完全或部分缓解，这部分患者后续可接受单纯放疗或同期联合西妥昔单抗，否则接受全喉切除术。此外，对于肿瘤负荷太大无法切除或分期 T4 或 N2c–N3 的患者，也可以考虑行诱导化疗联合放疗的序贯治疗，在缩小肿瘤负荷的同时，有可能降低远处转移的风险。临床研究结果表明，手术治疗可显著改善 T4 期喉癌患者的生存。美国临床肿瘤学会（ASCO）和中国临床肿瘤学会（CSCO）指南建议对局部晚期喉癌（TNM 分期为 T4 任何 N 分期）进行手术治疗。

二、喉癌的中医治疗

中医学中无喉癌这一病名，就喉癌的临床表现，相当于中医学古籍中提到的"喉菌""喉疳""喉百叶""烂喉风""缠喉风""锁喉疮"等疾病。

金代窦汉卿《疮疡经验全书·第一卷》有："锁喉疮者……发于听会之端，注于悬鹰之侧，初生如瘰疬，不能饮食，闭塞难通，渐次肿破化脓。"清代高秉钧《疡科心得集·卷上》谓："喉菌状如浮萍，略高而厚，紫色，生于喉旁。"杨龙九《囊秘喉书·类证》：（喉百叶）"咽喉中有生肉，层层相叠，渐肿有孔，出臭气者。"张景颜《外科集腋·卷三》："开花疔，生喉间……其症开花黑色者不治，不开花者尚不妨。"张善吾《喉舌备要秘旨·喉部》：（单松蘽症）"此症喉镜内起一片，或左或右，形如松蘽样，初起三五黄点、白点，后凑成一个，未开花者可治，已开花者难医。"指出了喉癌治疗的困难。

随着西医学对喉癌发生发展、病理、分子生物学等认识的提高，喉癌以手术、放疗等治疗的开展，喉癌患者综合 5 年生存率达 70% 以上。中医药联合西医学的治疗，在缓解症状，减轻手术、放疗的毒副作用，提高患者生存质量方面有较好的作用。

（一）病因病机

喉癌的发病，与肺、胃、肝、肾等脏腑密切相关。风热邪毒侵袭于肺，热毒壅盛，肺阴受损；嗜食辛辣、烟酒，积热积火，或七情失调，气郁化火，肝胃火旺，煎熬津液为痰，痰气热毒瘀阻于内发病；或因肝肾不足，相火上炎，邪热煎熬津液为痰，痰毒胶结，气滞血瘀，内外合邪，发为本病。正如宋代僧阙名藏本《咽喉脉证通论·喉菌第十七》所云："此症因食膏粱炙煿厚味过多，热毒积于心脾二经，上蒸于喉，结成如菌。"清代高秉钧《疡科心得集·卷上》载："喉菌……因忧郁气滞，血热而生，妇人多患之。"包永泰《图注喉科杓指·卷四杂喉门》谓：（喉菌）"此症属忧郁血热气滞，妇人多患之……小儿亦有之，因胎毒所致，或心胃火旺。"沈善谦《喉科心法·卷上》谓："喉菌风……由肝火挟胃热而成。"张景颜《外科集腋·卷三》认为："开花疔，生喉间，由气伤心肾所致。"易方《喉科种福·卷五》谓：（喉疳）"此由肾液久亏，相火炎上，消烁肺金，熏燎咽喉。"

（二）辨证论治

喉癌的临床证型大多可归类为以下几种：风热阻滞型、肺胃积热型、热毒内盛型、痰火内蕴型、阴虚火旺型、气血瘀滞型、气阴两虚型，一般分为二型或三型。喉癌不同的临床证型反映了疾病各阶段不同的病理变化，体现了疾病变化过程中的主要矛盾。喉癌虽有多种临床分型，然仍遵循一定的变化规律。一般来讲，在初中期，以风热邪毒，痰火壅盛为主，邪盛正不虚；至疾病的中后期，由于邪热毒盛，瘀毒胶结，正邪交争日久，邪盛正渐虚，机体津液亏损，气血耗伤，或素有肝肾阴虚之人，则出现肝肾阴虚、阴虚火旺、气滞血瘀或气阴两虚等证型。

1. **风热蕴肺型**　此型多见于喉癌初期。

主要证候：声音嘶哑，咽喉疼痛，喉部异物感或吞咽不利，咳嗽无痰或痰中带血，口干，大便干结，舌红苔黄，脉数。

治法：清咽利喉，消肿散结。

方药：清咽利膈汤加减。黄芩、黄连、山栀子、连翘、山豆根、七叶一枝花、金银花、玄参、薄荷、桔梗、大黄、甘草。

2. **痰火壅盛型**　此型大多见于疾病进展期，肿瘤增殖迅速或溃烂。

主要证候：声音嘶哑或发音困难，咽喉肿痛，咳嗽声重，无痰或咳吐黄痰，或痰中带血；颈部、下颌部可扪及结节或压痛，口苦咽干，大便干结，舌苔黄厚而燥，脉滑速。

治法：清热化痰，解毒消肿。

方药：利咽清金汤加减。草河车、射干、半枝莲、牛蒡子、黄芩、生石膏、丹皮、板蓝根、生地黄、贝母、桔梗、玄参、知母、麦冬、夏枯草、山慈菇、生甘草。

3. **肝肾阴虚型**　此型多见于晚期喉癌患者。

主要证候：声哑失音，喉部溃疡作痛，痛连耳窍，口干咽燥，不欲饮水，神疲乏力，头晕眠艰，食欲不振，尿少，大便干结，舌质红绛少津，苔黄厚而燥或少苔，脉沉细数。

治法：滋阴清热，解毒消肿。

方药：牛蒡解毒汤加减。牛蒡子、升麻、连翘、山豆根、金银花、黄芩、桔梗、天花粉、生地黄、玄参、山栀子、黄连、甘草。

（三）辨治特点

喉癌患者，无论其内因是肝肾阴虚，或是气阴两虚，常出现声音嘶哑，咽喉干燥，呛咳咯血，或咽喉部异物感、咽喉疼痛，吞咽困难甚或呼吸困难，大便秘结，小便涩，苔黄舌绛，脉洪数等风热邪毒，或痰热瘀毒导致的临床表现。因此，喉癌的治疗，大多采用以辨证与辨病相结合的方法，在滋阴清热、益气养阴等扶正治疗用药的基础上，加入具有清热解毒、化瘀散结的中药，如半枝莲、七叶一枝花、山豆根、白花蛇舌草、蜂房、射干、草河车等；同时可配合外用消瘤碧玉散、紫雪散、八宝珍珠散（《医宗金鉴》）等散剂点搽、吹喉。

喉癌的发生，外因与嗜辛辣、烟酒有关，内因与患者先天因素及后天长期生活过程中形成的体质因素有关。喉癌不同的临床证型反映了疾病各阶段不同的病理变化。邪毒、痰热瘀阻及脏腑津液虚损的程度，随着病程或手术、放化疗而变化。喉癌治疗，强调辨证施治，从把握病机入手，遣方用药，方能获效。

中医认为肾藏精，其经脉入肺中，循喉咙，若因肾虚精亏，咽喉失于濡养，则易为病。如《疡医大全》云："肾水不能潮润咽喉，故其病也。"脾与胃互为表里，足太阴脾经络于胃，上挟咽喉，咽喉与脾也有密切关系。治疗喉癌也应遵循《黄帝内经》"正气存内，邪不可干""邪之所凑，其气必虚"的理论，重视扶正培本的治疗，扶正以补益脾肾为要，其中保护脾胃尤其重要，有补后天以养先天之意。扶正是根本，能增强机体抗病能力，为祛邪创造条件；祛邪是目的，"祛邪之中，意在扶正"，祛邪既可攻夺邪实，又可进一步保存正气，扶正与祛邪相辅相成。

（四）主要症状的辨治

声音嘶哑　中医学所谓声音嘶哑，称作"喑"，完全不能出声谓之"失音"。前人有"金实不鸣，金破亦不鸣"之说。喉癌引起的声音嘶哑，临床上主要有两种类型：声音嘶哑，久治不愈，咽喉干燥，呼吸困难，持续咳呛、咯血，舌质红干，苔黄，脉细滑数，为热毒蕴积，治当清热疏风，解毒利咽，可采用连翘桔梗汤加减，药用黄连、薄荷、桔梗、连翘、黄芩、玄参、陈皮、防风、牛蒡子、茯苓、枳壳、甘草、淡竹叶、射干。声音嘶哑，语音低弱，伴有低热、盗汗，五心烦热，咽干口燥，舌嫩红，苔少，脉沉数，为肺肾阴虚，治当滋阴润燥，清热利咽，可采用花粉桔梗汤加减，药用天花粉、桔梗、胖大海、玄参、石斛、麦冬、天冬、甘草、川贝、木蝴蝶、墨旱莲、女贞子。

（五）中医综合疗法

喉癌的中医治疗，在辨证服用汤剂治疗的基础上，结合丸散剂、针灸、熏蒸等，采用整体和局部相结合的治疗方法，达到控制喉癌、缓解症状的目的。

1. 中成药

（1）六神丸：每次 10 粒，每日 3 次，嚼化，也可开水送服，适用于各类喉癌。

（2）西黄丸：每次 3 g（每瓶装 3 g，约 10 粒），每日 2 次，温开水或黄酒送服，对各类喉癌有效。

（3）紫雪散：每次 5 g，每日 2 次，口服，适用于喉癌烦躁口干者。

（4）梅花点舌丹：每次 2～3 粒，每日 2 次，先饮水一口，将药放舌上，以口麻为度，再用温黄酒或温开水送下，适用于各类喉癌。

2. 外治中药

（1）锡类散：牛黄、青黛、珍珠、生硼砂、西瓜霜、生寒水石等。具有清热利咽，消肿止痛的作用，适用于各种喉癌。本药为散剂，用时含服，每次 0.5 g，每日 3 次。

（2）喉症散：青黛、冰片、硼砂、生石膏、象牙屑、人中白、天花粉、玄明粉、青果炭，共研细末备用。具有解毒祛腐的作用。用时可涂于喉癌放疗后口腔腐疡处，每日数次。

（3）消瘤碧玉散（《医宗金鉴》）：硼砂、冰片、胆矾共研细末。具有清热利咽，敛疮止痛的作用，适用于各种喉癌。每次 0.1～0.3 g，点搽患处或吹喉。

（4）八宝珍珠散（《医宗金鉴》）：牛黄、麝香、珍珠、冰片、硼砂、儿茶、青黛、全蝎（烧炭存性）、肉桂粉、川贝母、琥珀末、鱼脑石（微煅）、黄连末、黄柏末、人中白等共研细末。具有清热解毒，敛疮止痛的作用。每次 0.1～0.3 g，每日 3 次，用管吹入喉内患处。

3. 中药蒸熏　射干 15 g，蜂房 15 g，硼砂 1.5 g，山豆根 15 g，水煎至 50 mL，加入冰片 0.5 g，用超声雾化器雾化吸入。适用于喉癌伴有喉部疼痛，每日 2 次。

4. 针灸疗法　体针疗法取合谷、支沟（均双侧）快速进针，得气后中度刺激，运针 2 分钟，留针 5 分钟，每日 1 次，疼痛甚可加次治疗。

参考文献

［1］黄兆选，汪吉宝，孔维佳，等 . 实用耳鼻咽喉头颈外科学［M］. 北京：人民卫生出版社，2008：488-493.

［2］WHO. GLOBOCAN 2012: Estimates cancer incidence mortality and prevalence worldwide in 2012［EB/OL］. 2016-02-03. http://globocan.iarc.fr.

［3］孔维佳，周梁，许庚，等 . 耳鼻咽喉头颈外科学［M］. 北京：人民卫生出版社，2010：460-464.

［4］朱奕，王胜资 . 吸烟相关性喉癌发生机制的研究进展［J］. 中国眼耳鼻喉科杂志，2015（3）：213-215.

［5］张萍，刘原虎，黄育北，等 . 中国人群饮酒与喉癌关系的系统综述及 Meta 分析［J］. 中国耳鼻咽喉头颈外科，2014（8）：418-422.

［6］麦家豪，马玲国 . 人乳头状瘤病毒与喉癌的相关性研究现状［J］. 中华耳鼻咽喉头颈外科，2019，54（5）：385-388.

［7］Ha PK, Califano JA. The role of human papillomavirus in oral carcinogenesis［J］. Crit Rev Oral Biol Med, 2004, 15(4): 188-196.

［8］National Comprehensive Cancer Network. NCCN clinical practice guidelines: Head and neck cancers［M］. Version 2. Ft. Washington, PA: NCCN, 2018.

［9］中国临床肿瘤学会指南工作委员会 . 中国肿瘤临床学会（CSCO）头颈部肿瘤诊疗指南 2019 版［M］. 北京：人民卫生出版社，2019.

［10］石晓兰，韩建宏 . 宝中堂医案集：上海市名中医范忠泽新加坡临床医案精粹［M］. 上海：复旦大学出版社，2019.

第七章

腮 腺 癌

一、概述

腮腺癌是发生于腮腺的恶性肿瘤，属于涎腺癌中发生率最高的一种恶性肿瘤。腮腺恶性肿瘤少见，以恶性混合瘤为多，其次为黏液表皮样肿瘤、腺癌、腺泡细胞癌、乳头状囊腺癌等。临床表现为病程短，生长较快，病变部常有疼痛，麻木不适，肿块较硬，与深部组织粘连，活动性差，张口困难，部分患者有部分或全部面神经瘫痪，浸润皮肤可溃破，创口不愈，分泌物恶臭，可发生颈淋巴结转移或远处转移（肺、骨、肝、脑等）。

腮腺癌的病因目前还不太清楚，已知和放射线有密切关系。Belsky 对日本二战原子弹爆炸后的幸存者进行长期随访，发现 30 例唾液腺恶性肿瘤，与原子弹爆炸后的放射线有密切关系，并且认为战时的营养不良可能促使放射线诱发唾液腺肿瘤。维生素 A 缺乏可能是一个重要因素，也有少数文献报道唾液腺癌的发生与暴露在烟雾、灰尘中和接触化学品的职业有关。

文献报道，国际上腮腺肿瘤的发病率为 0.15/10 万人。腮腺癌 3 年和 5 年局部控制率分别为 98.1% 和 94.2%，3 年和 5 年总生存率分别为 89.0% 和 86.3%，3 年和 5 年无局部区域复发生存率分别为 90.3% 和 87.1%。

（一）常见临床表现

腮腺癌的临床表现往往是一个无症状的肿块，典型的良性混合瘤边界清楚，呈结节状，包膜感明显，活动度好，无痛，生长很慢，即使长成巨大肿瘤也不会出现神经麻痹症状；有些可逐渐出现张口困难等症状，癌肿浸润表面皮肤后，可发生溃破和继发感染。疼痛也是一个重要症状，面神经受侵后，除了面瘫以外就是疼痛，有些甚至首发症状就是疼痛。如果发生颈淋巴结转移或远处转移（肺、骨、肝、脑等），会出现相应的症状。

（二）西医诊断依据

1. 影像学检查 腮腺碘油造影可见主、支导管被挤扭曲、扩张、狭窄性断续、中断；腺泡充盈不良或缺损，或造影剂外溢，呈片状；主导管梗塞时，支导管及腺体全部不显影。CT检查不但可以定位，而且还可以观察肿瘤的范围和周围组织的关系，在做腮腺造影的同时做CT检查，对腮腺深叶肿瘤的确诊有很高的价值。放射性核素检查，几乎所有的唾液腺肿瘤，无论良、恶性用 ^{99}mTc 扫描均有冷结节。超声波检查对正常唾液腺组织和肿瘤组织有较高的分辨率，虽不能确定肿瘤的性质，但简单易行，患者无痛苦，可反复检查。

2. 病理学检查 细针吸取检查，是细胞学检查，操作安全，确诊率高达90%，如果在超声引导下穿刺可以提高阳性率，能用来初步区别良、恶性肿瘤，活体组织针吸或术中取活体组织做冰冻切片病理检查可确诊。

3. 血清肿瘤标志物检测 临床上腮腺癌尚缺乏有诊断价值的肿瘤标志物。

4. 基因诊断 近来的研究发现NTRK3融合变异腮腺癌，为腮腺癌的靶向治疗带来了新希望。

5. 鉴别诊断 腮腺癌应与转移癌（主要是皮肤癌及恶性黑色素瘤）、淋巴瘤等相鉴别。

（三）西医学治疗原则

腮腺癌的治疗主要是外科手术，外科医生对腮腺癌的病理类型、生物学特性、临床分期需要有充分的了解，才能采用相应的手术方式。近年来对腮腺癌的处理有三大进步，一是改变了对混合瘤的认识，虽然目前仍称混合瘤为良性瘤，但鉴于其术后局部很高的复发率，普遍接受混合瘤是一种临界型肿瘤的观念，手术范围不再保守，明显降低了术后复发率；二是对大多数临床诊断的大唾液腺肿瘤，不任意做手术前活检，而采用局部广泛切除作为最初的诊断和治疗手段；三是对唾液腺肿瘤的放疗有了新的认识。近年来，国内外报告手术和放射综合治疗这类癌瘤，可显著提高局部癌瘤的控制率和患者的生存率。化疗是治疗腮腺癌的一种重要的辅助手段，特别是缺乏放疗条件的地区，为了提高中晚期唾液腺癌的手术切除率和控制癌细胞的血行播散，术前化疗是切实可行的。给药的途径有动脉插管区域化疗和静脉给药全身化疗，经术前化疗后癌肿大多有明显缩小，为手术切除创造了条件。

影响唾液腺癌的远期疗效有两个重要因素，一是病理类型，一是临床分期，当然规范化治疗也是一个不可忽视的条件。唾液腺肿瘤是部位较表浅的肿瘤，容易被及时发现，所以贯彻"三早"（早发现、早诊断、早治疗）方针是完全有可能的。目前的治疗方法已经从单纯手术进入多学科综合治疗的阶段，还有近几年肿瘤治疗领域进展较大的分子靶向治疗和免疫治疗，也有可能随着研究的进展，成为唾液腺肿瘤新的治疗方法。

所以唾液腺癌的疗效有望进一步提高。

二、腮腺癌的中医治疗

本病属于中医学"腮疮""流痰"和"石疽"等范畴。中医学认为，本病是因肝肾阴虚或脾虚失运在先，热毒内蕴，气血瘀滞，痰湿积聚所致。临床大多表现为全身属虚，局部属实，虚实夹杂的证候。中医古代文献对此有较多的描述，如对症状的描述，《医宗金鉴·上石疽》："此疽生于颈项两旁，形如桃李，皮色如常，坚硬如石……此证初小渐大，难消难溃，既溃难敛，疲顽之证也。"对病因病机的论述，《诸病源候论·石疽候》："此由寒气客于经络，与血气相搏，血涩结而成疽也。其寒毒偏多，则气结聚而皮厚，状如痤疖，硬如石，故谓之石疽也。"在治法上，《外科证治全生集·石疽》指出："初起如恶核，渐大如拳，急以阳和汤、犀黄丸，每日轮服，可消。"《疡医大全·耳下石疽门主论》也提出了"耳下石疽者，不脓不疼是也。大宜养肝血，滋肾水，温补可化。如少年脉实者，少佐以清肝，然不可轻用行气破血之药"。在预后方面，《外科证治全生集·石疽》也有描述："如迟至大如升斗，仍如石硬不痛，又曰，久患现红筋则不治。再久患生斑片，自溃在即之证也。溃即放血，三日内毙。"

（一）病因病机

中医学认为本病属于"腮疮""流痰"和"石疽"等范畴，是由于内伤七情，郁而化火，外感邪毒，火毒郁积，热毒内蕴经络，郁久不散，或伤及肝肾阴津，经络阻隔，日久形成肿块。或因脾虚失运，水湿不化，津液不布，凝滞成痰，痰湿停滞在腮，导致气滞血瘀，日久形成腮腺肿瘤。

（二）辨证论治

中医治疗腮腺癌有其独特的优势，无论是早期患者还是晚期患者，年老还是年轻患者，都可以使用中医治疗。临床上也常常使用中西医结合的治疗手段，能够减轻患者的痛苦，提升治疗效果，预防并发症和降低术后复发率。

1. 肝肾阴虚，热毒内蕴型

主要证候： 热毒内蕴，咽干舌燥，五心烦热，虚烦不寐，甚或午后低热，腮腺肿大，红肿热痛，形体消瘦，大便干，小便黄，舌红，苔少而干，脉细数。

治法： 养阴清热，解毒散结。

方药： 沙参麦冬汤合银山汤加减。北沙参、生地黄、麦冬、天花粉、知母、蒟蒻（先煎）、板蓝根、银花、山豆根等。

2. 脾虚失运，痰湿积聚型

主要证候： 食欲不振，倦怠乏力，脘腹满闷，腮腺肿块，质地坚硬，推之不动，呕吐痰涎，舌苔白腻，脉濡滑。

治法：健脾祛湿，化痰散结。

方药：六君子汤合海藻牡蛎汤加减。党参、白术、茯苓、陈皮、半夏、夏枯草、海藻、牡蛎、黄药子、昆布、猫爪草等。

（三）辨治特点

1. **扶正祛邪，辨证统一** 扶正和祛邪是解决患者邪正矛盾的基本方法。腮腺癌病机复杂且变化多端，辨证分型之间多存在着相互交叉融合，随着正邪盛衰的变化，各型之间常发生转变或兼杂，手术、放疗和化疗也是影响证候的重要因素。使用攻补两法可在临床治疗中起到相辅相成的作用。

2. **整体局部，有机结合** 腮腺癌一般以局部肿块为主，所以早期局部治疗尤为重要。瘤灶是全身疾病在局部的表现，人体整体的正气亏虚是其发病最根本的病理状态，所以全身的辨证治疗，扶助正气，调和阴阳，往往是治疗的基础。至于晚期患者，出现远处转移，那就更加离不开整体的辨证施治。

（四）主要症状的辨治

1. **面瘫、耳鸣** 往往见于手术放疗后，气血两伤，阴津亏耗，肝阴不足，虚火上炎，治以清肝养阴泻火，一贯煎加减。药用北沙参、麦冬、丹皮、白芍、当归、生地黄、炙鳖甲、熟地黄、枸杞子、太子参、夜交藤、白英等。

2. **肿瘤溃破** 往往见于热毒内蕴，邪从表出，可以内服清热排毒药，如天花粉、知母、牛黄、金银花、蒲公英、山豆根等，外用金黄散敷之。

三、中医治疗腮腺癌的知识拓展

本病属于中医学的"腮疮""流痰"等范畴。其发病多因正气内虚，热毒内蕴，气滞血瘀，痰湿积聚所致。治疗应以扶正扶邪为原则。如术后复发，责之正气日亏，邪毒内留，当扶正祛邪为原则，可以西洋参、北沙参、生地黄、黄芪等益阴补气以扶正固本，增其抗病能力；以七叶一枝花、藤梨根、白花蛇舌草、金银花、连翘等，清热解毒，消肿散结。

有效验方——见穿牡蛎汤（刘嘉湘经验方）。

功效： 化痰软坚，消瘀散结。

组成： 夏枯草30g，王不留行30g，生鳖甲30g，石见穿30g，生牡蛎30g，天花粉24g，海藻15g，丹参15g，瓜蒌仁15g，苦参15g，昆布12g，桃仁12g，生地黄12g，蜂房12g，干蟾皮9g，水煎服。

方解： 方中以夏枯草、王不留行、海藻、昆布、牡蛎、瓜蒌仁等化痰软坚；佐以丹参、蜂房、桃仁活血祛瘀；石见穿、天花粉、苦参清热解毒；共奏化痰软坚，消瘀散结之功。

参考文献

［1］周亚燕，李先明，龚龙，等.52 例腮腺恶性肿瘤患者的临床分析［J］.中国癌症杂志，2013，23（4）：302-308.

［2］汤钊猷.现代肿瘤学［M］.上海：上海医科大学出版社，1993.

［3］刘嘉湘.实用中医肿瘤手册［M］.上海：上海科技教育出版社，1996.

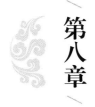

第八章

甲 状 腺 癌

一、概述

甲状腺癌是头颈部比较常见的恶性肿瘤，绝大多数来自滤泡上皮，少数可来自滤泡旁细胞，极少数来源于甲状腺间质。甲状腺癌是最近 10 年发病率上升最快的肿瘤之一，据 2015 年统计数据，全国甲状腺癌发病率 14.60/10 万，女性发病率为 22.56/10 万，每年新发病例 20.1 万人。排在全部肿瘤第 7 位，女性甲状腺癌发病率位居女性所有恶性肿瘤的第 4 位。20 世纪 90 年代，上海甲状腺癌的死亡率，男性 0.4/10 万，女性 0.9/10 万。

甲状腺癌的病因至今尚不明确，已知有些髓样癌有家族遗传性，部分未分化癌可能来自分化型甲状腺癌。其发生与电离辐射、缺碘与高碘、家族因素有关，甲状腺癌组织对女性激素具有较活跃的亲和性，女性甲状腺癌发病明显高于男性。另外，糖尿病、高血压、高频率咀嚼槟榔、红肉摄入量高也是独立危险因素，而低体重则是保护因素。

甲状腺癌临床病理分类主要有乳头状癌、滤泡样癌、髓样癌、未分化癌、恶性淋巴瘤等。甲状腺癌侵犯和转移主要表现：① 局部侵犯，甲状腺癌局部可侵犯喉返神经、气管、食管、环状软骨及喉，甚至可向椎前组织侵犯，向外侧可侵犯至颈鞘内的颈内静脉、迷走神经或颈总动脉。② 区域淋巴结转移，甲状腺乳头状癌早期发生区域淋巴转移，淋巴结转移常见原发灶同侧、沿淋巴引流路径逐站转移，其淋巴引流一般首先至气管旁淋巴结，然后引流至颈静脉链淋巴结和颈后区淋巴结，或沿气管旁向下至上纵隔。少见的淋巴结转移部位有咽后或咽旁淋巴结。③ 远处转移，肺部是甲状腺癌常见的远处转移器官，甲状腺癌也可出现骨转移和颅内转移。随病情进展可压迫或侵犯气管、食管、喉返神经、交感神经，转移至颈部淋巴结和纵隔淋巴结。

主要治疗以手术治疗为主，还包括放疗、化疗、内分泌治疗和中医药治疗。分化型预后良好，未分化型总体预后较差。

（一）常见临床表现

大多数甲状腺结节患者没有临床症状，通常在体检时通过甲状腺触诊和颈部超声检查而发现甲状腺小肿块。合并甲状腺功能异常时可出现相应的临床表现，如甲状腺功能亢进或甲状腺功能减退。晚期局部肿块疼痛，可出现压迫症状，常可压迫气管、食管，使气管、食管移位。肿瘤局部侵犯严重时可出现声音嘶哑、吞咽困难或交感神经受压引起霍纳综合征（Horner syndrome），侵犯颈丛可出现耳、枕、肩等处的疼痛等症状。颈淋巴结转移引起的颈部肿块在未分化癌发生较早。髓样癌由于肿瘤本身可产生降钙素和5-羟色胺，可引起腹泻、心悸、面色潮红等症状。甲状腺癌体征主要为甲状腺肿大或结节，结节形状不规则、与周围组织粘连固定，并逐渐增大，质地硬，边界不清，初起可随吞咽运动上下移动，后期多不能移动。若伴颈部淋巴结转移，可触诊颈部淋巴结肿大。大部分的甲状腺癌是分化型甲状腺癌，生长相对较缓慢，极少引起并发症。髓样甲状腺癌因分泌降钙素和5-羟色胺，可引起患者顽固性腹泻，从而引起电解质紊乱。未分化型甲状腺癌生长迅速，可引起重度呼吸困难等并发症。

（二）西医诊断依据

目前，B超、CT、MRI、甲状腺癌功能代谢显像有助于甲状腺癌的诊断、鉴别诊断和术前、术后评估。

1. 影像学诊断

（1）超声诊断：超声引导下细针穿刺活检，甲状腺激素、甲状腺自身抗体及肿瘤标志物检查有助于疗效评估和病情监测。高分辨率超声可检出甲状腺内直径＞2 mm的微小结节，清晰地显示其边界、形态及内部结构等信息，是甲状腺最常用且首选的影像学检查方法，推荐所有临床触诊或机会性筛查等方式发现甲状腺结节的患者均进行高分辨率颈部超声检查。

（2）CT扫描：对评价甲状腺肿瘤的范围、与周围重要结构，如气管、食管、颈动脉的关系及有无淋巴结转移有重要价值。由于甲状腺病变可侵入上纵隔或出现纵隔淋巴结肿大，故扫描范围应常规包括上纵隔。CT对中央组淋巴结、上纵隔组淋巴结和咽后组淋巴结观察具有优势，并可对胸骨后甲状腺病变、较大病变及其与周围结构的关系进行观察，可清晰显示各种形态大小的钙化灶，但对于最大径≤5 mm结节及弥漫性病变合并结节的患者观察欠佳。对于甲状腺再次手术的病例，了解残留甲状腺、评估病变与周围组织的关系及评价甲状腺局部和颈部的复发很有帮助。

（3）MRI：组织分辨率高，可以多方位、多参数成像，可评价病变范围及与周围重要结构的关系。通过动态增强扫描、DWI等功能成像，可对结节良、恶性进行评估，但不如超声及CT检查普及。

2. 细胞学诊断　超声引导下细针穿刺活检（US-FNAB），FNAB利用细针对甲状腺结节进行穿刺，从中获取细胞成分，通过细胞学诊断对目标病灶性质进行判断。US-FNAB可提高取材成功率和诊断准确率，同时有利于穿刺过程中对重要组织结构的保护及判断穿刺后有无血肿，推荐作为进一步确定甲状腺结节良、恶性的诊断方法。

3. **实验室检查** 甲状腺球蛋白（TG）在全甲状腺切除术后持续升高，提示有肿瘤复发或转移可能。临床疑为髓样癌的患者要测定血清降钙素（CT）和癌胚抗原（CEA）的水平，如高于正常值有诊断意义。

4. **鉴别诊断** 大多数甲状腺结节患者没有临床症状，通常在体检时通过甲状腺触诊和颈部超声检查而发现甲状腺小肿块，合并甲状腺功能异常时可出现相应的临床表现。甲状腺癌应与甲状腺腺瘤、结节性甲状腺肿、亚急性甲状腺炎、慢性淋巴细胞性甲状腺炎、纤维性甲状腺炎相鉴别。

（三）西医学治疗原则

目前分化型甲状腺癌的治疗以外科治疗为主，辅以术后内分泌治疗、放射性核素治疗，某些情况下需辅以放疗、靶向治疗。髓样甲状腺癌以外科治疗为主，某些情况下需辅以放疗、靶向治疗。未分化型的治疗，少数患者有手术机会，部分患者行放疗、化疗可能有一定效果，但总体来说预后很差、生存时间短。

同时需要注意，肿瘤治疗的个体化很重要，每一位患者病情、诉求不同，临床诊治有一定灵活性。中医在治疗甲状腺癌方面，一是配合手术、化疗、放疗，减轻化疗、放疗以及术后的负荷，在减轻不良反应、提高体力、改善食欲、抑制肿瘤发展、控制病情等方面起到辅助治疗及终末期支持治疗作用；二是作为不接受手术和放化疗患者的主要治疗手段。

二、甲状腺癌的中医治疗

甲状腺癌属于中医"石瘿"范畴。中医古籍中有关"瘿"的记载很早，《外科正宗·瘿瘤论》云："坚硬不可移曰石瘿。"该描述与甲状腺癌极为相似。《三因极一病证方论·瘿瘤证治》："此等皆年数深远，浸大浸长，坚硬不可移者，名曰石瘿。"病因病机方面，《太平圣惠方·瘿气咽喉肿塞》提出："夫瘿气咽喉肿塞者，由人忧恚之气在于胸膈，不能消散，搏于肺脾故也。咽门者，胃气之道路；喉咙者，肺气之往来。今二经俱为邪之所乘，则经络痞塞，气不宣通，故令结聚成瘿，致咽喉肿塞也。"《明医指掌·瘿瘤》认为："若人之元气循环周流，脉络清顺流通，焉有瘿瘤之患也。"关于治法，依据《素问·至真要大论》中"结者散之"，《素问·藏气法时论》中"肝苦急，急食甘以缓之"，为法则，《外科枢要·论瘤赘》提出："大凡属肝胆二经结核，宜八珍加山栀、胆草，以养气血，清肝火，六味丸以养肺金，生肾水。若属肝火血燥，须生血凉血，用四物、生地、丹皮、酒炒黑胆草、山栀。中气虚者，补中益气兼服。"对于预后，《圣济总录·治瘿气灸法》提出："石瘿难愈，气瘿易治。"

中医药治疗甲状腺癌无论在手术治疗前，还是在手术治疗后的恢复期，都发挥着重要作用。中医药治疗可减轻甲状腺激素抑制治疗毒副反应，改善患者放疗后不适症状及增强免疫力，提高患者生存质量。刘嘉湘认为术后应用中药有利于减少癌肿复发转移，提高患者机体免疫功能，抑制癌肿生长。

（一）病因病机

本病病位在颈，主要由情志内伤、饮食失调等损伤肝脾，脾失健运，不能运化水谷，聚湿成痰，肝气失于条达，脾胃枢机不利，则气血运行不畅，进一步导致气郁、痰阻、血瘀结于颈部而发为肿瘤。若郁久化火，灼伤阴津，则烦躁、心悸、多汗，为心肾阴虚。尤其术后患者以肝脾肾虚损，气血阴阳失调为主要病理改变。总之本病的病机特点以虚为主，虚、毒、瘀三者并见。

（二）辨证论治

甲状腺癌早期术前，多以脾虚肝郁，痰瘀互结为主，术后以肝脾肾虚损，气虚阴阳失调为主，晚期气阴两虚，心肾阴虚多见。早期虚实兼见为主，治疗以健脾疏肝，化痰利湿，软坚散结。术后要重视扶正，治以健脾益气，养血补肝，兼益肾。晚期以益气养阴，养心补肾为主。常见的临床证型及辨治如下。

1. 脾虚痰结型

主要证候：颈前部肿块或结节，随吞咽而上下活动，或胸闷不适，乏力，纳差，舌质淡，苔白或白腻，脉弦，重按无力。

治法：健脾理气，化痰软坚。

方药：六君子汤加减。党参、白术、茯苓、陈皮、半夏、夏枯草、海藻、浙贝母、天葵子、黄药子、山慈菇、陈皮、薏苡仁等。

2. 血虚肝郁型

主要证候：胸胁不舒，心烦易怒，口干，心悸，汗多，目眩头晕，大便次数增多，体重下降，乏力，舌淡，苔薄或薄黄腻，脉弦细滑。

治法：养血疏肝，清热散结。

方药：加味逍遥散加减。夏枯草、黄芩、当归、白芍、白术、柴胡、山栀子、龙胆草、浙贝母、生地黄、丹皮、珍珠母等。

3. 脾肾亏虚型

主要证候：全身乏力，形体消瘦，精神不振，面色萎黄，纳差，腰膝酸软，舌质淡，有齿痕，脉细弱。

治法：健脾补肾，养血解毒。

方药：十全大补汤加减。黄芪、党参、白术、当归、白芍、熟地黄、夏枯草、菟丝子、补骨脂、生牡蛎等。

4. 心肾阴虚型

主要证候：心悸气短，失眠，头晕，腰酸乏力，五心烦热，口舌干燥，舌红少津，苔少，脉沉细。

治法：养心补肾，滋阴安神。

方药：天王补心丹加减。生地黄、麦冬、玄参、太子参、酸枣仁、山茱萸、女贞子、墨旱莲、五味子、石斛、生牡蛎等。

中医认为"正气存内，邪不可干"，甲状腺癌术后患者正气亏虚，脏腑功能减退，易产生气滞、血瘀、痰凝等一系列病理变化，此时六淫邪毒乘虚而入，留滞体内，正邪相争。若邪盛正衰，则易致肿瘤的复发、转移或并发症的产生。治疗应坚持"扶正为主、兼以祛邪"，刘嘉湘指出扶正是为祛邪创造条件，祛邪又进一步保护了正气，两者辩证统一。

（三）辨治特点

术前治疗当在益气健脾的基础上，佐以化痰开郁、活血解毒、软坚散结，可用六君子汤合消瘰丸、涤痰汤等加夏枯草、山慈菇、凌霄花为主，辨病、辨证加减运用。术后正气虚损，肝脾肾亏虚，当扶正培本，温补脾肾，药用黄芪、党参、白术、茯苓健脾补气，当归、何首乌、山茱萸养血补肝，仙茅、淫羊藿、巴戟天等温肾，心肾阴虚用熟地黄、麦冬、玄参、女贞子、墨旱莲、五味子等滋肾养心。

（四）主要症状的辨治

甲状腺癌综合治疗效果良好，采用手术、化放疗、内分泌等综合治疗过程中会出现不同的并发症，主要有心悸、声音嘶哑、呃逆、淋巴结转移等。以下介绍中医药针对主要症状的治疗。

1. 心悸 甲状腺癌术后一般均需口服甲状腺素片替代治疗，治疗目标是预防甲状腺功能减退、抑制甲状腺激素的分泌及预防癌肿复发。但临床上甲状腺素片剂量的控制仍是一个问题，剂量过大可见心慌、汗出、口干、情绪亢奋、失眠等甲状腺功能亢进的症状。临床中心悸较为常见，刘嘉湘常选生脉散治疗，心气虚者可加酸枣仁、人参、远志、茯神等。也可加用苦参，苦参对心脏有明显的抑制作用，可使心率减慢，苦参、苦参碱、氧化苦参碱均有抗心律失常作用，苦参还有抗肿瘤疗效。也可加珍珠母、龙骨重镇安神。甲状腺素片剂量偏小则会出现疲倦乏力、嗜睡、畏寒怕冷、记忆力下降等甲状腺功能减退的症状，常用淫羊藿、胡芦巴、肉苁蓉、覆盆子等温阳益肾。

2. 声音嘶哑 甲状腺癌手术后导致声音嘶哑者，多加板蓝根、射干、桔梗、蝉蜕、胖大海、木蝴蝶、诃子、牛蒡子、罗汉果等以利咽开音，其中板蓝根清热解毒利咽，木蝴蝶疏肝和胃利咽，胖大海清热润肺利咽。若痰气郁阻者，可选用半夏厚朴汤加减。

3. **呃逆** 顽固性呃逆是甲状腺癌放疗后常见并发症之一，放疗会刺激迷走神经，造成膈肌痉挛，引起顽固性呃逆，造成颈部组织变性收缩，气管、食管狭窄，使气机阻滞加重。中医认为甲状腺癌放疗后顽固性呃逆的病机关键在于脾胃气机失调，痰饮阻滞气道，乃本虚标实之证。本为脾胃虚弱，标为痰气阻滞。患者在呃逆同时伴有纳差、胃脘隐痛、胀气、面色萎黄无华、喉间自觉有痰等，故治疗须标本兼顾，健运脾胃，温化痰饮。《金匮要略·痰饮咳嗽病脉证治》指出："病痰饮者，当以温药和之。"治疗此病时当运用温化之法，以温药和其胃，处以苓桂术甘汤合旋覆代赭汤，刘嘉湘常加入丁香、苏梗、肉桂、吴茱萸等温中止呕之品，且临床多数顽固性呃逆患者常伴有不同程度的焦虑抑郁症状，故方中可佐以柴胡、郁金、八月札、玫瑰花、沉香曲、降香等理气解郁类药物。

4. **淋巴结转移** 甲状腺癌术后患者颈部淋巴结肿大，合并结节性甲状腺肿、甲状腺腺瘤，考虑癌毒残留，常加用白花蛇舌草、蛇六谷、蛇莓、半枝莲、半边莲等清热解毒抗癌，或选山慈菇、浙贝母、生牡蛎、制南星等软坚散结，同时也可选用玄参、天花粉、鳖甲、天冬、麦冬、黄芪等益气养阴，扶助正气的药物，可起到稳定病情的作用。

（五）中医综合治疗

在中医辨证论治的基础上，可结合针灸、外敷等综合治疗手段，进一步提高疗效。

1. **针刺与艾灸疗法** 针对甲状腺术后声音嘶哑、咽喉不利、痰黏艰咯等症状，取穴人迎、天突、合谷、足三里等。毫针刺，补泻兼施，每次留针20～30分钟，每日1次。虚证可加灸。

2. **外敷疗法** 针对甲状腺癌术后疼痛或伴淋巴结转移，外用蟾乌凝胶膏贴敷于疼痛处，1～2日换药1次，或遵医嘱。

三、中医治疗甲状腺癌的知识拓展

甲状腺癌治疗以手术为主，术后中医药的治疗大有裨益，可以减轻患者的不适症状、减慢疾病的进展、减少术后复发，以及可用于不宜手术的患者，尤其在缓解因手术、放疗、化疗等治疗手段引起的毒副作用及不良反应方面有一定的疗效。刘嘉湘强调"治病必求其本"，若脾气虚弱，日久损伤阳气，治当益气健脾，但勿忘温肾阳，助脾阳，以助运化；若脾阴虚弱，胃阴不足，治当滋阴生津润燥，但勿忘滋补肾阴，以助生化之源。肾阴虚，当滋阴补肾，善于阳中求阴，选用淫羊藿、肉苁蓉等；肾阳虚，当温补肾阳，善于阳中求阴，选用血肉有情之品，如鳖甲、龟板等。

甲状腺癌放疗的患者常出现口干、声音嘶哑、舌红少苔等阴虚症状，可用益气养阴方法减轻放疗副作用。术后出现虚汗淋漓、恶风、神疲乏力等营卫失调，表虚不固之证者，多采用玉屏风散加味。精神紧张、焦虑者，多选用甘麦大枣汤加味，多能取得满意的临床疗效。无法手术根治者，或术后出现转移者，可用扶正祛邪等方法。化痰软坚方面，刘嘉湘常用瓜蒌皮、皂角刺、夏枯草、海藻、昆布、生牡蛎、瓦楞子、山慈菇、天南星、泽漆、蛇六谷、半夏、僵蚕、猫爪草等。

绝大部分甲状腺癌属于分化型，恶性程度低，发展慢，病程较长。因此，针对甲状腺癌术后的调治方法应以确保患者在较长的生存期内拥有较高的生活质量为目标，从而提高整体治愈率。"药食双补"体现了甲状腺癌的中医治疗整体观。术后中焦虚损、痰湿内生的患者需忌滋腻助湿生痰的荤腥油腻之品，少食甜食以及伤阴动血的烟、酒、辛辣、香燥等刺激性食物，多食青菜，多食山药、粳米、苹果、扁豆、薏苡仁等健脾化湿之品。

参考文献

[1] 中华人民共和国国家健康委员会.甲状腺癌诊疗规范（2018年）[J/CD].中华普通外科学文献（电子版），2019，13（1）：1-15.

[2] 夏仲元.甲状腺癌的中医药研究现状 [C]. // 第五届全国中西医结合内分泌代谢病学术大会暨糖尿病论坛会议论文.北京：中国中西医结合学会，2012：567-571.

[3] 刘嘉湘.实用中医肿瘤手册 [M].上海：上海科技教育出版社，1996：89-92.

[4] 胡熙明.中国中医秘方大全（下卷）[M].上海：文汇出版社，1989：627-628.

[5] 刘嘉湘.刘嘉湘谈肿瘤 [M].上海：上海科技教育出版社，2004：122.

第九章

脑 瘤

一、概述

脑瘤是指发生于头颅内的肿瘤，有良、恶性之分。根据肿瘤的来源、性质，脑瘤可分为原发性和继发性两大类。原发性脑瘤以神经胶质瘤、脑膜瘤、垂体腺瘤为多见。不同的肿瘤也有各自的好发部位，如神经胶质瘤好发于大脑半球皮质下，髓母细胞瘤好发于小脑蚓部，室管膜瘤好发于脑室壁等。2007 年，WHO 对脑瘤从良性到恶性分Ⅰ～Ⅳ级。继发性脑瘤多由肿瘤血行转移而成，原发肿瘤多为肺癌、肝癌、肾癌等，肿瘤也可以直接侵犯脑组织，常见于鼻咽癌、中耳癌、视网膜母细胞瘤等。

脑瘤是神经系统常见疾病之一，可以发生于任何年龄，不同类型各有好发年龄，儿童期最常见的是原发性的肿瘤，有小脑星形细胞瘤或是髓母细胞瘤、视网膜瘤、脑干和视神经的胶质瘤等；在成人中，原发脑瘤有脑膜瘤、神经鞘瘤、原发淋巴瘤以及大脑半球的胶质瘤，成人中以转移性的肿瘤多见。据统计 2012 年，全球发达地区的世标发病率为 5.9/10 万，欠发达地区的世标发病率为 3.3/10 万，2008 年我国脑瘤发病率已居肿瘤发病率的第 10 位（世标发病率为 5.12/10 万），死亡率为第 9 位。

颅内肿瘤的发病原因目前尚不十分清楚，可能与遗传因素、病毒感染、放射线以及化学致癌物质等有关。

（一）常见临床表现

脑瘤一般起病比较缓慢，逐渐发展，病程长短不一。脑瘤的症状取决于肿瘤的部位、生长方式和生长速度，主要可归纳为颅内高压症状和局灶症状两大类。颅内压增高主要表现为头痛、呕吐和视盘水肿，也可引起复视、智力减退、情绪淡漠、二便失禁、意识障碍等；脑瘤所引起的神经系统局部症状因肿瘤的不同部位而异，如额叶肿瘤主要为随意运动、语言表达和精神活动障碍；顶叶肿瘤主要引起中枢性感觉障碍，颞叶病变所产生的症状比较多样，如癫痫、视幻觉、视野缺损等。脑瘤无论是良性、恶性都可以造成脑水肿，甚至发生脑疝，严重危及患者生命。

（二）西医诊断依据

脑瘤的诊断包括定位与定性两部分。患者的临床症状与体征是定位与定性诊断的主要依据。根据病史、病程特点，可初步明确病变是否为肿瘤。

1. 影像学检查　头颅 CT 检查是神经系统首选检查方法，对脑瘤的定位诊断有重大价值，临床应用广泛。MRI 检查对脑及脊髓的检查最为理想，能提供清晰的解剖图像，通过 MRI 各种成像技术，结合 CT 表现，不仅可对中枢神经系统肿瘤做出较为明确的诊断与鉴别诊断，而且对指导手术有较大的帮助。PET-CT 可判断肿瘤的恶性程度，区分低级别和高级别的胶质瘤，PET-CT 可显示同一肿瘤内的恶性程度，对肿瘤活检的定位也有一定的价值。

2. 脑脊液和血清肿瘤标志物检测　脑脊液检查可用于一些肿瘤的诊断与鉴别诊断，如脱落细胞检查对脑膜脑转移瘤、促绒毛膜性腺激素（HCG）或甲胎蛋白（AFP）检查对生殖细胞肿瘤等都有一定的价值。

血清 HCG 或 AFP 的定期复查对生殖细胞肿瘤的诊断、临床疗效的判断、观察病情变化都有一定的作用。

3. 基因诊断　随着精准医学时代的到来，分子检测在脑肿瘤诊疗中的重要作用也日益凸显出来。《WHO 中枢神经系统肿瘤分类（2016 版）》首次对中枢神经系统肿瘤分类在组织学分型基础上增加了分子分型，从而开创了中枢神经系统肿瘤分子诊疗的新时代，如对弥漫型胶质瘤、髓母细胞瘤和其他胚胎性肿瘤进行了重分类，包括胶质母细胞瘤 IDH 野生型和 IDH 突变型、弥漫型中线胶质瘤 H3K27M 突变型、RELA 基因融合的室管膜瘤、髓母细胞瘤 WNT 激活型和 SHH 激活型、C19MC 扩增的伴有多层菊形团的胚胎性肿瘤等。

4. 鉴别诊断　脑瘤需与特发性癫痫、脑血管病变、慢性硬膜下血肿、神经系统炎症如脑脓肿、脑蛛网膜炎、球后神经炎、视神经乳头炎等，以及脑寄生虫病等疾病进行鉴别。

（三）西医学治疗原则

1. 手术治疗　对于脑瘤的治疗，手术是最基本的方法之一。手术治疗的目的是切除肿瘤、降低颅内压，并明确诊断。凡生长于可以通过手术摘除部位的肿瘤，均应首先考虑手术治疗。手术应尽可能做到肿瘤的全切除。肿瘤全切除者预后明显优于部分或次全切除者。但肿瘤的切除不应引起严重的病残，或增加术后并发症及死亡率。对部位深在或侵及重要神经结构的肿瘤，可采用肿瘤部分切除加减压术，如颅减压术、脑脊液引流术或分流术，以达到缓解颅内压，并为放疗、化疗等其他治疗措施创造条件的目的。脑肿瘤的活检术也是手术治疗的重要组成部分，对于颅内多发病灶、位于下丘脑的怀疑为生殖细胞肿瘤者尤其适合。活检可明确诊断，避免盲目手术而引起的严重后果，并可为患者制订正确的非手术治疗方案。

2. **放疗**　放疗对脑瘤的治疗是重要的补充，目前包括常规放疗、立体定向放射外科治疗及放射性核素内放疗。在所有脑瘤中，生殖细胞瘤对射线最为敏感，最应行放疗。此外，髓母细胞瘤、少枝胶质肿瘤、高级别的星形细胞瘤、间变型室管膜瘤、室管膜母细胞瘤、转移性肿瘤淋巴瘤、恶性脑膜瘤、颅咽管瘤、脊索瘤及脉络丛癌等中枢神经系统肿瘤，术后放疗较单独手术治疗可明显延长患者生存期。对于易在蛛网膜下隙播散的肿瘤，如髓母细胞瘤、室管膜母细胞瘤、生殖细胞瘤、脉络丛癌等，需行全脑、全脊髓照射。低级别星形细胞瘤术后放疗尚存争议。目前认为术后 CT 或 MRI 证实肿瘤全切除者可暂不行放疗，但对证实有术后残留者则应行放疗。术后放疗对提高低级别星形细胞瘤患者的生存率有帮助。

3. **化疗**　脑瘤的化疗必须建立在对脑肿瘤手术切除的基础上。术后残余肿瘤越少，化疗效果越显著，因此化疗是恶性脑肿瘤手术治疗的必要补充。近年来，发现一些基因标记可预测或判断肿瘤细胞对化疗的耐药或敏感，有助于指导临床工作，如少枝胶质瘤染色体 $1p$ 和 $19q$ 缺失，胶质瘤染色体 $9p$ 和 $10q$ 缺失，以及胶母或间变型星形细胞瘤六氧甲基鸟嘌呤 DNA 甲基转移酶（MGMT）表达阴性者，对化疗敏感。

4. **其他疗法**　诸如免疫治疗、基因治疗等都在研究中。

二、脑瘤的中医治疗

中医学中虽无脑瘤的病名，但可以将其划归"头痛""真头痛""厥逆""呕吐""目盲""癫痫""偏枯"等范畴。中医文献早在《黄帝内经》就有相关论述，《灵枢·厥病》："真头痛，头痛甚，脑尽痛，手足寒至节，死不治。"《灵枢·大惑论》："故邪中于项，因逢其身之虚……入于脑则脑转，脑转则引目系急，目系急则目眩以转矣。"《素问·五脏生成》："头痛巅疾，下虚上实，过在足少阴、巨阳，甚则入肾。"《素问·奇病论》："人有病头痛以数岁不已……当有所犯大寒，内至骨髓，髓者以脑为主，脑逆故令头痛……病名曰厥逆。"《素问·厥论》："厥，或令人腹满，或令人暴不知人。"又说："巨阳之厥，则肿首头重，足不能行，发为眴仆。"《中藏经》也有："头目久痛，卒视不明者，死。"

（一）病因病机

中医学认为，脑瘤的发生是内外合邪共同作用的结果，当人体正气虚弱，脏腑功能失调时，邪毒乘虚而入，导致瘀毒内结，脾肾阳虚，清阳不升，肝肾阴虚，虚风内动等病机变化，日久形成脑部肿瘤。其主要病机如下。

1. **肝肾阴虚**　脑为髓海，肾主骨生髓，先天不足，肾精亏虚则髓海失养，肝肾亏损，邪火内灼阴液，致肝肾阴液耗损，阴虚则肝火内动，夹痰上扰清窍而成积聚之疾。

2. **脾肾阳虚** 脾胃居中焦，为全身气机升降之枢纽，脾升则健，胃降则和，升降有序，则全身气机条畅。脾虚痰湿内阻，则清阳不升，浊阴不降，痰浊内生，上扰清窍，痰毒凝结成肿瘤。

3. **瘀毒内结** 脑素喜轻灵而恶壅滞，肝疏泄失司，气机失畅，脾虚运化无力，蕴湿生痰，日久生瘀，痰瘀互结酿毒，上犯清窍，而成积聚。

（二）辨证论治

本病病位在脑，与肝、脾、肾关系密切。病理因素主要为"风""痰""瘀""毒"。邪毒久积，耗气伤阴，而正气不足，祛邪无力，邪盛正虚，虚实夹杂，形成胶固难愈之疾。

中医学治疗以辨证论治为原则，可分为邪毒内蕴、肝肾阴虚、脾肾阳虚、气虚血瘀四种类型，分别予以清热化痰法、滋补肝肾法、温补脾肾法、益气活血法治疗。常见的临床证型辨证如下。

1. **邪毒内盛型**

主要证候：头痛如劈，恶心呕吐或复视，或失语，或半身不遂，神志昏糊，表情丧失，苔薄腻或厚腻，脉滑或数。

治法：清热，化痰，醒脑。

方药：化坚丸合苏合香丸加减。夏枯草、象贝母、昆布、山慈菇、蛇六谷、生牡蛎、七叶一枝花、川芎、天葵子、车前子，安宫牛黄丸分吞。

2. **肝肾阴虚型**

主要证候：头晕目眩，视物不清，手足心烦热，舌红苔少，脉细数。

治法：滋补肝肾。

方药：杞菊地黄丸加减。生地黄、熟地黄、山茱萸、枸杞子、女贞子、夏枯草、生牡蛎、天葵子、炙龟板、菊花、陈皮。

3. **脾肾阳虚型**

主要证候：神疲乏力，形体肥胖，头胀，头痛，耳鸣，腰酸，苔薄，舌体胖，脉沉细。

治法：温补脾肾，化痰消肿。

方药：附子理中汤加减。党参、白术、干姜、生半夏、生南星、熟附块、杭白芍、蛇六谷、天葵子、王不留行子、炙甘草。

4. **气虚血瘀型**

主要证候：头部刺痛，固定不移，头重不欲举，神疲乏力，气短懒言，头晕目眩，肢体麻木，半身不遂，舌强语謇，舌暗淡，有瘀斑，苔薄腻，脉细涩。

治法：益气化痰，活血通络。

方药：补阳还五汤加减。黄芪、赤芍、川芎、当归、桃仁、红花、地龙、蛇六谷、天葵子。

（三）辨治特点

脑瘤是一种全身属虚，局部属实的疾病，邪实以风、痰、瘀、毒为主，正虚以肝、脾、肾等脏腑虚损为多见。脑瘤可分早期、中期和晚期。脑瘤早期，正邪相争，肿瘤尚小，正气不衰，瘀毒不深，尚堪攻伐，多采用以攻为主，或大攻小补，或先攻后调。早期多见毒瘀内结之证，治当化痰软坚，行气活血散瘀为主，佐以补虚以防邪毒伤正之虞。脑瘤中期，疾病进展，正气亦伤，但正邪相争处于"势均力敌"阶段，宜攻补并重。中期多采用益气行瘀，软坚化痰治法。脑瘤晚期，或脑瘤术后，或放化疗后，患者多见髓海空虚，肝肾阴虚，机体不耐攻伐，要以补为主，治以益气养阴、补脑填髓、滋补肝肾、滋阴潜阳等，兼以祛邪抗瘤。

1. **辨明邪正盛衰** 脑瘤诊断明确后，首先辨邪正盛衰。病程初期，病程较短，患者症状尚轻，此时以邪实为主；病情进一步发展，邪气旺盛，正气不虚，进入邪正相争阶段；脑瘤晚期或放化疗治疗后，正气严重亏虚，邪毒内盛，症状明显，此为邪盛正衰之证候。

2. **辨明虚实情况** 脑瘤有本虚标实的特点，标实有"痰凝""毒聚""血瘀"之不同，本虚以肝脾肾亏虚为主。应根据患者症状及四诊情况等辨明标实特点。邪毒内盛的辨证要点是头痛如劈，恶心呕吐或复视，或失语，或半身不遂，神志昏糊，表情丧失，苔薄腻或厚腻，脉滑或数。肝肾阴虚的辨证要点是头晕目眩，视物不清，手、足心烦热，舌红苔少，脉细数。脾肾阳虚的辨证要点是神疲乏力，形体肥胖，头胀，头痛，耳鸣，腰酸，舌体胖，苔薄，脉沉细。气虚血瘀的辨证要点是头部刺痛，固定不移，头重不欲举，神疲乏力，气短懒言，头晕目眩，肢体麻木，半身不遂，舌强语謇，舌暗淡，有瘀斑，苔薄腻，脉细涩。

（四）主要症状的辨治

脑瘤的兼症主要有头痛、呕吐、癫痫等，脑瘤治疗病情稳定后可遗留半身不遂、语言不利、口眼㖞斜等。中医辨证时，如果以兼症为主要临床表现，可以结合兼症的辨证，提高治疗的针对性，改善症状，提高生活质量。

1. **头痛** 头痛是脑瘤最常见的症状，脑瘤引起的头痛当归属中医"内伤头痛"的范畴。中医认为"不通则痛""不荣则痛"，脑瘤患者多因阳热、虚火、瘀血、痰浊等邪气积聚，上扰清窍，阻滞经络，在全身属虚的基础上，伴有局部实邪为患的表现。临床施治当根据标本缓急，辨证论治。

如头痛而眩，心烦易怒，夜眠不宁，或兼胁痛，舌红口苦，苔薄黄，脉弦有力，为肝阳上亢。应平肝潜阳，天麻钩藤饮加减，药用天麻、钩藤、石决明、黄芩、山栀子、丹皮、牛膝、杜仲、桑寄生、夜交藤、茯神、牡蛎、龙骨等。

如头痛昏蒙，胸脘满闷，呕恶痰涎，苔白腻，脉滑或弦滑，为痰浊上扰。应化痰降逆，半夏白术天麻汤加减，药用半夏、白术、茯苓、陈皮、生姜、天麻、厚朴、白蒺藜、蔓荆子等。

如头痛经久不愈，痛处固定不移，痛如锥刺，或有头部外伤史，舌质紫，苔薄白，脉细或细涩，为瘀血阻窍。应活血化瘀，通窍活血汤加减，药用桃仁、红花、川芎、赤芍、麝香、生姜、葱白、郁金、石菖蒲、细辛、白芷、全蝎、蜈蚣、地鳖虫等。

2. 半身不遂　半身不遂以肢体偏身活动不利为主要表现，或左或右，或上或下，久则形体枯瘦，麻木不仁。其病机根本在正气亏虚，其标为风邪引动，阴虚阳亢，风阳挟痰走窜经络，治疗以补气活血，平肝潜阳，佐以熄风通络之法为要。

如半身不遂，肢软无力，伴有患侧手足浮肿，语言謇涩，口眼㖞斜，面色萎黄，或暗淡无华，苔薄白，舌淡紫，或舌体不正，脉细涩无力等，为气虚血滞。应补气活血，通经活络，补阳还五汤加减，药用黄芪、川芎、桃仁、红花、当归尾、赤芍、地龙等。

如半身不遂，患侧僵硬拘挛，兼见头痛头晕，面赤耳鸣，舌红绛，苔薄黄，脉弦硬有力，为肝阳上亢。应平肝潜阳，熄风通络，镇肝熄风汤加减，药用怀牛膝、代赭石、生龙骨、生牡蛎、生龟板、生白芍、玄参、天冬、川楝子、生麦芽、茵陈蒿、甘草等；或天麻钩藤饮加减，药用天麻、钩藤、石决明、山栀子、黄芩、桑寄生、怀牛膝、夜交藤、益母草、杜仲、朱茯神等。

3. 语言不利　脑瘤患者或因肝肾亏虚，肾虚精不上承；或因久病，导致气血不足，脉络空虚，风热之邪乘虚挟痰，阻闭经络，皆可致言语不利。临床在扶正固本的基础上，予以辨证、辨病相结合的治疗。

如舌强语謇，肢体麻木，脉弦滑，为风痰阻络。应祛风除痰，宣窍通络，解语丹加减，药用天麻、全蝎、胆南星、白附子、远志、石菖蒲、木香、羌活等。

如音暗失语，心悸，气短，腰膝酸软，为肾虚精亏。应滋阴补肾利窍，地黄饮子加减，药用地黄、巴戟天、山茱萸、肉苁蓉、石斛、五味子、白茯苓、麦冬、石菖蒲、远志、生姜、大枣、薄荷、杏仁、桔梗、木蝴蝶等。

如心烦易怒，夜眠不宁，或兼胁痛，面红口苦，苔薄黄，脉弦有力，为肝阳上亢。应平肝潜阳，化痰开窍，天麻钩藤饮加减，药用天麻、钩藤、石决明、山栀子、黄芩、桑寄生、怀牛膝、夜交藤、益母草、杜仲、朱茯神等；或镇肝熄风汤加减，药用怀牛膝、代赭石、生龙骨、生牡蛎、生龟板、生白芍、玄参、天冬、川楝子、生麦芽、茵陈蒿、甘草等。

4. 口眼㖞斜　风痰阻于络道，可伴有口舌歪斜，舌强言謇或不语，偏身麻木，头晕目眩，舌质暗淡，舌苔薄白或白腻，脉弦滑，为风痰阻络。应祛风，除痰，通络，牵正散加减，药用白附子、白僵蚕、全蝎（去毒）各等份，并生用。

（五）中医综合疗法

脑瘤除了予以常规的手术、放疗、化疗之外，一般常常配合中药治疗，特别是在脑瘤康复阶段，针灸治疗可以改善症状，促进肢体功能的恢复，提高生活质量。

（1）取穴：大椎、合谷、丰隆等。

（2）操作手法：每次取5～6个穴位，用针刺，平补平泻法，也可配合电针，每次10～20分钟为宜。

（3）伴有偏瘫，可加环跳、阳陵泉；失语，加亚门、廉泉；痴呆，加百会、心俞、神门等。

三、中医治疗脑瘤的知识拓展

刘嘉湘认为，恶性脑瘤的产生多因正虚邪实。正虚多属气虚或肝肾阴亏，邪实多为瘀血或痰凝胶结。从临床上看，肢体偏瘫者以气虚血瘀为主，眩晕头痛者以肝肾阴虚居多。对于气虚血瘀，运用益气化瘀，软坚化痰法，以补阳还五汤为基础方；对肝肾阴虚，运用滋阴平肝，软坚化痰法。临床大多数患者症状改善明显，一些患者肿块缩小，已存活多年。脑瘤常伴有小便失禁、口眼㖞斜，中医认为似中风之症。金元四大家之一的朱丹溪论中风偏枯多属气虚、血虚。王清任《医林改错》中明确提出了偏枯的病机为"气虚血瘀"。刘嘉湘汲取了王清任治疗偏枯症的经验，重症用生黄芪益气托毒。由于脑瘤毒邪胶结，故黄芪不用"炙"，而多用生，取其扶正托毒之功。

刘嘉湘以滋阴养肝，软坚消肿法治疗脑内占位性病变开颅术后病理为部分肉瘤变的1例患者，经治残留灶明显缩小，活动如常人，面色红润，食欲、睡眠均好，生存达4年6个月。《黄帝内经》云"诸风掉眩，皆属于肝"，"髓海不足则脑转耳鸣"，故刘嘉湘运用补肾填精，滋水涵木法而取效。在补益肝肾之阴的同时，每酌加淫羊藿、肉苁蓉等温肾阳之品，皆在"阳中求阴"，使阴得阳升而泉源不竭。

刘嘉湘认为，痰凝胶结也是形成脑瘤的一个重要因素，所以治疗脑瘤必用软坚化痰药，如蛇六谷、生南星、天葵子等。《本草求真》指出："南星专走经络，故中风麻痹亦得以之为向导。"《珍珠囊》亦有南星"去上焦痰及眩晕"之说。蛇六谷消肿解毒，化痰散结作用较强，治疗脑瘤常常能取得良好疗效。

参考文献

［1］汤钊猷.现代肿瘤学［M］.3版.上海：复旦大学出版社，2011：1754.

［2］刘嘉湘.实用中医肿瘤手册［M］.上海：上海科技教育出版社，1996：202.

［3］许玲，孙建立.中医肿瘤学概论［M］.上海：上海交通大学出版社，2017：47.

［4］陈湘君.中医内科学［M］.上海：上海科学技术出版社，2004：411.

［5］刘嘉湘.软坚化痰，益肾填精治疗脑瘤［M］.北京：中医古籍出版社，1992：157-160.

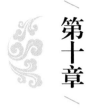

第十章

肺 癌

一、概述

原发性支气管肺癌，简称肺癌，是指原发于各级支气管上皮细胞及细支气管肺泡上皮细胞的恶性肿瘤，以组织发生异常增生为基本特征。肺癌是全球发病率和死亡率最高的癌症，目前公认长期吸烟是引发肺癌的重要因素，在西方国家，超过 80% 的肺癌是由吸烟引起的。职业致癌因素、大气污染和烹调烟尘、饮食营养失衡、遗传因素也与本病的发生有关。早期肺癌可采取手术等治疗方法。近 10 年来，以基因靶向为代表的多学科综合治疗手段取得进展，使肺癌的近期疗效有所提高，但本病具有易复发、易转移、预后较差的特点，其总体 5 年生存率仍不超过 18%。

根据细胞学和组织学类型，肺癌可分为两大类：小细胞肺癌和非小细胞肺癌。非小细胞肺癌包括鳞状细胞癌、腺癌［包括支气管表面细胞癌、细支气管肺泡癌、支气管腺细胞癌（黏液表皮样癌、腺样囊性癌、腺泡细胞癌）等］、腺鳞癌、大细胞癌及肉瘤样癌（包括多形性癌、癌肉瘤和肺母细胞瘤）等。

在新发病例中，非小细胞肺癌约占 85%。根据肺癌发生的部位，又有中央型肺癌和周围型肺癌之分。其转移途径主要有直接扩散、淋巴转移、血行转移三种方式。① 直接扩散：肺内肿瘤可直接浸润胸膜、周围肺组织、气管、纵隔、食管和心包等脏器。② 淋巴转移：是肺癌转移的主要途径，肺癌可转移到全身任何部位的淋巴结，以肺门、纵隔和锁骨上淋巴结转移最为常见，部分病例可出现单侧或双侧腋下淋巴结转移，腹股沟淋巴结转移则不多见。③ 血行播散：是造成远处器官转移的主要原因，其中以肝、骨、脑、肾上腺转移最常见。

（一）常见临床表现

肺癌的常见症状为咳嗽、痰中带血或咯血、胸痛、发热、气急、胸闷等。以咳嗽和痰中带血为常见的早期症状，咳嗽多为阵发性刺激性呛咳，无痰或少量白色黏液泡沫痰，咳血见持续性或间断性的反复少量血痰，偶有大咯血。在病程中常见的全身症状有发热、疲倦、乏力、消瘦、贫血、食欲不振。由于癌肿扩展压迫和侵犯邻近组织和器官，或沿血道和淋巴道转移至远处组织和器官而出现相应的临床表现。

（二）西医诊断依据

1. **影像学检查**　胸部 X 线、CT 等检查可以协助了解肺部病灶的大小和局部淋巴结的转移情况，有助于肺癌的诊断和分期。头部及腹部的 MRI、骨扫描、全身 PET-CT、全身 PET-MRI 等检查可以进一步排除远处肺外脏器受肿瘤侵犯的情况。

2. **病理学检查**　肺癌以细胞、组织病理学检查为确诊依据，主要通过痰找脱落细胞学检查、纤维支气管镜检查、纵隔镜检查、肺或淋巴结穿刺活检，必要时综合患者的年龄、肺功能及可能的手术并发症等因素可考虑开胸手术肺活检。

3. **血清肿瘤标志物检测**　癌胚抗原（CEA）、细胞白蛋白 19 片段（CYFRA21-1）、糖类抗原 125（CA125）、糖类抗原 199（CA199）、神经特异性烯醇化酶（NSE）、鳞状细胞相关抗原（SCC）等对于肺癌的早期诊断、疗效评价和判断预后有一定的参考价值，但缺乏特异性。

4. **基因诊断**　针对肺癌常见驱动基因有 *EGFR*、*ALK*、*ROS-1*、*C-MET*、*B-RAF*、*K-RAS*、*V600E*、*NTRK*、*PD-L1*、*MET*、*RET*、*HER2* 等，基因诊断检测为肺癌的分子靶向及免疫治疗提供了依据。

5. **鉴别诊断**　肺癌应与多种肺内感染性渗出、增生性疾病相鉴别，如肺结核、肺炎、肺脓肿、肺炎性假瘤、纵隔肿瘤、肺囊肿、肺部良性肿瘤等。临床还需要与胸膜病变，如结核性胸膜炎、肺内孤立性转移性肿瘤相鉴别。

（三）西医学治疗原则

手术是目前治疗肺癌最主要的手段，主要针对早中期（Ⅰa～Ⅲa 期）患者，晚期患者能手术的病例很少，除部分可以进行放疗外，多数病例只能应用化疗，但由于放化疗的毒副反应及指征限制，不能适用于所有的中晚期肺癌。随着精准治疗理念的提出，靶向治疗和免疫治疗在肺癌领域取得了进展，虽然部分病例可以见到近期疗效，但缓解期短且毒副作用明显，耐药问题和昂贵的治疗费用也深深困扰着病患，肺癌总体 5 年生存率仍不到 18%，疗效很不满意。因此，近年来强调早期发现和早期治疗，中晚期肺癌提倡多学科综合治疗与个体化相结合的治疗模式，包括手术治疗、化疗、放疗、分子靶向治疗、免疫治疗、介入治疗、射频消融治疗等，以提高生存率及生存质量。

二、肺癌的中医治疗

现代中医对于肺癌的研究已经有 60 多年的历程，刘嘉湘首倡扶正法治疗晚期肺癌，经多年临床实践，结合系统大样本临床研究和现代实验研究，逐步形成了道、法、术、理完整的"扶正治癌"学术思想体系。明确"正虚"是贯穿肿瘤全程的核心病机，确立"以人为本""固护正气""平衡阴阳""人瘤共存"的治疗总纲。治疗肺癌在病证结合的基础上，强调规范的个体化治疗，积累了大量的循证医学证据，显示出中医药具有改善症状、提高生存质量、调节免疫功能、稳定缩小瘤体及延长生存期的作用，提高了肺癌多学科综合治疗的疗效，发挥了不可替代的重要作用。在探讨中医药治疗肺癌的疗效和作用机制研究方面也取得了一定的成果，引起了国内外的重视，显示了中医药在肺癌防治中的特色和重要地位。

肺癌属于中医学"肺积""咳嗽""咯血""肺痿""痰饮""息贲"等范畴。在历代医书中，虽然未见明确"肺癌"的病名，但类似肺癌的记载，屡见不鲜。如《难经·第五十六难》云："肺之积，名曰息贲……久不已，令人洒淅寒热，喘咳，发肺壅。"《杂病源流犀烛·积聚癥瘕痃癖痞源流》："阻塞气道，气不宣通，为痰为食为血，皆得与正相搏，邪既胜，正不得而制之，遂结成形而有块。"《景岳全书·虚损》："劳咳，声嘶，声不能出或喘息气促者，此肺脏败也，必死。"可见，古人对肺癌已有一定的认识。

（一）病因病机

中医学认为肺癌属于"肺积"范畴，是由于正气虚损，阴阳失调，六淫之邪，乘虚入肺，邪滞于肺，导致肺功能失调，肺气阻郁，宣降失司，气机不利，运行受阻，津液失于输布，聚津为痰，痰凝气滞，瘀阻络脉，于是痰气瘀毒胶结，日久形成肺部积块。它是一种全身属虚、局部属实的疾病。肺积的虚以阴虚、气阴两虚为多见，实则不外乎气滞、血瘀、痰凝、毒聚的病理变化。

（二）辨证论治

辨证论治是中医治疗肺癌的主要方法，中医将肺癌看作是全身性疾病的一个局部表现，治疗应从整体观出发调节人体功能，通过辨证论治以治癌。由于患者先天禀赋、年龄、病程、病理类型、临床分期、治疗措施等的不同，肺癌患者的临床表现及病程演变十分复杂，患者往往存在着个体差异，可以表现为同病异证。因此，中医辨证论治有着整体治疗和个体化治疗的独特优势，通过辨证分型治疗，有利于探索诊治规律及疗效分析，所以在治疗上决不可执一法一方而处之，只有根据患者的临床表现进行认真的辨证才能施用适当的方药，给予正确的治疗，临床实践证明，正确的辨证论治能够提高疗效。刘嘉湘早在20世纪70年代，报道了以中医扶正法治疗晚期肺癌的临床研究，首先将循证医学方法引入了中医肿瘤临床研究，对肺癌患者的免疫功能状态和辨证分型进行分析，归纳出肺癌以"正虚"为本，以"气虚""阴虚""气阴两虚"为多的辨证基本规律，并建立了肺癌的中医辨证分型标准，为中医扶正治癌理论指导下的肺癌辨证治疗提供了科学的研究规范。

1. 脾虚痰湿型

主要证候： 咳嗽痰多，胸闷气短，纳少便溏，神疲乏力，面色少华，舌质淡胖，有齿痕，苔白腻，脉濡缓或濡滑。

治法： 益气健脾，肃肺化痰。

方药： 六君子汤合二陈汤加减。党参、白术、茯苓、生薏苡仁、陈皮、半夏、甘草、瓜蒌皮、石上柏、石见穿、白花蛇舌草、杏仁、百部、紫菀等。

2. 阴虚内热型

主要证候： 咳嗽无痰或少痰，或泡沫痰，或痰中带血，气急胸痛，低热，口干，盗汗，心烦失眠，舌质红或红绛，少苔或光剥无苔，脉细数。

治法： 养阴清肺，润肺化痰。

方药： 百合固金汤加减。百合、南沙参、北沙参、天冬、麦冬、杏仁、象贝母、全瓜蒌、鱼腥草、白花蛇舌草、八月札、苦参、干蟾皮、夏枯草、生牡蛎、鸡内金等。

3. 气阴两虚型

主要证候： 咳嗽少痰或带血，咳声低弱，神疲、乏力、气短，自汗或盗汗，口干不多饮，舌质红或淡红，有齿痕，苔薄，脉细弱。

治法： 益气养阴，清热化痰。

方药： 生脉散合沙参麦冬汤加减。生黄芪、白术、北沙参、天冬、麦冬、薏苡仁、杏仁、瓜蒌皮、石上柏、石见穿、白花蛇舌草、夏枯草、生牡蛎、鸡内金等。

4. 阴阳两虚型

主要证候： 咳嗽气急，动则气促，胸闷乏力，耳鸣，腰酸膝软，畏寒肢冷，夜间尿频，舌质淡红或质淡而胖，苔薄或白腻，脉细沉。

治法： 滋阴温肾，消肿散结。

方药： 沙参麦冬汤合赞育丹加减。北沙参、天冬、熟地黄、生地黄、玄参、肉苁蓉、仙茅、淫羊藿、石上柏、石见穿、白花蛇舌草、夏枯草、生牡蛎、蚕蛹、薜荔果等。

5. 气滞血瘀型

主要证候： 咳嗽不畅或有痰血，胸闷气急，胸胁胀痛或剧痛，痛有定处，颈部及胸壁青筋显露，唇甲紫暗，大便干结，舌质暗红，有瘀斑，苔薄黄，脉弦或涩。

治法： 理气化瘀，软坚散结。

方药： 复元活血汤加减。桃仁、王不留行、丹参、莪术、蜂房、八月札、郁金、全瓜蒌、夏枯草、生牡蛎、海藻、昆布、山豆根、石见穿、白花蛇舌草、山慈菇、谷麦芽、鸡内金等。

（三）辨治特点

1. **重视气阴，脾肾兼顾** 肺癌病位在肺，多涉及脾、肾。临床辨证以阴虚、气阴两虚为多见，治疗的基本原则是重视气阴，脾肾兼顾。《素问·六节藏象论》曰："肺者，气之本。"《素问·五藏生成》曰："诸气者，皆属于肺。"可见肺主气，肺为娇脏，喜润而恶燥，外邪侵袭，寒热变化等均易伤及肺气，耗损肺阴。同时，脾为后天之本，李东垣强调"脾胃一虚，肺气先绝"，故临床肺脾气虚多并见，常用补中益气汤以培土生金。同时在临证中，一是须时时顾护脾胃，用药避免过于滋腻、苦寒，适量加用陈皮、八月札等运脾理气之品，使补而不腻，滋而不滞；二是要避免过度使用清热解毒药物，以免苦寒败胃而损伤正气，可在处方中用鸡内金、谷芽、麦芽等药护益胃气。此外，可酌情加用淫羊藿、补骨脂等温肾阳而暖脾阳，以助健脾益气之效。肾主藏五脏之精，肾虚则精不藏，气不生，故正虚之本在肾，金水相生，肺肾相系，故肺癌之治，还必须重视肾本。临床上常用淫羊藿、仙茅、肉苁蓉、胡芦巴、菟丝子、锁阳、补骨脂、巴戟天、山茱萸等温肾助阳，生地黄、熟地黄、玄参、天冬、鳖甲、龟板等滋阴补肾。但在使用温阳药的同时可稍佐滋阴之品，使"阳得阴助而生化无穷"；阴虚为主者，于滋阴药中略添温阳之品，则"阴得阳升而源泉不竭"；阴阳两虚者，温肾滋阴同用，则刚柔相济，温而不燥，滋而不腻。

2. **扶正祛邪，辩证统一** 扶正和祛邪是解决患者邪正矛盾的基本方法。在肿瘤的治疗中，扶正是为祛邪创造条件，祛邪又进一步保护了正气，两者是辩证的统一，两个方法不可偏废。扶正是根本，"扶正之中寓于祛邪"，基础实验研究和临床研究表明，扶正中药本身具有一定的抑瘤作用，扶正法为主的中医药抗肿瘤治疗已经成为中国独具特色的治疗方法之一。祛邪是目的，"祛邪之意在扶正"，理气降逆、活血化瘀、化痰软坚等方法可以调畅气机，祛瘀生新，有利于提高脏腑功能恢复，在一定条件下也能起到辅助正气的作用。肺癌病机复杂且变化多端，辨证分型之间多存在着相互交叉融合，随着正邪盛衰的变化，各型之间常发生转变或兼杂，手术、放疗和化疗也是影响肺癌证候的重要因素。临诊时必须从临床实际出发，具体分析患者阴阳气血的盛衰、经络脏腑的虚实、肿瘤的种类、病理类型、病程长短和临床表现等一系列情况，运用中医脏腑经络、气血津液理论指导实践，采用灵活的方法，或先攻后补，或先补后攻，或攻补兼施，使用攻补两法在临床治疗中起到"相辅相成"的作用。只见癌瘤不见人，只治癌不治人，不顾正气，一味滥用攻法，不但会削弱正气，还会导致邪去正衰、两败俱伤，促进病情发展。正如《黄帝内经》所言："大毒治病，十去其六，常毒治病，十去其七，小毒治病，十去其八，无毒治病，十去其九……无使过之，伤其正也。"

（四）主要症状的辨治

肺癌主要的症状有咳嗽、咯血、胸痛、发热、胸腔积液等，给患者带来了极大的痛苦，影响其生活质量，甚至威胁生命。因此，在辨证论治的基础上，治疗时采取针对各种症状的重点治疗，对于缓解患者的病痛，增强治病信心，提高临床疗效具有重要的作用。

1. **咳嗽** 咳嗽是肺癌最常见的症状之一，各种原因影响肺主气、司呼吸的功能，引起肺气不畅，呼吸不利，都可发为咳嗽。《素问·咳论》："肺咳之状，咳而喘息有音，甚则唾血……而面浮气逆。"本症属于"内伤咳嗽"范畴，总因肺气不足，邪毒阻滞上焦，肺气不宣，清肃失司。然而病情日久，由于全身脏腑功能失调，影响到肺气宣降，也会引发咳嗽。辨咯痰时还当辨清痰色、质、量的不同。

如咳嗽、胸痛，或痰中带血，或痰黏不易咯出，或大便干结，苔腻或黄腻，脉滑或滑数，为邪毒蕴肺。治当清肺解毒，宣肺止咳，千金苇茎汤加减，药用苇茎、生薏苡仁、黄芩、鱼腥草、冬瓜子、杏仁、百部、枇杷叶、生甘草等。

如神疲乏力，胃纳不振，咳嗽，痰多，色白或黏稠，大便溏薄或消化不良，苔白腻，脉滑，为脾虚痰湿。治当健脾化痰止咳，六君子汤加减，药用党参、生白术、茯苓、半夏、陈皮、杏仁、百部、莱菔子、鸡内金等。

如咳嗽痰少，痰中带血，口干咽燥，午后低热，或面部潮红，苔少质红，脉细数，为肺阴亏损。治当养阴清肺，止咳化痰，沙参麦冬汤加减，药用北沙参、天冬、麦冬、玉竹、百合、黄芩、山海螺、款冬花、紫菀、生山楂等。

如情绪急躁，或面红目赤，胸胁作痛，咳嗽痰血，血色鲜红，苔薄，舌尖偏红，脉弦，为肝火犯肺。治当清肺泻火，黛蛤散加减，药用青黛、海蛤壳、黄芩、山栀子、桑白皮、陈胆南星、川贝母、桔梗等。

如咳嗽气短，动则气急，小便清长，腰膝酸软，或大便溏薄，苔薄白，质淡红，脉沉细，为肾不纳气。治当温肾纳气，止咳平喘，右归丸合黑锡丹加减，药用熟地黄、山茱萸、淮山药、补骨脂、胡芦巴、熟附块、白芥子、细辛、干姜、制半夏、杭白芍等。

2. **咯血** 肺癌患者咳吐血痰为常见症状之一，主要原因是肿块发生坏死或侵犯周围组织血管发生溃破，大咯血多发生在中晚期肺癌，病势凶险，必须及时抢救，必要时中西医结合治疗，及时有效控制出血症状。中医认为，本症发生是由于邪毒犯肺，肺络受损；或肺阴不足，阴虚火旺灼伤脉络；或因肝火犯肺，肺络受损；或因正气虚弱，气不摄血所致。待大咯血控制后，再予以中医辨证治疗。

如咳嗽，咯血，血色鲜红，痰黏黄稠，或腥臭，胸痛，或胸闷，或便秘，苔薄腻或黄腻，脉数或滑数，为邪毒壅肺。当清热解毒，化痰止血，可用银苇合剂，药用银花、苇茎、鱼腥草、冬瓜子、生薏苡仁、白茅根、茜草根等。

如口干欲饮，咯血，痰少，咳嗽少，午后低热或手足心热，盗汗，舌红少苔，舌体瘦，脉细数，此为阴虚内热。当养阴清肺，凉血止血，可用沙参麦冬汤加减，药用北沙参、麦冬、鱼腥草、黄芩炭、黑山栀、大蓟、小蓟、白茅根、白及、生地榆等。

若心情急躁，胸胁作痛，咳嗽，咯血，或大便秘结，苔薄，舌偏红，脉弦数，为肝火犯肺。当清肝泻肺，凉血止血，可用黛蛤散合咳血方加味，药用青黛、海蛤壳、黄芩、山栀子、生地榆、侧柏叶、诃子、白茅根等。

如咳嗽，痰多，咯血，胃纳欠佳，神疲乏力，动则气急，苔薄腻，舌质淡，脉濡，此为肺脾两虚。当健脾补肺，益气摄血，可用补中益气汤加减，药用生黄芪、党参、生白术、茯苓、五味子、诃子、白及、仙鹤草、陈棕炭等。

3. 悬饮 恶性胸腔积液属中医"悬饮""痰饮""支饮""胸痹""胸痛"等范畴，是指恶性肿瘤引起的液体积聚在胸膜腔内。病因可以是肿瘤细胞浸润胸膜表面，使毛细血管通透性增加，也可以是淋巴管、静脉阻塞引起静脉压增高而形成。肺癌出现恶性胸腔积液，病变已属晚期，常见胸闷、气短、不能平卧等症状。此乃正气不足，气血失和，肺热内蕴，气滞痰阻，血瘀毒聚，肺、脾、肾三脏功能失调，三焦气化不利，以致水饮停聚而成。恶性胸腔积液往往虚实夹杂，本虚标实。《金匮要略》云："有病痰饮者，当以温药和之。"其中记载的葶苈大枣泻肺汤、防己黄芪汤、己椒苈黄丸等治疗痰饮病的名方都给临床提供了很好的启发。（详见本书第二十二章癌性胸腹水）

晚期肺癌治疗过程中，应遵循"急则治标，缓则治本"的原则，始终以固护正气为治疗第一要务。晚期患者临床证候多错综复杂，各证型又相兼为患，故治疗时，必须补泻兼施，邪正兼顾。要求在诸多复杂的临床证候中准确地把握核心病机，针对核心病机的矛盾主次来指导用药，而不是单纯的依症施治。然而在具体的治疗过程中，核心病机通常又是动态变化的，故关注病机的变化是极为关键的一步。

（五）中医综合疗法

肺癌的中医辨证论治目前仍以汤药煎剂为主要方式，但可依据临床病证的具体情况，结合采用针灸、耳穴、外敷等综合辅助治疗手段，对于缓解临床症状，增强患者体质具有一定疗效。

1. 针刺与艾灸疗法

（1）适应证：肺癌见气短、咳嗽痰多等症状。

（2）取穴：列缺、支沟、肺俞、肾俞、膻中、太渊、孔最、丰隆、足三里。

（3）操作手法：毫针刺，平补平泻为主，虚寒证加灸，每次留针20~30分钟，每日1次。注意胸背部穴位不宜深刺。

（4）辨证配穴：病变在肺，按俞募配穴法取肺俞、中府调理肺脏气机，宣肺化痰；孔最为手太阴郄穴，配肺俞可宣通肺气化痰；太渊为肺经原穴，为本脏真气所注；丰隆为胃经之络穴，属胃络脾，足三里为胃经合穴，取此两穴意在培补后天之本，培土生金。诸穴合用可收祛邪化痰，益气宣肺之功。

（5）随症配穴：咳嗽气急，加天突、大椎；恶心呕吐，加内关、足三里；大便秘结，加支沟、天枢。

2. 耳针疗法

（1）适应证：肺癌合并失眠。

（2）取穴：交感、心、枕、神门。

（3）操作手法：针双侧，用中等刺激，留针 10～20 分钟，或用王不留行压贴，每日 1 次。

3. 外敷疗法

（1）适应证：肺癌患者伴胸部、骨等局部疼痛；局部体表肿块、浅表淋巴结肿大。

（2）处方：蟾乌凝胶膏（原名蟾乌巴布膏）。

（3）用法：外贴痛处或体表肿块处，一般 15～30 分钟起效，1～2 日更换 1 次。

4. 隔姜灸疗法

（1）适应证：肺癌患者伴神疲乏力、食欲不佳等虚证。

（2）取穴：中脘、足三里、关元等。

（3）用法：每日 1 次，每次 3 壮。

三、中医治疗肺癌的知识拓展

（一）中西医结合治疗肺癌的研究

在肺癌的多学科综合治疗中，应注意在不同的阶段，在中医辨证论治的基础上，选择不同的治疗方法，《医宗必读·积聚》谓："初、中、末之三法，不可不讲也。初者，病邪初起，正气尚强，邪气尚浅，则任受攻；中者，受病渐久，邪气较深，正气较弱，任受且攻且补；末者，病魔经久，邪气侵凌，正气消残，则任受补。"《素问·六元正纪大论》："大积大聚，其可犯也，衰其大半而止。"其基本含义都是指在疾病诊治和发展过程中应注意评估正气与邪气的状态，辨明虚实的主次，对于早、中、末期肿瘤酌情择用攻补兼施的方法，始终注意保护正气，攻伐之药，不宜过度，应扶正达邪，以免伤正。

1. **手术患者的中医药治疗**　中医药治疗可提高肺癌手术效果：手术是治疗肺癌的主要手段，但手术的创伤常会损伤患者正气，造成气血亏虚，津液耗损。① 手术后根据中医辨证，酌情应用补养气血、健脾祛湿及益气养阴等中药治疗，可调整机体脏腑阴阳、气血的失调，改善机体状况，增强体质，有助于患者因手术造成的损伤早日康复，以利于接受其他治疗。② 术后应用扶正祛邪中药治疗，可以改善症状，提高机体免疫功能，改善患者生活质量和减少复发，防止转移，提高远期疗效。③ 术前应用中医辨证治疗，可使一些原来因体质虚弱或已有转移的不能手术的患者，机体状况得到改善或为其创造手术治疗的机会。

2. **放疗患者的中医药治疗**　中药治疗能明显减轻放疗的毒副反应而提高疗效。放疗是治疗肺癌的重要方法，可直接杀伤肿瘤细胞，同时也损伤正常的组织细胞，在治疗过程中或治疗后常有不同程度的毒副反应，较易出现放射性肺炎、放射性食管炎等。

放射线，中医认为属于"热毒"。热毒耗伤阴液及气血，见神疲气短、口干、干咳、大便干结等表现。如能针对这些副反应，酌情给予北沙参、天冬、麦冬、生地黄、知母、女贞子、全瓜蒌、玄参、石斛、牡丹皮、金银花、西洋参、桔梗、生黄芪等益气养阴，润肺止咳，清热活血中药防治，往往可以减轻毒副反应，提高放疗完成率，增加放疗疗效。如张代钊等报告应用扶正增效方（生黄芪、白术、太子参、枸杞子、鸡血藤、红花、苏木、茯苓、石斛、沙参、金银花等组成）配合放疗治疗肺癌患者 36 例与单纯放疗 35 例对照，结果显示，加服扶正增效方组治疗近期有效率（CR+PR）为 69.67%，高于单纯放疗对照组的 40.9%，$P < 0.05$；且放疗后出现食欲下降、口干咽燥、倦怠乏力等副反应，亦明显低于单纯放疗组。放疗加扶正增效方组的 1、2、3 年生存率分别为 79.41%、49.44%、23.27%，明显高于单纯放疗组的 57.58%、26.46%、14.07%。

3. **化疗患者的中医药治疗** 中医药治疗能明显减轻化疗的毒副反应，提高化疗疗效。化疗药物是治疗肺癌的重要方法，在治疗过程中和治疗后常因不同程度的毒副反应给机体带来损伤，诸如骨髓抑制、消化道反应，以及心、肝、肾功能的影响和免疫功能的降低，使患者生存质量下降，部分患者不能顺利完成各个疗程，从而影响疗效。中医认为这是化疗药物耗伤了人体气血、津精及损伤脏腑功能所致，一般临床应用益肾健脾、理气和胃、补气养血、滋阴养血等以扶正为主的中药，除可减轻和改善副作用外，并可提高化疗疗效。中药与化疗结合在综合治疗中所占比例最高，研究面广，可取得良好疗效。

由刘嘉湘主持的国家"十一五"支撑计划"晚期非小细胞肺癌中医综合方案示范研究"，采用前瞻性随机对照临床研究，观察晚期原发性非小细胞肺癌 359 例，结果显示，中西医结合治疗组（138 例）中位生存期为 19.8 个月，比单纯化疗（147 例）的中位生存期高 5.27 个月（$P < 0.05$），其中晚期肺腺癌患者中西医结合治疗组的中位生存期为 21.17 个月，化疗组为 12.5 个月，有显著性差异（$P = 0.004$）。中西医结合治疗组 1 年、2 年生存率分别为 67%、44.2%，化疗组仅为 58.3%、28.3%。单纯中医治疗组（74 例）中位生存期为 14.23 个月。中医综合治疗组及单纯中医治疗组能够提高肺癌患者的生活质量 KPS 评分，改善肺癌症状，且中西医结合组患者化疗未见明显毒副反应。

（二）中医治疗肺癌的机制研究

40 年来中医药在治疗肺癌取得疗效的基础上，应用现代科学知识和方法，已由单纯临床报道进入较为系统的临床与实验相结合的科学性研究。应用相应的动物模型进行实验研究，对中医方药进行药理、毒理、药效等方面的观察探索，从细胞免疫功能紊乱的角度揭示肺癌正虚的科学基础，建立中医治癌免疫功能评估模型；构建肺癌中医防治研究临床前模型体系，从延缓免疫衰老、逆转免疫逃逸、提高免疫清除能力、诱导肺癌细胞凋亡的角度揭示中医药治疗肺癌的作用机制，为临床辨证、辨病用药提供了科学依据。

参考文献

［1］Global Burden of Disease Cancer Collaboration. Global, regional, and national cancer incidence, mortality, years of life lost, years lived with disability, and disability-adjusted life-years for 29 cancer groups, 1990 to 2016: A systematic analysis for the global burden of disease study［J］. JAMA Oncology, 2018, 4(11): 1553−1568.

［2］Siegel RL, Miller KD, Jemal A. Cancer statistics, 2018［J］. CA Cancer J Clin, 2018, 68(1): 7−30.

［3］刘嘉湘. 阴阳平衡与扶正治癌理论在癌症治疗中的应用［J］. 江苏中医药, 2008（9）: 1-2.

［4］刘嘉湘. 中医扶正法在肿瘤治疗中的应用［J］. 新医药杂志, 1974（11）: 14-20.

［5］刘嘉湘. 中医扶正法治疗支气管肺癌的体会［J］. 新医药学杂志, 1977（10）: 17-19.

［6］刘嘉湘. 中医辨证治疗支气管肺癌200例疗效观察［J］. 新医药学杂志, 1977（10）: 20-24, 49-50.

［7］刘嘉湘. 实用中医肿瘤手册［M］. 上海: 上海科技教育出版社, 1996.

［8］李雁. 刘嘉湘在肺癌治疗中温肾法的运用［J］. 中医杂志, 2003, 44（11）: 818-820.

［9］刘嘉湘. 祖国医学对肿瘤的认识和辨证施治［J］. 陕西新医药杂志, 1975（6）: 47-51

［10］刘嘉湘, 金长娟. 肺癌的中医治疗［M］. 上海: 上海科学技术出版社, 2012: 520-536.

［11］刘嘉湘. 现代中医药应用与研究大系·肿瘤科［M］. 上海: 上海中医药大学出版社, 1996.

［12］张代钊, 徐君东, 李佩文, 等. 扶正增效方对肺癌放射增效作用的临床和实验研究［J］. 中国中西医结合外科杂志, 1998（2）: 3-5.

［13］刘嘉湘. 扶正治癌 融汇中西 继承创新［J］. 中国中西医结合杂志, 2019, 39（1）: 10-12.

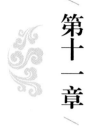

第十一章

食 管 癌

一、概述

食管癌是指发生在食管黏膜上皮的恶性肿瘤。食管癌是常见的恶性肿瘤，高发区集中在东北亚、中亚、南亚、南部非洲等地区。中国是食管癌发病率和病死率较高的国家。根据国家癌症中心发布的中国恶性肿瘤流行病情况分析显示，食管癌发病率为17.87/10 万人，居于全国肿瘤发病率第 6 位，死亡率居于第 4 位。食管癌的发病与吸烟、饮酒、摄入高亚硝胺及霉变食物、环境微量元素以及遗传等因素有关。根据食管癌的组织学特点，可分为鳞状细胞癌、腺癌、腺棘癌、小细胞未分化癌以及癌肉瘤五型。食管癌易发生食管外侵犯或区域淋巴结转移，还可通过淋巴转移及血源性转移等途径发生周围淋巴结及远处肿瘤转移。食管癌预后与分期、病理类型、淋巴结转移情况，以及治疗方式相关。如能早期治疗，并且进行综合放化疗等治疗方式，可提高 5 年生存率。

由于食管癌临床表现多有吞咽困难、进食时胸骨后或心窝部不适，甚或食入即吐等症状，因此在中医学中，食管癌属于"噎膈""反胃"范畴。在中医历代文献中，大多数医家将食管癌的生理功能归属于"脾胃"范畴。

（一）常见临床表现

食管癌初起咽部或食管内有异物感，吞咽时噎塞不顺。进一步发展则出现固体食物难以咽下，汤水可入，最终汤水不入，食入即吐，吞咽时胸膈疼痛。病变晚期因长期摄食不足，可伴有明显的营养不良、消瘦、恶病质，并可出现癌转移、压迫等并发症。

（二）西医诊断依据

1. **影像学检查**　X 线钡餐检查是诊断食管癌和贲门癌的重要手段。典型的食管癌X 线特征表现为黏膜破坏，不规则充盈缺损，大小不等的龛影形成，管腔狭窄，管壁僵硬，病灶上方管腔扩张。CT 和 MRI 检查对早期病变的检查价值不如 X 线钡餐，但对于观察黏膜下肿瘤浸润和肿瘤外侵范围，以及和邻近结构的关系、淋巴结侵犯情况等优于 X 线。

2. **病理学检查** ① 内镜活检：内镜下取活检标本，进行病理学检查，可判断病变性质，指导后续治疗。早期食管癌分为隐伏型（充血型）、糜烂型、斑块型和乳头型，其中隐伏型最早，为原位癌，乳头型相对较晚。晚期食管癌分为髓质型、蕈伞型、溃疡型和缩窄型，以髓质型最多见，约占 60%。组织学分类为鳞状细胞癌、腺癌、小细胞未分化癌和癌肉瘤，其中鳞状细胞癌占绝大多数。② 切除活检：先做肿物整块切除，冰冻切片病理确诊后行食管癌手术。

3. **血清肿瘤标志物检测** 食管癌的肿瘤标记物特异性不理想，CEA 和 CA199 对食管癌诊断符合率不超过 50%。

4. **内镜检查** 食管拉网脱落细胞学检查的特点是简便易行，损伤小，其准确率在 90% 以上，为食管癌大规模普查的重要方法。纤维食管镜和胃镜检查可以在直视下观察肿瘤部位、形态、范围，在肿瘤不同部位做定点活检，同 X 线检查结合可提高食管癌诊断的准确性。

5. **鉴别诊断** 本病应与食管-贲门失弛缓症、食管平滑肌瘤、食管周围器官病变（纵隔肿瘤、主动脉瘤、心脏肿大等）相鉴别。

（三）西医学治疗原则

早期以手术切除为主，中晚期宜采用包括手术、化疗、放疗等在内的综合治疗。食管癌手术分根治性切除手术和姑息性切除手术。手术适应证为早期食管癌；中期中下段食管癌病变在 5 cm 以内，上段在 3 cm 内，浸润部分肌层，全身情况良好者；中期病变范围在 5 cm 以上，侵及肌层，无明显远处转移，全身条件允许，可采用术前放疗与手术综合治疗；放疗后复发，病变范围不大，无远处转移，全身情况良好者，也可进行手术治疗。在食管癌的治疗中，应考虑进行放疗。在手术中可在癌灶残留部位，放置金属标记定位放射区域。食管癌以鳞癌为主，普遍认为其对化疗不敏感。近年来，大量研究显示，食管癌放化疗有协同作用，化疗在食管癌中的应用也越来越广泛。

二、食管癌的中医治疗

中医历代医家对食管癌多有论述。如隋代巢元方在《诸病源候论·痞噎病诸候》中根据病因的不同而将"噎"分为"五噎"，"膈"分为"五膈"："夫五噎，谓一曰气噎，二曰忧噎，三曰食噎，四曰劳噎，五曰思噎……噎者，噎塞不通也。""五膈气者，谓忧膈、恚膈、气膈、寒膈、热膈也。"指出噎膈同忧思、饮食、气机、寒凝相关。明代李中梓认为食管癌与气郁痰塞相关："脾胃受伤，血液渐耗，郁气而生痰，痰则塞而不通，气则上而不下，妨碍道路，饮食难进，噎塞所由成也。"（《医宗必读·反胃噎膈》）

明代张介宾认为其病机在气结和阴亏："气不行，则噎膈病于上，精血枯涸，则燥结病于下。"（《景岳全书·噎膈》）

（一）病因病机

中医认为噎膈，因饮食不当、情志失调、过度劳累或年老体虚，使脏腑失调，气血津液运行不利而形成。初起以邪实为主，气结、痰阻、血瘀兼杂，久而阴液亏损，阳气衰微，而成噎膈重证。故噎膈的病位在食管，属胃气所主，但与肝、脾、肾关系密切。

（二）辨证论治

食管癌的治疗主要在于辨别虚实，早期食管癌以邪实为主，偏气结、痰阻、血瘀；中期痰瘀交阻，气虚阴伤，表现为虚实夹杂；后期阴津亏损，气虚阳微，以虚为主。

1. 痰气互结型

主要证候： 吞咽不顺，食入不畅，时有嗳气不舒，胸膈痞闷，伴有隐痛，舌淡红，舌苔薄白，脉细弦。多见于食管癌早期。

治法： 开郁降气，化痰散结。

方药： 半夏厚朴汤加减。半夏、厚朴、茯苓、紫苏、党参、生姜、大枣、柴胡、赤芍、白芍、枳实、白术、甘草、藤梨根、夏枯草、露蜂房、天龙等。

2. 气滞血瘀型

主要证候： 吞咽困难，胸背疼痛，甚则饮水难下，食后即吐，吐物如豆汁，大便燥结，小便黄赤，形体消瘦，肌肤甲错，舌质暗红，少津或有瘀斑瘀点，舌苔黄腻，脉细涩。

治法： 活血化瘀，理气散结。

方药： 血府逐瘀汤加减。桃仁、红花、当归、生地黄、牛膝、川芎、桔梗、赤芍、枳壳、甘草、柴胡、半夏、制南星、夏枯草、天龙等。

3. 阴津亏损型

主要证候： 进食哽噎不顺，咽喉干痛，潮热盗汗，五心烦热，大便秘结，舌干红少苔，或舌有裂纹，脉细而数。

治法： 滋阴润燥，清热生津。

方药： 一贯煎加减。北沙参、麦冬、当归、生地黄、全瓜蒌、川楝子、枳实、急性子、茯苓、半枝莲等。

4. 气虚阳微型

主要证候： 饮食不下，泛吐清水或泡沫，形体消瘦，小便清长，乏力气短，面色苍白，形寒肢冷，面足浮肿，舌质淡，脉虚细无力。

治法： 温阳开结，补气养血。

方药：当归补血汤合桂枝人参汤加减。当归、黄芪、白术、白芍、干姜、桂枝、甘草、人参、半夏、天龙、蛇六谷等。

食管癌病至晚期，由于肿瘤进展，进食减少，出现邪气盛、正气虚的局面，患者容易出现吞咽困难、乏力、咳嗽、胸痛等症状，影响生活质量。应在坚持辨证论治为主的同时，依症施治，以改善和缓解全身症状，使晚期食管癌患者不断恶化的病情得到扭转，以稳定病情，延长生命。

（三）辨治特点

在辨证论治基础上，治疗中体现"通"的理念，保持患者消化道的通畅，酌情选用抗肿瘤中药，并根据患者情况随症加减。中医药治疗可以贯穿西医治疗的所有阶段。在西医无法进一步治疗的情况下，可以进行单独中医药治疗。对于行手术、化疗、放疗的食管癌患者，当发挥中医药扶正固本、辨证论治的优势开展中西医综合治疗，以达到减毒增效的目的。对于无法采用西医治疗或选择单独中医药治疗的患者，当从整体观念出发，遵循辨证论治原则扶正祛邪。刘嘉湘在治疗食管癌方面的经验特色主要有以下几方面。

1. **健脾益气，补虚扶正** 《景岳全书·积聚》云："脾胃不足及虚弱失调之人，多有积聚之病。"刘嘉湘认为扶正法是治疗肿瘤的主要方法。噎膈为病，多由于脾虚中气不足，胃气不能下降，逆气乘虚夹痰上扰，阻于食管所致。在食管癌初期，以痰气互结、脾虚痰湿证为多见，治疗时常用参赭培气汤、党参、太子参、白术、茯苓、半夏、陈皮等健脾化痰，同时采用谷麦芽、鸡内金、生山楂、大枣等顾护胃气。

2. **疏肝理气，通降为顺** 食管癌的局部病机表现为痰气交租。"六腑以通为用"，食管位居膈中，生理功能与六腑相近，又与胃相连属，饮食入胃，需要由此传导，故其气以通降为顺。肝主疏泄，调畅全身气机，因此，刘嘉湘认为治疗气滞应疏肝理气为主，主张降气化痰，通导积滞。常用旋覆代赭汤、莱菔子、柴胡、青皮、八月札、玫瑰花等。若以脾虚气滞为主，则可用陈皮、佛手、绿萼梅、厚朴等。

3. **滋阴生津，泻热散结** 胃为阳土，喜润而恶燥。若饮食不慎，燥伤津液，谷道干涩，日久瘀热停留，阻滞不通而为病。食管癌晚期或放疗后，阴津枯竭，毒热内结，治疗采用沙参麦冬汤合一贯煎加减。刘嘉湘在治疗中非常重视固护阴液，常用滋养阴液法。此外，在选用清热解毒药物时，应避免苦燥伤阴。

4. **软坚化痰，行气散瘀** 治疗肿瘤，刘嘉湘强调在辨证同时结合辨病施治，对于食管癌常运用软坚化痰，行气散瘀的方法来治疗有形实邪。常用的软坚化痰药物有山慈菇、生南星、生半夏。食管癌发展过程中可出现血瘀之证，刘嘉湘主张根据瘀血轻重辨证治疗，慎用活血化瘀。气能生血行血，气旺则血行，最宜行气散瘀，常配伍丹参、郁金、莪术、赤芍、降香等。

（四）主要症状的辨治

食管癌的主要兼症有放疗后食管炎、咳嗽等，在不同病期有不同侧重的突出病症，在辨证论治基础上，采用针对各种兼症的重点治疗，对于缓解患者的病痛，增强患者信心，提高临床疗效具有重要的作用。

1. 放射性食管炎　食管癌放疗后易出现放射性食管炎，从中医角度，其为火邪热毒，耗伤阴液。放疗后黏膜损伤，出现口干、口苦等副反应。放射性食管炎常表现为吞咽疼痛，食管烧灼感，口干，舌红，苔少，脉弦数。宜用养阴生津的药物，可采用北沙参、南沙参、生地黄、麦冬，煎汤，代茶饮。

2. 咳嗽　食管癌肿瘤进展，出现食管穿孔、食管气管瘘等并发症，易引起肺部感染，出现咳嗽、胸痛、发热等症状，咳嗽尤以进食时为甚。在穿孔缓解后咳嗽，可根据患者情况辨证论治，若咳嗽反复发作，痰多，黏腻，色白，伴有胸闷脘痞，大便溏薄，舌苔白腻，脉象濡滑，属痰湿蕴肺，治疗宜健脾理气，清肺化痰，方用香砂六君子汤合止嗽散加减；若咳嗽，气息短促，痰黏厚，黄稠，伴有面赤，身热，口干，欲饮水，舌红，苔薄黄腻，脉滑数，属痰热郁肺，治疗以清热化痰为主，方用清金化痰汤加减；若咳嗽时作，伴有口苦咽干，痰黏难出，量少，舌红，苔薄黄或少苔，脉弦数，属肝火犯肺，治疗以清肺泻肝为主，方用黛蛤散合泻白散加减；若以干咳为主，痰少，口干咽燥，面色潮红，盗汗，舌红，少苔，脉细数，属肺阴亏虚，治疗以滋阴润肺，化痰止咳为主，方用沙参麦冬汤加减。

（五）中医综合疗法

中医辨证论治目前仍以汤药煎剂为主要方式，但可依据临床病证的具体情况，结合针灸、外治等综合治疗手段，可进一步提高疗效。

1. 针灸疗法

（1）适应证：食管癌术后胃瘫。

（2）取穴：天鼎、天突、膻中、上脘、内关、足三里、膈俞、合谷。

（3）操作手法：常规消毒后，用毫针针刺，得气之后通电针，刺激强度为中等，持续30分钟，每日1次，14日为1个疗程。

（4）辨证配穴：病灶在颈段，加扶突、气舍、风门等；在中段，加气户、俞府、承满、肺俞、心俞等；在下段，加期门、不容、梁门。

（5）随症配穴：如兼胸骨后痛，配华盖；背痛，配外关、后溪；进食困难或滴水不入，重刺内关。

2. 外敷疗法

（1）适应证：食管癌术后胃肠功能紊乱。

（2）敷贴药物及制备：可用健脾开胃方外敷，用制半夏、吴茱萸、丁香、细辛、旋覆花、茯苓、白豆蔻、泽泻，研磨成粉末，加入适量蜂蜜、姜汁制成小丸。

（3）取穴：足三里、阴陵泉、丰隆、太溪、三阴交。

（4）功效：健脾开胃，降逆和胃。

三、中医治疗食管癌的知识拓展

食管癌患者初期多见痰气交阻，应以通为用，食管位置居于膈中，生理功能与六腑相近，同胃连属，饮食入胃，先由食管传导，其气以通降为顺。可用旋覆代赭汤、降香、柴胡、青皮、八月札、玫瑰花等，若兼有脾虚气滞，则加用陈皮、佛手、厚朴等。

食管癌患者术后进食通畅，治疗以扶正祛邪抗肿瘤为主。在治疗中应以健脾益气，补虚扶正理念顾护患者正气。可采用党参、太子参、白术、茯苓、半夏、陈皮健脾化痰，加用鸡内金、谷麦芽、焦楂曲、大枣等顾护胃气。祛邪可采用虫类药物如天龙、地龙、蜣螂虫、九香虫等，取其走窜之性，以破瘀解毒，软坚散结。

食管癌患者未手术者，常伴有进食不畅等表现，患者长期营养情况差，伴有消瘦等，治疗中更应注意顾护胃气，中药以益气散结为主，益气散结汤方药物组成：黄芪、党参、白术、茯苓、赤芍、冬凌草、夏枯草、半夏、浙贝母、水蛭、天龙等，浓煎频服。方中以黄芪补气，以四君子汤健运脾胃。食管癌病邪主要是血瘀、痰凝、热毒三者，血瘀可加用赤芍、桃仁，痰湿加用半夏、浙贝母，热毒加用冬凌草、夏枯草，并用水蛭、天龙加强活血化瘀，软坚散结之功。

治疗食管癌常用的名方有通幽汤、启膈散。通幽汤是李东垣所创，记载于《脾胃论》，"治幽门不通，上冲，吸门不开，噎塞，气不得上下，治在幽门闭，大便难，此脾胃初受热中，多有此证，名之曰下脘不通"。书中记载的药味及用量为桃仁泥、红花各一分，生地黄、熟地黄各五分，当归身、炙甘草、升麻各一钱。方中以生地黄、熟地黄为君药，清热凉血，养阴生津；当归养血润燥，升麻升举清阳，炙甘草补脾和胃，三药共为臣药；佐以桃仁泥、红花破血行瘀。诸药合用，具有养阴活血，润燥通幽之功。现代药理学认为其可用于治疗食管癌、多种胃病、便秘等。通幽汤主要用于下脘不通病症的治疗，在食管癌治疗中应用，可用于阴液不足，气滞血瘀者，有畅通上下的功效。启膈散出自清代医家程钟龄所著《医学心悟·噎膈》，为"通噎膈，开关之剂"，主治噎膈，食物哽噎，下行不顺，或发嗳气，或作疼痛，或食入反出等证。原方中采用"沙参三钱，茯苓一钱，贝母一钱五分，丹参、郁金五分，砂仁四分，荷叶蒂两个，杵头糠五分"，方中沙参滋阴润燥而清肺胃热；贝母甘苦寒，润肺化痰，泄热开结；茯苓甘淡，补脾和中，淡渗化湿；砂仁气味清淡，行气开胃；郁金辛苦性寒，芳香宣达，行气解郁；丹参味苦微寒，活血祛瘀，清心除烦。该方药性平和，具有养阴润燥，化痰下气，开郁活血的作用，适用于食管癌早期，或食管癌痰气互结，阴津亏虚的患者。在临床中荷叶蒂和杵头糠较难获得，可用荷叶、薏苡仁代替。

在临床中，刘嘉湘常灵活运用小陷胸汤于食管癌治疗中，小陷胸汤源自《伤寒论》第138条："小结胸病，正在心下，按之则痛，脉浮滑者，小陷胸汤主之。"主治痰热结于胸下之系列病证。以黄连、半夏、瓜蒌三味成方，三药相伍，辛开苦降，寒温并用。

食管癌中医治疗在辨证论治基础上，兼症可采用以下药物加减治疗：口干明显加生地黄、麦冬、石斛、天花粉，嗳气明显加旋覆花、竹茹，潮热盗汗加地骨皮、知母、鳖甲，畏寒肢冷加附子，疼痛加延胡索、川楝子，吞咽困难加威灵仙，大便干结加郁李仁、火麻仁、瓜蒌仁，出血加白及、血余炭、仙鹤草，呕吐清水加吴茱萸、黄连。

食管癌辨病常用中药有三类：清热解毒药常用冬凌草、夏枯草、白花蛇舌草、白屈菜、冬凌草、徐长卿、半枝莲，软坚化痰药常用蛇六谷、山慈菇、天南星、半夏、浙贝母，活血化瘀药常用露蜂房、天龙、莪术、斑蝥、延胡索。其中冬凌草和夏枯草在食管癌的治疗中作用尤其突出。冬凌草，又叫冰凌草，味甘、苦，性微寒，最早用于治疗慢性咽炎，具有清热解毒、消炎止痛及抗肿瘤作用，尤其是应用于食管癌的治疗中，可消肿散结，对于放化疗产生的副作用也有减毒作用。夏枯草始载于《神农本草经》，属于下品，记载其"主寒热，瘰疬，鼠瘘，头疮，散瘿结气，脚肿湿痹"。夏枯草味辛、苦，性寒，具有清热泻火，明目，消肿散结功效，可用于治疗头痛眩晕、瘰疬、乳房胀痛、食管癌。在临床上使用夏枯草治疗食管癌，常采用夏枯草膏化水，对于伴有疼痛的食管癌患者具有止痛消结的作用。

在食管癌的治疗中，因为患者常出现吞咽困难等症状，可采用各种剂型的中药，如汤液、片剂、药膏等。汤液可用浓煎，少量频服的方法，每次服用2～3汤匙，可减轻进食负荷，增加药物的摄入量，且若食管局部有病变，能使药液直接作用于病变局部，从而发挥治疗作用。

参考文献

[1] 郑荣寿，孙可欣，张思维，等. 2015年中国恶性肿瘤流行情况分析 [J]. 中华肿瘤杂志，2019，41（1）：19-27.

[2] 周蕾，李和根，刘嘉湘. 刘嘉湘辨证治疗食管癌经验 [J]. 浙江中西医结合杂志，2015，25（9）：805-807.

[3] 周蕾，刘嘉湘. 刘嘉湘运用小陷胸汤治疗肿瘤相关症状举隅 [J]. 辽宁中医杂志，2016，43（3）：617-619.

第十二章

胃　癌

一、概述

胃癌是指发生于胃黏膜上皮的恶性肿瘤,其发病部位包括贲门、胃体、幽门。根据胃癌的大体形态,早期胃癌分为隆起型、表浅型、凹陷型,进展期胃癌分为结节蕈伞型、盘状蕈伞型、局部溃疡型、浸润溃疡型、弥漫浸润型、表面扩散型、混合型、多发癌;组织学类型分为管状腺癌、乳头状腺癌、黏液腺癌、印戒细胞癌、低分化腺癌、鳞状细胞癌、腺鳞癌、未分化癌、小细胞癌、类癌等。胃癌的扩散方式主要有:① 直接蔓延:胃癌细胞在胃壁内直接浸润是胃癌的主要扩散方式,癌细胞可接连不断地沿着组织间隙、淋巴管、血管或神经束衣侵入并破坏周围组织,严重者可破坏和穿越胃壁,侵犯邻近的组织器官。胃癌可侵袭食管、肝、胰腺、胆总管、横膈、脾脏、十二指肠和横结肠。② 淋巴道转移:胃壁各层有丰富的淋巴网,胃癌细胞可沿淋巴管扩散,从胃周到远处淋巴结的转移顺序为:贲门、小弯、大弯、幽门上下和胃左动脉旁淋巴结,肝动脉旁、腹腔动脉旁和脾动脉旁淋巴结,肝十二指肠韧带内淋巴结,胰十二指肠后淋巴结,肠系膜根部淋巴结,结肠中动脉旁淋巴结,腹主动脉旁淋巴结,胸腔和胸导管周围淋巴结,左锁骨上淋巴结。③ 血行转移:晚期胃癌可经血行转移至全身,最常见的部位是肝,是经门静脉而至其他部位,可见于肺、骨、肾上腺、肾、脑和皮肤等处。④ 种植转移:当癌组织侵出浆膜或浸润至相连的腹膜或转移淋巴结破裂,由于胃肠蠕动以及与其他脏器的相互摩擦,使癌细胞脱落至腹腔或在腹膜或在胃下方的腹腔脏器表面形成种植性转移癌灶,盆腔种植性转移于直肠膀胱陷窝内或直肠子宫陷窝内。

胃癌是常见消化道肿瘤之一,在全世界的恶性肿瘤中,胃癌发病率居第 5 位,死亡率居第 3 位,我国是胃癌的高发国家,发病例数占全球发病的 42%,死亡例数占世界胃癌死亡的 45%,均显著高于世界平均水平,而且胃癌的预后较差,5 年相对生存率仅为27.4%。影响胃癌的发病因素包括:社会经济状况、饮食因素、环境因素、幽门螺杆菌感染、亚硝胺等化学致癌物质、遗传因素、癌基因与抑癌基因。针对胃癌的发病因素,在预防胃癌上，应避免进食粗糙食物，少吃或不吃腌制食品，少吃烟熏、烘烤和油炸食物，避免进食过烫食物，不饮烈酒，不抽烟，不暴饮暴食，多吃新鲜水果、蔬菜，多饮牛奶，预防及治疗幽门螺杆菌感染。

（一）常见临床表现

胃癌早期多无明显症状，随着病情的发展，可出现类似胃炎或胃溃疡的症状，包括上腹部饱胀不适或隐痛、反酸、嗳气、恶心、呕吐、食欲减退、黑便等。进展期胃癌除上述症状，还可出现梗阻及上消化道出血。约10%的患者可出现腹泻的症状，多数进展期胃癌患者还伴有消瘦、乏力等全身症状，病情严重者常伴有贫血、下肢水肿、发热等。

（二）西医诊断依据

胃癌是一种逐渐发生的疾病，有较为漫长的过程，在早期一般无明显症状，绝大多数病灶在发现时已进入中晚期，因此胃癌的早期发现、早期诊断和早期治疗十分重要，目前胃癌的诊断主要依靠以下几方面进行。

1. 病理学检查　胃癌的诊断以病理学诊断为确诊依据，以组织学检查为主，通过胃镜检查、手术等手段来取得病灶组织，进行病理学分析辨别，最终得出具体病理类型诊断。

2. 影像学检查　目前 X 线气钡双重造影、CT、MRI、B 超、PET-CT 等均为胃癌的常用的影像学诊断方法，但每种方法都有各自的优缺点。X 线气钡双重造影、胃镜等是诊断胃癌的最基本方法，有利于发现胃黏膜皱襞的微小病变，直观显示病变部位、受累胃壁范围及胃腔狭窄程度，清晰显示贲门及食管下端的病变，但对胃腔外的转移等情况不能观察。增强 CT 是判断胃癌术后局部复发的首选影像检查方法，但对治疗后引起的形态改变与肿瘤复发常较难鉴别。MRI 在胃癌新辅助治疗的疗效评价方面有独特优势，同时也是公认的胃癌肝转移的首选影像学检查方法。以 18F-脱氧葡萄糖（18F-FDG）为示踪剂的 PET-CT 是一种多模态分子显像技术，大部分胃癌能高摄取 18F-FDG，因此 PET-CT 在胃癌分期、疗效评估及预后预测等方面显示出独特优势，但是对低分化腺癌、黏液腺癌及印戒细胞癌等低摄取胃癌的应用仍有一定的局限性。超声胃镜（EUS）是胃肠道肿瘤局部分期（T 分期）的最精确方法，特别对于区分黏膜层和黏膜下层病灶、上皮及非上皮肿瘤的鉴别，可同步进行超声引导下细针穿刺细胞活组织检查。

3. 基因诊断　胃癌靶向治疗及免疫治疗已成为临床治疗的重要组成部分，而基因检测是靶向和免疫治疗的前提，目前胃癌相关的基因检测主要为表皮生长因子受体（EGFR）、人类表皮生长因子受体 2（HER-2）、血管内皮生长因子（VEGF）、磷脂酰肌醇-3-羟基激酶（PI3K）/哺乳动物雷帕霉素靶蛋白（mTOR）、MET 基因（cMet）、纤维母细胞生长因子受体（FGFR）等，针对这几方面临床已经开发了多种分子靶向药物。

4. **血清肿瘤标志物**　检测肿瘤的血清特异性标志物很少，而胃癌尚无特异性的标志物，目前在临床上常用于胃癌检测的肿瘤标志物有 CA724、CA199、CEA、CA242、CA50、CA125、胃蛋白酶等，资料显示 CA724 对胃癌检测的阳性率达到 58%～90%，在各种肿瘤指标中为最高。在实际工作中，单项肿瘤指标的检测往往不能满足临床诊断的需要，所以常采用肿瘤指标的联合检测来提高敏感性。

5. **鉴别诊断**　目前认为当人体出现较长时间的上腹部饱胀不适或隐痛、反酸、嗳气、恶心、呕吐、食欲减退等，应警惕胃癌发生的可能性。胃癌应与胃良性溃疡、胃息肉、胃平滑肌瘤、胃巨皱襞症、胃淋巴瘤、胃平滑肌肉瘤等疾病相鉴别，鉴别的主要手段是通过胃镜取得病理学诊断为主。

（三）西医学治疗原则

现阶段胃癌的治疗原则采用外科手术结合放化疗、免疫治疗、靶向治疗及中医药治疗等多学科综合治疗的模式。

1. **手术外科**　手术仍是唯一可能根治的方法，近年来随着内镜技术和腹腔镜技术的快速发展，内镜下胃黏膜切除术以及腹腔镜下胃癌根治术等微创手术已成为早期胃癌的主要手术方法。进展期胃癌一般采用 D2 根治术进行治疗，从切除范围进行分类，胃癌的根治性手术可分为近端根治性切除、远端根治性切除和全胃切除术。对于胃癌直接浸润食管下段、结肠、肝、胰腺等邻近器官但无远处转移征象者，一般均积极主张将受累脏器合并切除。部分胃癌患者因局部浸润、腹膜播散、远处淋巴结转移或血道播散而失去根治机会，只能做姑息性手术以减少出血、穿孔、梗阻等严重并发症的发生。虽然姑息性切除能否延长生命一直存在争议，但目前认为切除后能减轻机体对肿瘤的负荷，有利于提高术后化疗、免疫等综合治疗的疗效。对于无法保证切端阴性和 D2 根治术的患者，术前放化疗可增加手术机会，提高手术的疗效。

2. **放化疗**　由于大部分胃癌患者属于进展期胃癌或晚期胃癌，单纯手术疗效不佳或不能手术，因此需要进行化疗及放疗。随着放射源的发展和放疗方法的改进，放疗已经逐步成为胃癌的一种常规治疗手段，但是对放疗基本无效的黏液腺癌和印戒细胞癌仍禁忌做放疗。化疗是胃癌综合治疗的重要组成部分，由于氟尿嘧啶类、三代铂类药及拓扑异构酶抑制剂的使用，术前新辅助化疗及术后辅助化疗可改善手术患者的生存期，然而晚期胃癌的患者并没有因为化疗而带来理想的生存获益。

3. **靶向和免疫治疗**　靶向治疗是目前肿瘤治疗的一大热点，针对 EGFR、HER-2、VEGF 等靶点的靶向药物如西妥昔单抗、曲妥珠单抗、阿帕替尼等药物已经开始在胃癌治疗中使用，但总体疗效并不令人满意，并且使用局限性和副作用均较为明显。在肺癌治疗中取得成功的免疫治疗药物纳武单抗和派姆单抗已经获批用于进展期胃癌的三线治疗，但此类药物一般均需联合化疗使用并且使用局限性较大，其临床获益尚存争议。

二、胃癌的中医治疗

胃癌属于中医学中的"翻胃""胃反""胃脘痛""噎膈""伏梁""癥瘕""积聚"等范畴。在历代中医学著作中，虽然未见明确"胃癌"的病名，但有不少类似胃癌的记载。如《难经·五十六难》记载："伏梁，起脐上，大如臂，上至心下。脾之积，名曰痞气，在胃脘，覆大如盘，久不愈，令人四肢不收，发黄疸，饮食不为肌肤。"《类证治裁·噎膈反胃论治》认为："噎者，咽下梗塞，水饮不行，食物难入，由痰气之阻于上也。膈者，胃脘窄隘，食下拒痛，由血液之槁于中也。反胃者，食入反出，完谷不化，由胃阳之衰于下也。"《医学正传·胃脘痛》："多因纵恣口腹，喜好辛酸，恣饮热酒煎煿，复食寒凉生冷，朝餐暮损，日积月深，自郁成积，自积成痰，痰火煎熬，血亦妄行，痰血相杂，妨碍升降，故胃脘疼痛，吞酸嗳气，嘈杂恶心，皆噎膈反胃之渐者也。"由此可见，古人对胃癌的症状、病机等有初步的描述和认知。

（一）病因病机

中医学认为本病的发生，多由于忧思过度，情志不遂，饮食不节，损伤脾胃，运化失司，痰湿内生，气结痰凝所致；病久常可因气机郁滞，血行失畅而致瘀血内结；脾胃损伤，宿谷不化，积而化热，耗伤胃阴，或气郁日久，亦可化火伤阴；脾虚日久则可耗气伤阳，以致脾胃阳气虚损，日久损及肾阳等，故产生噎膈反胃之证，有气结、瘀血、热结、食积及脾胃虚寒之证。

《景岳全书·反胃》中指出"反胃一证，本属火虚，盖食入于胃，使果胃暖脾强，则食无不化，何至复出？今诸家之论，有谓其有痰者，有谓其有热者，不知痰饮之留，正因胃虚而完谷复出，岂犹有热？观王太仆曰：内格呕逆，食不得入，是有火也；病呕而吐，食入反出，是无火也。此一言者，诚尽之矣……若寒在上焦，则多为恶心，或泛泛欲吐者，此胃脘之阳虚也。若寒在中焦，则食入不化，每食至中脘，或少顷，或半日复出者，此胃中之阳虚也。若寒在下焦，则朝食暮吐，或暮食朝吐，乃以食入幽门，丙火不能传化，故久而复出，此命门之阳虚也。"因此，胃癌的总病机为脾胃虚弱，运化失司而致的气滞、血瘀、热结、食积、痰凝为患，日久形成积块而致。

（二）辨证论治

胃癌是全身属虚，局部属实的虚实夹杂性疾病，虚证多见脾胃气虚、脾胃虚寒、胃阴不足等，实证则为气滞、血瘀、痰凝之属。常见的临床辨证分型如下。

1. 肝胃不和型

主要证候：胃脘胀满不适，或脘胁疼痛，嗳气陈腐，呕吐，心烦胸闷，纳谷不馨，舌质淡红，苔薄白，脉弦细。

治法：疏肝和胃，降逆止痛。

方药：柴胡疏肝散加减。柴胡、枳壳、郁金、白芍、半夏、陈皮、藤梨根、野葡萄藤、鸡内金、炒麦芽、焦山楂等。

2. 瘀毒内阻型

主要证候：胃脘刺痛拒按，痛有定处，可触及质硬肿物，脘胀不欲食，或呕血黑便，肌肤甲错，舌质紫暗，或有瘀点，脉弦细或涩。

治法：活血化瘀，清热解毒。

方药：膈下逐瘀汤加减。生蒲黄、五灵脂、当归、桃仁、丹皮、赤芍、郁金、香附、仙鹤草、延胡索、藤梨根、野葡萄藤等。

3. 脾虚痰湿型

主要证候：胃脘胀痛，泛吐痰涎，口淡无味，腹胀，大便溏薄，舌质淡红，苔白腻，脉弦滑或濡滑。

治法：健脾理气，化痰和胃。

方药：香砂六君子汤加减。党参、炒白术、茯苓、陈皮、姜半夏、木香、砂仁、淮山药、薜荔果、鸡内金、焦山楂、焦六曲等。

4. 脾胃虚寒型

主要证候：胃脘隐痛，喜温喜按，或朝食暮吐，面色苍白，神疲乏力，肢冷便溏，下肢浮肿，舌质淡胖，或有齿痕，苔白滑润，脉沉细或濡细。

治法：温中散寒，健脾和胃。

方药：理中汤合吴茱萸汤加减。党参、白术、茯苓、高良姜、陈皮、姜半夏、熟附块、干姜、甘草、白芍、吴茱萸、薜荔果等。

5. 胃热伤阴型

主要证候：胃脘灼热，嘈杂疼痛，食欲减退，口干咽燥，大便干燥，形体消瘦，舌红少苔，或苔剥少津，脉细数。

治法：养阴清热，解毒消积。

方药：益胃汤加减。北沙参、麦冬、生地黄、金铃子、黄连、瓜蒌仁、延胡索、半枝莲等。

6. 气血两虚型

主要证候：面色无华，全身乏力，心悸气短，头晕目眩，虚烦不寐，自汗盗汗，纳少乏味，面浮肢肿，舌淡苔薄，脉细弱。

治法：补气养血，健脾补肾。

方药：十全大补汤加减。生黄芪、党参、白术、茯苓、当归、熟地黄、白芍、枸杞子、人参、甘草、陈皮等。

（三）辨治特点

1. 以降为顺，以通为用　胃为六腑之一，《素问·五脏别论》曰"夫胃、大肠、小肠、三焦、膀胱，此五者，天气之所生也，其气象天，故泻而不藏。此受五藏浊气，名曰传化之府，此不能久留，输泻者也。""所谓五脏者，藏精气而不泻也，故满而不能实。六腑者，传化物而不藏，故实而不能满也。所以然者，水谷入口，则胃实而肠虚，食下则肠实而胃虚，故曰：实而不满，满而不实也。"中医认为胃的生理功能是受纳和腐熟水谷，而胃的生理特性是主通降和喜润恶燥。胃之通降是降浊，降浊是受纳的前提条件。胃失通降，可以出现纳呆脘闷、胃脘胀满或疼痛、大便秘结等胃失和降之证，或恶心、呕吐、呃逆、嗳气等胃气上逆之候。脾胃居中，为人体气机升降的枢纽。胃气不降，不仅直接导致中焦不和，影响六腑的通降，甚至影响全身的气机升降，从而出现各种病理变化，所以胃癌的治疗应重视"以降为顺，以通为用"的原则。

2. 顾护脾胃，不伤胃阴　中医学非常重视"胃气"，认为"人以胃气为本"。胃气强则五脏俱盛，胃气弱则五脏俱衰，有胃气则生，无胃气则死。胃气的盛衰，决定了胃主受纳功能的强弱，而胃主受纳和腐熟水谷的功能，必须和脾的运化功能相配合，才能顺利完成。所以胃癌的治疗应当自始至终顾护脾胃之气。胃为阳土，喜润而恶燥，其病易成燥热之害，胃阴每多受伤。所以在治疗时，亦应注意保护胃阴，即使必用苦寒泻下之剂，也应中病即止，不可妄施苦寒以免化燥伤阴。

胃癌，主要是由于正气不足，脾胃虚弱而致的局部邪实，是一种本虚标实的疾病，治疗上应遵守扶正为本，辅以祛邪的原则，正确处理好扶正与祛邪、扶正和通降的关系，在扶助正气的同时注意补而不滞、滋而不腻，不影响胃的通降。选方用药做到健脾运而不燥，滋胃阴而不湿，润燥而不犯寒凉，养血而不偏滋腻。临床上患者表现出的症状往往不是单纯的脾虚，治疗也不是简单运用四君健脾，如脾虚夹湿者应辅以宣化湿邪，脾虚气滞者加以理气行滞，脾虚兼有瘀血者同时理气化瘀，脾虚伴有食积则应健脾消食导滞。

（四）主要症状的辨治

胃癌的主要兼症有出血、呕吐、腹痛、腹水等，对胃癌兼症的治疗也是胃癌治疗的重要组成部分。出血及呕吐是胃癌相较其他消化道肿瘤更易出现的两大兼症，对患者的病情和治疗产生诸多不利影响。

1. 出血　胃癌出血患者其症状有轻有重，轻者仅见大便隐血，患者可无明显自觉症状，重者可因大量出血而见呕血，造成病情迅速恶化，气随血脱而在短时间内危及患者生命。胃癌出血表现为便血者属于远血，可见大便乌黑如柏油样，呕血表现为呕吐咖啡样液体或暗红色血液，同时存在胃内及肺内肿瘤病灶的患者应区分呕血及咯血，一般以血中是否有食物残渣为鉴别要点。

胃癌出血属于中医"血证"范畴。其发病机制有：① 邪毒化火伤络：外邪入侵，日久化火，灼伤络脉，血不循经而溢于脉外。② 肝火犯胃：情志抑郁，肝失疏泄，肝郁化火，灼伤胃络。③ 心脾两虚：心气不足，心失主血，脾气虚弱，脾不统血，心脾两虚，统主失司而血不循经。

胃癌出血当根据血色、血量及伴随症状的不同，采用相应的治法。如见胃脘疼痛拒按，吐血鲜红或紫暗，夹有食物残渣，口干口臭，大便色黑或便秘，舌质红，苔黄腻，脉滑数。当以清胃泻火，凉血止血为法，方用泻心汤合十灰散加减，药用大黄、黄连、黄芩、侧柏叶、白茅根、仙鹤草、大蓟、小蓟等。

如见情志抑郁，心烦喜怒，寐少梦多，两胁作痛，泛酸口苦，吐血鲜红或紫暗，大便色黑，舌质红，苔薄，脉弦数。法当泻肝清火，凉血止血，方用龙胆泻肝汤加减，药用柴胡、山栀子、生地黄、黄芩、甘草、龙胆草、生地榆、侧柏叶、白茅根等。

如见神疲乏力，面色苍白，心悸气短，腹痛喜按，吐血缠绵不止，时轻时重，血色淡暗，大便色黑，舌质淡，苔薄，脉细弱。法当健脾养心，益气摄血，方用归脾汤加减，药用黄芪、党参、白术、当归、茯苓、甘草、白及、仙鹤草、乌贼骨等。

2. 呕吐　呕吐是胃癌常见的症状，其病因病机主要有饮食停滞、浊气上逆，肝气不疏、横逆犯胃，脾失健运、痰饮内停，胃阴不足、胃失和降等。呕吐的病因虽有不同，但总的发病机制为胃气上逆，胃失和降。治疗当在辨证的基础上结合理气和胃降逆法。

如见脘腹胀满，呕吐酸腐，吐后得舒，嗳气厌食，大便臭秽或溏薄或秘结，舌质淡，苔厚腻，脉滑。法当消食导滞，和胃降逆，方用保和丸加减，药用陈皮、半夏、茯苓、生山楂、神曲、连翘、莱菔子、生姜、枳壳等。

如见呕吐吞酸，嗳气频频，胃脘不适，胸胁胀痛，每遇情志刺激而加剧，舌质淡，苔薄，脉弦。法当疏肝和胃，降逆止呕，方用半夏厚朴汤合四逆散加减，药用柴胡、白芍、半夏、厚朴、茯苓、枳实、苏叶、生姜等。

如见饮食稍多则吐，倦怠乏力，面色㿠白，四肢不温，大便溏薄，舌质淡，苔薄，脉细。法当温中健脾，和胃降逆，方用理中丸为主，药用人参、白术、干姜、甘草、姜半夏、陈皮等。

如见呕吐量少，反复发作，或时有干呕，口干咽燥，饥不欲食，舌红少津，脉细数。法当滋养胃阴，降逆止呕，方用麦门冬汤化裁，药用麦冬、北沙参、人参、甘草、大枣、粳米、姜半夏、姜竹茹等。

（五）中医综合疗法

胃癌的中医辨证施治目前仍以口服汤药为主要方式，但临床上可依据患者的具体情况，结合针刺、艾灸等外治手段进行中医综合治疗，以进一步缓解疾病，提高疗效。

1. **针刺疗法** 脾胃虚寒或脾肾阳虚型，取穴公孙、丰隆、照海、手三里、足三里、内关、列缺，或上脘、中脘、下脘。胃热阴伤型，取华佗夹脊穴胸11、胸12。气血两虚型，取穴足三里、三阴交、内关、阴陵泉、血海、气海、关元，或中脘、梁门、足三里、公孙。肝胃不和或脾虚痰湿型，取穴中脘、章门，或足三里、曲池、气海，或内关、足三里。瘀毒内阻型，取穴内关、中脘、足三里、合谷、曲池、手三里、胃区阿是穴。

操作手法：毫针刺，补泻兼施，每次留针20～30分钟，每日1次。亦可采用穴位敷贴法进行治疗，选取相应穴位，清洁皮肤，药物敷贴在穴位上，每24小时更换1次，如有皮肤过敏反应则应停用。

2. **艾灸疗法** 对于脾胃虚寒或脾肾阳虚型，可同时采用艾灸，取穴大椎、身柱、神道、灵台、八椎旁夹脊、脾俞、胃俞、足三里。

3. **外敷疗法** 胃脘局部可触及肿块者，可用消痞膏或阿魏化坚膏外敷于胃脘部。胃癌晚期疼痛明显者，可用蟾乌凝胶膏外敷痛处；胃癌晚期出现大量腹水者，可用芒硝加金黄膏，或用皮硝外敷腹部以消肿。

三、中医治疗胃癌的知识拓展

胃癌的发生以脾胃功能失调为本，实邪留滞为标，而脾胃气虚常贯穿于胃癌的各个阶段，是胃癌的常见病机。故益气健脾法是治疗胃癌的最常用治法，旨在通过调补脾胃，培土化源，提高机体的抗病能力，达到扶正祛邪的目的。李东垣在《脾胃论》中指出："历观诸篇而参考之，则元气之充足，皆由脾胃之气无所伤，而后能滋养元气；若胃气之本弱，饮食自倍，则脾胃之气既伤，而元气亦不能充，而诸病之所由生也。"说明脾胃在人体中居重要地位，脾胃功能强健，则正气充足，难以发生恶疾，脾胃一弱，化源衰竭，则正气亏虚，脏腑功能失调，各种病理产物聚集，成为胃癌的重要病理机制。笔者认为益气健脾诸方，首推四君子汤，而四君之中，尤重白术。白术味苦、甘、性温，归脾、胃经，功能健脾益气，燥湿利水。《本草求真》认为："白术缘何专补脾气？盖以脾苦湿，急食苦以燥之，脾欲缓，急食甘以缓之；白术味苦而甘，既能燥湿实脾，复能缓脾生津。且其性最温，服则能以健食消谷，为脾脏补气第一要药也。"《本草汇言》也指出："白术，乃扶植脾胃，散湿除痹，消食除痞之要药也。脾虚不健，术能补之，胃虚不纳，术能助之。"现代中药药理研究也显示，白术能增强网状内皮系统的吞噬功能，使巨噬细胞的吞噬百分率、吞噬指数及其溶酶体消化平均数较对照组显著增加；白术还能提高淋巴细胞转化率和自然玫瑰花环形成率，促进细胞免疫功能；白术中所含的挥发油对多种肿瘤细胞均有抑制作用。

中医认为脾主运化水谷精微，化生气血，为后天之本；肾藏精，主命门真火，为先天之本，两者在生理功能上是相互资助、相互促进的。脾的运化，必须得肾阳的温煦蒸化，始能健运，肾精又赖脾运化水谷精微的不断补充，才能充盛。在病理上两者也相互影响，互为因果，如肾阳不足，不能温煦脾阳，致脾阳不振或脾阳久虚，进而损及肾阳，引起肾阳亦虚，两者最终均可导致脾肾阳虚。所以采用益气健脾法治疗胃癌时，应当注重温肾药物的使用，临床可用淫羊藿、木馒头、菟丝子等药物温肾阳以暖脾阳，达到更好的健脾效果。当然，胃癌的治疗也不能一味地采用益气健脾法，辨证治疗是中医的根本治法，当患者表现为胃阴不足的症状时，理当采用滋养胃阴为主的治法。

胃癌的治疗需要扶正与祛邪相结合，在扶正培本治疗胃癌的基础上，常酌情伍用的药物有藤梨根、野葡萄藤、菝葜、半枝莲、白花蛇舌草、天龙、莪术、蜂房、泽兰叶、干蟾皮、八月札、枸橘李、半夏、南星、山慈菇等。其中白花蛇舌草、藤梨根、菝葜、半枝莲、野葡萄藤属于清热解毒类药物；莪术、蜂房、泽兰叶属于活血化瘀类药物；八月札、枸橘李属于理气散结类药物；半夏、南星、山慈菇属于化痰软坚类药物。现代药理或临床研究证实，上述药物均有一定的抗肿瘤作用，可抑制肿瘤的生长或转移。这些药物与扶正基本方药相配伍时，也要根据患者的体质、病程、具体邪实偏重以及其他用药等方面综合考虑，灵活搭配使用。

参考文献

［1］汤钊猷. 现代肿瘤学［M］.上海：复旦大学出版社，2006.

［2］游伟程. 胃癌［M］.北京：中国医药科技出版社，2006.

［3］Bray F, Ferlay J, Soerjomataram I, et al. Global cancer statistics 2018: GLOBOCAN estimates of incidence and mortality worldwide for 36 cancers in 185 countries［J］. CA Cancer J Clin, 2018, 68(6): 394-424.

［4］Van Cutsem E, Sagaert X, Topal B, et al. Gastric cancer［J］. Lancet, 2016, 388(10060): 2654-2664.

［5］Zeng HM, Zheng RS, Guo YM, et al. Cancer survival in China, 2003-2005: A population-based study［J］. Int J Cancer, 2015, 136(8): 1921-1930.

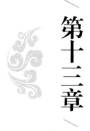

第十三章

肝 癌

一、概述

原发性肝癌，简称肝癌，是指原发于肝细胞或肝内胆管细胞的恶性肿瘤，是常见的消化系统恶性肿瘤。肝癌根据组织学发生部位不同可分为肝细胞型肝癌、胆管细胞型肝癌和混合型肝癌三类，以肝细胞型最为多见，约占 90%。根据形态学，可分为块状型、结节型、弥漫型。肝癌可发生肝内转移和肝外转移。肝内转移是肝癌最早的转移形式，易侵犯门静脉及其分支，并形成癌栓。肝外转移形式包括：① 血行转移，最常转移到肺部，尚可引起胸、肾上腺、肾及骨等部位的转移。② 淋巴转移，最常转移至肝门淋巴结，也可转移至胰、脾、主动脉旁及锁骨上淋巴结。③ 种植转移，较为少见，可种植在腹膜、横膈、盆腔等处从而引起血性腹水、胸水，女性可有卵巢转移。

根据国家癌症中心 2018 年发布的《2017 中国肿瘤登记年报》，在我国，肝癌死亡率在恶性肿瘤中居第 3 位，仅次于肺癌和胃癌。根据 2018 年美国癌症协会及全球肿瘤调查合作组织发布的全球癌症数据，2016 年全世界约有 82.9 万人死于肝癌。本病多见于男性。

肝癌的病因尚不十分清楚。其发生可能与病毒性肝炎、肝硬化、黄曲霉毒素污染、饮用水污染、遗传等多种因素相关。另外，一些化学物质，如亚硝胺类、偶氮芥类、有机氯农药、酒精等都是可能的诱发物质。部分寄生虫，如华支睾吸虫感染也可刺激胆管上皮增生，从而导致原发性胆管细胞型肝癌。

（一）常见临床表现

肝癌早期缺乏典型症状，临床症状明显者多已为中晚期。肝癌的临床表现多样，主要有肝区疼痛、肝脏肿大、黄疸、肝硬化征象，以及恶性肿瘤的全身性表现，如消瘦、发热、食欲不振、乏力等。转移者可因转移部位不同产生相应的症状，癌肿代谢异常影响机体内分泌代谢功能者，还会表现为伴癌综合征。除此之外，肝癌终末期常有肝性脑病、上消化道出血、肝癌结节破裂出血、继发感染等并发症，威胁患者生命。

（二）西医诊断依据

1. **影像学检查**　常用的肝癌影像学检查有 B 超、CT、MRI、肝血管造影。根据《中国临床肿瘤学会（CSCO）原发性肝癌诊疗指南（2018.V1）》，肝癌的诊断标准为：有慢性肝病基础，有结节者，若结节直径大于 2 cm 者，只要有 1 项影像学检查阳性即可确诊；若结节占位直径在 1～2 cm 者，则需 2 项影像学检查阳性，或 1 项影像学检查合并肝穿刺活检阳性才可确诊；若结节占位直径小于 1 cm，应定期复查；对于无结节者，血清 AFP 阳性且有 1 项影像学检查阳性即可确诊。

2. **病理学检查**　B 超或 CT 引导下的细针肝穿刺活检病理，虽然是确诊肝癌的最可靠方法，但属侵入性检查，且存在出血及针道转移的风险，只有在上述非侵入性检查仍无法确诊者，可以视情况考虑应用。

3. **血清肿瘤标志物检测**　主要的肝癌血清标记物为甲胎蛋白（AFP）。此外，AFP 异质体检测有助于提高原发性肝癌的诊断率，且不受 AFP 浓度、肿瘤大小和病期早晚的影响。

4. **基因诊断**　肝癌常见标志基因有 *VEGFA*、*RAS*、*MET*、*TP53*、*FGF19*、*IDH*、*PIK3CA*、*PTEN*、*STK11*、*TSC1*、*TSC2*、*MTOR*、*PD-L1*、*TMB*、*MSI-H* 等，基因诊断检测为肝癌的分子靶向及免疫治疗提供了依据。

5. **鉴别诊断**　原发性肝癌应与继发性肝癌、肝硬化、活动性肝病、肝海绵状血管瘤、肝腺瘤、炎性假瘤、肝肉瘤、肝内液性占位性病变（如肝囊肿、肝包虫）等相鉴别。

（三）西医学治疗原则

肝癌的治疗总原则应该是积极、综合、有效。肝癌无论处于哪一阶段都应该积极治疗，不能因为早期就掉以轻心、贻误最佳治疗时机，也不能因为晚期就草率放弃。肝癌治疗方法多、涉及学科广，不能试图用单一的方法去治疗，任何治疗方案都要强调不同治疗方法的综合应用。应该以获得最佳的临床疗效为目标，不能先入为主，各自为政，更不能受到经济利益的诱惑，而要确实做到哪种方法最有效就用哪种或哪几种方法。积极是态度，综合是技术，有效才是目的，三者共同构成了肝癌治疗的总原则。主要治疗方法包括手术治疗、介入治疗、局部消融治疗、放疗、化疗、分子靶向治疗、免疫治疗和中医药治疗等。

1. **手术治疗**　手术治疗是肝癌患者获得长期生存最重要的手段，主要包括肝切除术和肝移植术。肝脏储备功能良好的中国肝癌分期方案（CNLC），Ⅰa 期、Ⅰb 期和Ⅱa期肝癌是手术切除的首选适应证。在部分 CNLC Ⅱb 期和Ⅲa 期肝癌患者中，手术切除有可能获得良好的效果。早期肝癌应尽量手术切除，不能切除或不愿切除者，可采取其他局部治疗模式。肝移植尤其适用于肝功能失代偿、不适合手术切除及局部消融的早期肝癌患者。

2. **介入治疗**　肝癌介入治疗被公认为是肝癌非手术切除治疗的最常用方法之一，同时也是肝切除术后预防复发的辅助治疗策略之一，主要指经动脉化疗栓塞术（TACE）。对于手术切除术后有早期复发风险的肝癌患者，术后辅助进行TACE治疗，可以降低术后复发率，延长生存期。

3. **消融治疗**　消融治疗是近年来用于肝脏肿瘤治疗的新技术，具有安全性高、并发症少、易耐受、重复性好、疗效确切等特点，主要包括射频消融、微波消融、冷冻治疗、无水乙醇注射治疗、高功率超声聚焦消融、激光消融、不可逆电穿孔等。局部消融治疗适用于CNLC Ⅰa期及部分Ⅰb期肝癌（即单个肿瘤、直径≤5 cm；或2～3个肿瘤，最大直径≤3 cm）；无血管、胆管和邻近器官侵犯以及远处转移，肝功能分级Child-Pugh A级或B级者，可获得根治性的治疗效果，可以作为一线治疗。

4. **放化疗**　放疗和化疗是肝癌的辅助治疗手段之一。CNLC Ⅰa、部分Ⅰb期肝癌患者，如无手术切除或局部消融治疗适应证或不愿接受有创治疗，也可考虑采用肝癌立体定向放疗作为替代治疗手段。部分肿瘤放疗后缩小或降期可获得手术切除机会。FOLFOX4化疗方案在我国被批准用于不适合手术切除或局部治疗的局部晚期肝癌患者。

5. **靶向和免疫治疗**　靶向和免疫治疗是新兴的肝癌辅助治疗手段之一，可与其他治疗方法合用，降低复发即转移的风险、提高患者长期生存率。目前常用的一线治疗药物主要为索拉非尼和仑伐替尼，二线治疗有瑞戈非尼、纳武利尤单克隆抗体和帕博利珠单克隆抗体。其他免疫调节剂（如干扰素α、胸腺肽α1等）、细胞免疫治疗如嵌合抗原受体T细胞疗法（CAR-T）、细胞因子诱导的杀伤细胞疗法（CIK）等均有一定抗肿瘤或辅助抗肿瘤作用，但尚待大规模的临床研究加以验证。

二、肝癌的中医治疗

古代医书中，虽未见明确"肝癌"的病名，但有类似肝癌主要症状的记载。如《难经·五十六难》言："肝之积，名曰肥气。在左胁下，如覆杯，有头足，久不愈，令人发咳逆。"《诸病源候论·黄病诸候》言："气水饮停滞结聚成癖，因热气相搏，则郁蒸不散，故胁下满痛，而身发黄，名为癖黄。"从"肝积""鼓胀""积聚""黄疸""肥气""癖黄"等篇章的描述中，也可看出古代医家对肝癌的症状、病机已有初步的模糊的认识。中医药文献中使用"肝癌"二字始于20世纪初期，经过百年的实践磨合，完成了从引用、借鉴到完全认可、应用的过程，已经成为中医学的规范病名。中西医在对肝癌定义、临床表现和诊断标准等方面的认识取得高度一致的同时，肝癌病因病机、辨证要点、施治特色、转归预后等研究也都取得了划时代的进展。

（一）病因病机

中医学认为肝癌常由饮食不节（不洁）、情志不遂、先天禀赋、感受邪毒等内外因素，导致阴阳不和，脏腑功能失调，癌毒内生。肝失其条达之性，气机郁结，日久湿聚，血瘀化火；湿热瘀毒蕴积肝胆、脾胃，疏泄运化功能失调，导致疾病进一步进展；肝肾同源，病程日久，肾气亏虚，阴精暗耗，亏虚之象外现，如此循环往复，因果互叠。阴阳不和，脏腑功能失调是本病的病机基础，也是一切内科杂病的初始病机。肝脾受损是肝癌发病之起始，癌毒是导致肝癌发生、发展的关键因素，其中气郁、湿热、血瘀、癌毒是主要病理因素，病位在肝，涉及脾、肾两脏及胆、胃二腑。本病初起邪盛为主，正虚不显，直至晚期因癌致虚，累及诸多脏腑。

《灵枢·百病始生》曰："若内伤于忧怒，则气上逆，气上逆则六输不通……凝血蕴里而不散，津液涩渗，著而不去，则积皆成矣。"内伤情志则肝气郁结，气血失于调达，肝郁日久化火，则阴血暗耗，再伤肝血，肝体阴而用阳，阴血虚衰则气机难续，气郁更甚，气滞血瘀，积聚乃生。此外，《诸病源候论·水蛊候》言："此由水毒气结聚于内。"肝木克脾土，若再因饮食、邪毒伤脾，则脾虚失于运化，津液停滞，水湿内生。气滞血瘀水停，则湿热瘀毒内生，蓄积于内，癥瘕乃成。《重订严氏济生方·癥瘕积聚门》阐述脾胃纳运失职，饮食停滞亦会导致本病发生："夫积者，伤滞也，伤滞之久，停留不化，则成积矣。"饮食停滞虽不能直接导致肝癌的发生，但由于饮食内滞，气血凝滞不畅，郁结壅塞，气滞血瘀日久，积成结块，也是肝癌产生的重要原因。《医宗必读·积聚》："初者，病邪初起，正气尚强，邪气尚浅，则任受攻。中者，受病渐久，邪气较深，正气较弱，任受且攻且补。末者，病魔经久，邪气侵凌，正气消残，则任受补。"古代医家针对肝癌不同阶段的临床表现，从不同角度的表述均提示，肝癌初起，呈现气滞、血瘀、湿阻、热蕴、毒聚的标实之象，其中癌毒积蓄为发病之关键，气郁为启动因素，肝郁脾虚，则胆失通利、胃失和降，日久及肾，气血阴阳大虚，病情进展，癌毒易向肺、胃、脑等脏腑传舍，预后极差。

（二）辨证论治

肝癌在临床大多表现为虚实夹杂的证候。属虚者多见脾胃气虚，肝肾阴虚之证，属实则多见气滞、血瘀、湿热、热毒之证。总的病机系肝郁脾虚致癌毒、气滞、血瘀、湿热为患，久而结成肿块。肝癌早期，病多在气分，以气虚、气滞为主；中期气病及血，以气滞血瘀为主，兼夹阴虚；晚期气血阴阳耗伤，多以气阴两虚、阴虚火旺、癌毒炽盛为主。

1. 肝郁气滞型

主要证候：胁肋痞胀，或隐痛或窜痛，胸闷腹胀，食后尤甚，胃纳不佳，疲倦乏力，大便或溏或干结，苔白腻，脉细弦。

治法：疏肝理气，活血散结。

方药：柴胡疏肝散加减。柴胡、茯苓、八月札、赤芍、白芍、当归、郁金、木香、川楝子、玄胡等。

2. 气滞血瘀型

主要证候：肝区胀痛，或刺痛，疼痛固定不移，胁下有积块，面色黧黑，形体消瘦，肌肤甲错，肢倦乏力，舌质紫暗，舌苔白腻，脉细弦或涩。

治法：理气消滞，活血祛瘀。

方药：血府逐瘀汤加减。柴胡、当归、赤芍、桃仁、生地黄、牛膝、红花、石见穿、炙鳖甲等。

3. 热毒内蕴型

主要证候：肝区胀痛，发热烦渴，巩膜及全身皮肤黄染，大便秘结，小便短赤，衄血，舌苔黄腻而干，脉弦数。

治法：清肝解毒，活血消结。

方药：龙胆泻肝汤加减。龙胆草、蒲公英、山栀子、黄连、黄芩、丹参、夏枯草、生牡蛎等。

4. 湿热内蕴型

主要证候：发热或无发热，或潮热，或壮热，或身目泛黄，口干苦，纳呆，便结，或黏腻不爽，尿黄，舌红，苔黄腻，脉弦数。

治法：清热利湿，利胆解毒。

方药：茵陈蒿汤合中满分消丸加减。茵陈蒿、虎杖、茯苓、山栀子、枳壳、陈皮、制半夏、泽泻、茯苓皮、连钱草、垂盆草等。

5. 阴虚火旺型

主要证候：持续低热，或手足心热，心悸少寐，或心烦口渴，食少，舌红少苔或光红，脉细数。

治法：滋阴降火，补肾养肝。

方药：六味地黄丸加减。生地黄、山药、山茱萸、泽泻、茯苓皮、牡丹皮、女贞子、墨旱莲、赤芍、地骨皮、夜交藤等。

6. 气阴两虚型

主要证候：神疲乏力，消瘦，口干，口淡无味，纳少，夜寐欠安，便溏，面色㿠白，舌淡红，苔薄白，脉细。

治法：益气健脾，养阴守神。

方药：参苓白术散加减。党参、黄芪、白术、茯苓、川石斛、五味子、当归、麦冬、淮山药、淮小麦、炙甘草、红枣等。

（三）辨治特点

1. 治肝求效，当先实脾 肝癌虽病本在肝，但涉及脾、肾两脏及胆、胃二腑。临床常见最先侵袭脾胃，故治肝求效，当先实脾，脾胃健旺，则病邪易除。肝癌初起，患者常仅表现为轻微乏力、食后腹胀等脾胃气虚不化之证，可用鸡内金、焦三仙等消食开胃药物，以固护脾胃；若脾气耗损，表现为倦怠乏力、纳差、便溏等，则宜用黄芪、白术、茯苓、党参、太子参等药味甘平者，以健脾益气，辅助中焦。脾虚水湿失于运化，易滞壅化热，因而常见便溏腹胀、困重疲乏、舌苔厚腻等。在治疗上需辨湿热，给予淡渗利湿或燥湿健脾之剂，若出现黄疸则更需清热利湿，通利祛邪。

2. 体阴用阳，重理气血 肝体阴而用阳，疏气而藏血，癌毒最易壅聚，阻碍气血运行，表现出胁肋刺痛、舌甲紫暗、肌肤瘀点、舌下静脉曲张等，临证用药可在健脾基础上，加以疏肝理气药物，如柴胡、郁金、八月札、绿萼梅等，合以赤芍、桃仁、丹皮、红花等活血化瘀药物。

3. 癌毒暴戾，宜补气阴 肝癌发展迅速，易于复发和流注，多表现出阳热之邪的特点，最易耗伤患者气阴；同时，肝癌患者尤其是中晚期经过手术、放化疗、介入等治疗后，气阴耗伤，多数会伴有不同程度的气阴两虚证候，表现为不同程度的口干、咽燥、神疲、乏力、腰酸、大便干结、舌红、脉细等。因此，肝癌晚期患者的治疗，必须重视益气养阴，正所谓"存得一分津液，便有一分生机"。可根据气阴不足的程度与所涉脏腑，分别用黄芪、熟地黄、白术、麦冬、天冬、南北沙参等药物；兼有血虚者，则加用当归、熟地黄、何首乌、鸡血藤等。若发生出血、昏迷等危证，急当按照相应的救治常规处理。

（四）主要症状的辨治

肝癌不同阶段的主要症状有胁痛、黄疸、鼓胀、血证、神昏等，部分可危及患者生命。对肝癌主要症状的准确辨识、科学施治是充分体现中医诊治肝癌特色和优势，并提高临床综合疗效的关键。

1. 胁痛 胁痛是肝癌患者常见的兼症，常表现为胁肋隐痛、胀痛、刺痛、窜痛。多因气滞、血瘀、阴虚所致，与癌毒发展密切相关。治疗上当辨清气、血、虚、实。气滞者，宜疏肝理气，常用柴胡疏肝散加减；血瘀者，宜活血化瘀，常用疏肝理气药配以桃仁、当归、赤芍、牡丹皮等活血而不峻烈之药；阴虚者，宜养肝和络，常用一贯煎等加减。中药外治、针刺等在治疗胁痛等痛症时亦常有显著疗效。

2. 黄疸 黄疸是肝癌患者常见的兼症，症见身目俱黄、尿黄，可伴有皮肤瘙痒、发热、纳呆、恶心等。黄疸的病机在于"湿"，辨证以分阴阳为要。

如以湿热为主，症见黄色鲜明，身目俱黄，口干口苦，尿短赤，大便秘，舌红，苔黄腻，脉弦数者，为阳黄。治当清肝利湿，解毒退黄。可根据湿、热之象的严重程度分别进行用药，以茵陈蒿汤为基础方，其热重于湿者，可栀子柏皮汤加减；湿重于热者，可茵陈五苓散加减。

如病程日久，症见黄色晦暗或如烟熏，或见腹胀，大便稀溏，口淡不渴，舌淡，苔白腻，脉濡缓或沉迟者，为阴黄。治当健脾温肾，利湿退黄。可用茵陈术附汤加减。

3. **鼓胀** 晚期肝癌患者常出现腹胀甚或腹水，症见腹部胀大如鼓，皮色苍黄，腹壁青筋暴露等鼓胀表现。证属肝、脾、肾功能失调，气滞、血瘀、水停所致。实者当分气鼓、血鼓、水鼓，虚者多见肝肾阴虚，甚至脾肾阳虚。

如以气滞为主，症见腹部胀满，拍之有声，可伴胸胁胀满，胃纳不佳，嗳气，舌苔白腻，脉弦滑者，为气鼓。治当疏肝理气，除湿消满。可用柴胡疏肝散合胃苓汤加减。

如以血瘀为主，症见腹大坚满，青筋暴露，面色瘀黑，唇色紫暗，可伴见吐血、衄血，大便色黑，舌红，有瘀斑，脉沉涩者，为血鼓。治当活血祛瘀，行气利水。可用调营饮加减。

如以水停为主，症见腹大皮薄，有移动性浊音，尿少。寒湿重者，见畏寒，大便稀溏，舌苔白腻，脉濡缓或滑；湿热重者，见心烦急躁，溲赤便干，舌边尖红，苔黄腻，脉弦数者，为水鼓。寒湿者，宜温阳散寒，化湿利水；湿热者，宜清热化湿。寒湿者，可用实脾饮加减；湿热者，可用中满分消丸加减。

如症见腹大胀满，形如蛙腹，胸脘满闷，食少便溏，畏寒肢冷，尿少腿肿，舌淡胖，有齿痕，苔厚腻或滑，脉沉弱者，为脾肾阳虚。治当温补脾肾，化气行水。可用附子理中丸合五苓散加减，或济生肾气丸加减。

如症见腹大坚满，而形体消瘦，面色晦暗，口干咽燥，心烦失眠，小便短少，舌红绛少津，脉弦细数者，为肝肾阴虚。治当滋养肝肾，凉血化瘀。可用六味地黄丸加减，或一贯煎合膈下逐瘀汤加减。

4. **出血** 晚期肝癌患者凝血功能异常，常出现血不循经的出血表现，轻则出现衄血如鼻衄、齿衄、肌衄等，重则出现呕血、便血，伴有门静脉高压的患者出血量大，病情凶险。肝癌在体内生长，晚期可能造成瘤体破裂，轻者出血局限于肝包膜下，症见突发右下腹剧痛，叩诊肝脏浊音区迅速扩大；重者出血可进入腹腔，引起剧烈疼痛、腹膜刺激征、肠鸣音消失，甚者可导致出血性休克和死亡。

中医理论而言，肝癌血证病机为肝肾阴虚，虚火迫血妄行；肝火犯胃，胃之气血上逆；脾气亏虚，血失统摄。临证可根据出血情况、出血部位选用黛蛤散、龙胆泻肝汤、黄土汤等加减，配合云南白药等中成药治疗。但需要注意的是，血证凶险者，应及时采取急救措施，如消化道出血可采用内镜下直接喷洒止血药物或局部血管结扎等紧急止血。

5. **神昏** 神昏多见于晚期肝癌合并肝性脑病者，多症见精神恍惚、心神不宁，或表情淡漠、言语呆滞，或烦躁易怒、乱语摸床。与痰热/痰浊内闭、肝火扰心、阴虚风动、热陷心包等多种病机相关，在临证中应辨清病机，对症下药。常用方剂有涤痰汤、安宫牛黄丸、犀角地黄汤、黄连解毒汤等直接灌胃或静脉滴注参脉注射液、参附注射液、清开灵、醒脑静等。

（五）中医综合疗法

中医药是肝癌综合治疗方案的重要组成部分，它可以也应该贯穿肝癌防治的全过程，在肝癌不同阶段发挥着辅助乃至主导等不同的作用。在肝癌术后尤其是小肝癌术后预防复发、转移方面具有特殊优势；对放化疗或其他局部治疗阶段具有很好的辅助作用；对失去手术机会或不愿意接受手术及其他局部治疗的晚期肝癌患者也具有一定作用，接受纯中医药治疗，患者生存期与索拉非尼相似，但副反应极低、生活质量显著提高，且医疗负担明显减轻。

基于中医辨证论治的肝癌治疗，虽仍多以汤剂为主，但应该根据个体的实际情况，配合施以针灸、外敷、体疗、食疗等中医实用技术，辅以心理疏导、特殊护理等中医特色，形成完善的比较系统的中医综合治疗方案，方可取得更好的临床疗效。

1. 针刺与艾灸疗法

（1）适应证：针灸可在一定程度上抑制肿瘤生长、缓解癌性疼痛、改善患者精神状态、减轻放化疗与靶向治疗后胃肠道反应、增强机体免疫。

（2）取穴：足三里、行间、肝俞、胆俞、脾俞、胃俞、大肠俞等作为主穴。对症选取配穴，如呕吐者，取中脘、天枢、气海理气行滞；黄疸者，加三阴交、阳陵泉；胁痛者，可围刺局部或配以腕踝针、穴位敷贴疗法；放化疗后免疫功能低下者，可配合艾灸关元、气海，或耳穴压豆皮质、交感下、神门等。

（3）操作手法：毫针刺，补泻兼施，每次留针 20～30 分钟，每日 1 次。配合艾灸者，可根据患者情况，选用隔姜灸、温针灸等，每日 1 次。

2. 腕踝针疗法

（1）适应证：肝癌疼痛，包括术后疼痛、中晚期癌痛等。

（2）针刺区域：根据腕踝针疗法，人体可划分为 2 段 6 区，按病症所在分区选择对应的治疗点。肝脏所在区域为右上 2 区，因此，肝癌患者应当选用此区治疗。

（3）操作方法：局部消毒后，采用 0.25 mm×0.25 mm 一次性针灸针，针身与皮肤呈 30° 快速刺入真皮下，然后压平针身，使针身循肢体纵轴沿真皮下缓慢刺入，以针下松、无针感为宜，刺入长度以针身露出 2 mm 为宜，不宜提插捻转。针刺完毕后，以医用胶布固定，留针 9～12 小时。

3. 外敷疗法

（1）适应证：主要用于晚期肝癌疼痛和腹水的治疗。

（2）方药和用法：① 肝癌疼痛：蟾蜍膏、琥珀止痛膏、止痛消结散（乳香、没药、血竭、冰片、山慈菇）等调敷于患处，对缓解疼痛有一定疗效。② 腹水：大黄 10 g，芒硝 150 g，沉香 5 g，研粉装入纱布袋中，均匀外敷腹部，至药粉结块即可，每日 1 次；或用生黄芪、牵牛子、桂枝、猪苓、莪术、桃仁、薏苡仁等水煮浓缩成膏状，在腹壁厚涂，上至剑突下，下至脐下 10 cm。③ 静脉炎：如意金黄散、四妙散、通脉散等以蜂蜜调和敷于患肢，对缓解肝癌静脉给药引起的静脉炎具有良好的缓解作用。

4. 心理疏导与护理 《灵枢·寿天刚柔》中明确指出："人之生也，有刚有柔，有弱有强，有短有长，有阴有阳。"由于人的体质各有不同，心理承受有强弱之异，性格上有刚柔之别，年龄有长幼之殊，性别有男女之分，对身患肝癌这一残酷现实，不同患者有不同的心理反应。因此，医生在为患者治疗时应根据患者的禀赋、性别、年龄、经济条件、精神因素等不同的心理特点进行个体化的心理疏导，做到因人而异，有的放矢，有效减轻肝癌患者的心理压力，才能更有效地配合治疗，获得更好的疗效。

建立以心理疏导和实用技术应用为特色的中医护理模式也是肝癌治疗获得最佳临床疗效的重要一环，该模式目前正在实践、总结和推广应用过程中。

三、中医治疗肝癌的知识拓展

（一）中医药治疗肝癌的临床价值及研究成果介绍

目前，肝癌的治疗仍然处于探索阶段，中西医有着各自的发展。笔者认为，虽然手术切除仍然是肝癌治疗的主要手段，但中医药在肝癌的治疗中具有重要的作用和地位。

第一，中医药应该也完全可以贯穿肝癌治疗全过程。过去人们习惯认为，中医药在肿瘤治疗中的作用只是在西医没有办法时进行调理而已，仅仅是一种辅助措施。事实上，中医药在肿瘤防治的全过程中均可发挥积极的作用，譬如许多中药是药食两用的天然品，具有健脾益气、提高免疫力的功效，用于肝癌高危人群（肝硬化患者）长期服用可望不同程度地预防肝癌的发生；在放化疗时，服用中药可减轻毒副作用，提高临床疗效；对不能耐受放化疗的患者，服用中药在起到一定抑癌作用的同时，对一些并发症也有一定的疗效，尤其在改善患者生存质量、延长生存期方面具有独到之处。

第二，中医药在肝癌不同阶段具有不同的作用和地位。中医药防治肝癌既要强调辨证论治，也必须重视辨病论治。由于肝癌发展的不同阶段机体免疫状态和病理特点不尽相同，故在中医药防治肝癌的过程中，只有根据不同时期机体生理状态和肝癌本身的病理特点及发展规律，制定合理的中医药防治方案，才能有针对性地达到防癌、抗癌的目的。如在癌前病变或早期，手术切除是首选的治疗方法，但同时，由于机体正气未损，故中医药治疗可重用健脾疏肝散结药物，以防术后复发；对中晚期或不能手术切除者，中医药除可增强放化疗敏感性、减轻毒副作用外，还可提高患者免疫力，增强自身抗肿瘤能力；对于肿瘤切除术后的患者，虽然体内肿瘤负荷大大减小，但免疫功能低下，此时可以培补正气为主，辅以抗肿瘤治疗，从而减少术后复发。可以说，在肝癌癌前病变，如肝硬化程度控制、预防肝癌术后复发、缓解放化疗毒副反应、提高患者生存质量方面，中医药都发挥着主导作用。

第三，中医药治疗肝癌的疗效是确切的，多年来，积累了相应的循证医学证据，针对早、中、晚期肝癌分别提出了不同的中医药综合治疗方案：

（1）根据早期肝癌术后"正气受损，癌毒未尽"的病机特点，创立了以中药静脉制剂"华蟾素注射液"为主的"扶正清毒"新方案。并以术后复发率和复发时间作为结局指标，对新方案的临床疗效是否优于现有方案展开了多中心前瞻性随机对照研究（临床试验注册号：ChiCTR-TRC-07000033），随访10年。结果显示，该方案的术后1年、3年、5年、8年复发率明显低于对照组，术后复发风险降低30.5%。与国内外同类研究比较，术后3年、5年复发率分别为43.5%和54.4%，均明显低于美国和日本的同期报道。

（2）根据肝癌中期"癌毒内壅，正气未衰"的病机特点，以"攻毒抗癌"为法，应用自创的中药介入（TAHE）新技术治疗中期肝癌。以疾病无进展生存时间和中位生存时间作为结局指标，牵头组织了多中心前瞻性随机对照研究（临床试验注册号：ChiCTR-TRC-10001057），对传统介入（TACE）与TAHE的临床疗效进行比较。结果显示，对肿瘤直径大于10 cm的巨块型肝癌或乙肝表面抗原阳性患者，TAHE不仅客观缓解率、疾病控制率优于TACE，而且毒副反应显著降低。TAHE新技术的疾病控制率和中位进展时间分别为80.6%和10.6个月，明显优于国内同类报道。

（3）针对晚期肝癌"癌毒炽盛"与"正气亏虚"并存的特点，创建了"攻补兼施"的纯中药制剂"解毒颗粒"，并开展多中心前瞻性队列研究（临床试验注册号：ChiCTR-OOC-16008002），将其与索拉非尼的临床疗效进行比较。结果显示，两组患者的中位生存时间无明显差异，但解毒颗粒不良反应显著低于索拉非尼，每个疗程的费用仅为索拉非尼的1/50。与国内外已有报道比较，本项目中位无进展生存时间和中位生存时间均具有明显优势。

（二）中成药治疗肝癌的应用研究

经国家批准的中药新药、中药复方成药制剂，临床用于肝癌治疗均显示了一定的疗效。择例如下。

1. 华蟾素注射液 / 华蟾素胶囊 / 华蟾素口服液

（1）药物组成：干蟾皮提取物。

（2）功能主治：解毒，消肿，止痛。用于治疗邪毒壅聚所致的中晚期肿瘤、慢性乙型肝炎等症。

（3）用法用量：① 华蟾素注射液，肌内注射，每次2～4 mL（1/5～2/5支），每日2次；静脉滴注，每次10～20 mL（1～2支），每日1次，用5%的葡萄糖注射液 500 mL 稀释后缓缓滴注，用药 7 日，休息 1～2 日，4 周为 1 个疗程，或遵医嘱。② 华蟾素胶囊，口服，每次 2 粒，每日 3～4 次。③ 华蟾素口服液，口服，每次 10～20 mL，每日 3 次，或遵医嘱。

（4）注意事项与禁忌：避免与剧烈兴奋心脏药物配伍；孕妇禁用；过敏体质者或对本品过敏者慎用。华蟾素注射液用药应注意间隔时间，个别患者如用量过大或两次用药间隔不足 6～8 小时，用药后 30 分钟左右，可能出现发冷发热现象；少数患者长期静脉滴注后有局部刺激感或静脉炎，致使滴速减慢，极个别患者还可能出现荨麻疹、皮炎等。华蟾素胶囊（口服液）在口服初期偶有腹痛、腹泻等胃肠道刺激反应，如无其他严重情况，不需停药，继续使用，症状会减轻或消失。

2. 槐耳颗粒

（1）药物组成：槐耳清膏。

（2）功能主治：扶正固本，活血消癥。用于正气虚弱，瘀血阻滞，原发性肝癌不宜手术和化疗者的辅助治疗用药，有改善肝区疼痛、腹胀、乏力等症状的作用。

（3）用法用量：口服，每次 20 g，每日 3 次。肝癌的辅助治疗 1 个月为 1 个疗程，或遵医嘱。

（4）注意事项与禁忌：尚不明确。

3. 复方斑蝥胶囊

（1）药物组成：斑蝥、人参、黄芪、刺五加、三棱、半枝莲、莪术、山茱萸、女贞子、熊胆粉、甘草。

（2）功能主治：破血消瘀，攻毒蚀疮。用于原发性肝癌、肺癌、直肠癌、恶性淋巴瘤、妇科恶性肿瘤等。

（3）用法用量：口服，每次 3 粒（每粒 0.25 g），每日 3 次。肝癌的辅助治疗 1 个月为 1 个疗程，或遵医嘱。

（4）注意事项与禁忌：糖尿病及糖代谢紊乱者慎用。

4. 养正消积胶囊

（1）药物组成：黄芪、女贞子、人参、莪术、灵芝、绞股蓝、炒白术、半枝莲、白花蛇舌草、茯苓、土鳖虫、鸡内金、蛇莓、白英、茵陈蒿、徐长卿。

（2）功能主治：健脾益肾，化瘀解毒。适用于不宜手术的脾肾两虚，瘀毒内阻型原发性肝癌患者的辅助治疗，与肝内动脉介入灌注加栓塞化疗合用，有助于提高介入化疗疗效，减轻对白细胞、肝功能、血红蛋白的毒性作用，改善患者生存质量，改善脘腹胀满痛、纳呆食少、神疲乏力、腰膝酸软、溲赤便溏、疼痛等症状。

（3）用法用量：口服，每次 4 粒（每粒 0.39 g），每日 3 次。肝癌的辅助治疗 1 个月为 1 个疗程，或遵医嘱。

（4）注意事项与禁忌：尚不明确。

参考文献

［1］郝捷，陈万青 .2017 中国肿瘤登记年报［M］.北京：人民卫生出版社，2018.

［2］Siegel RL, Miller KD, Jemal A. Cancer statistics, 2018［J］. CA Cancer J Clin, 2018, 68(1): 7-30.

［3］Global Burden of Disease Cancer Collaboration. Global, regional, and national cancer incidence, mortality, years of life lost, years lived with disability, and disability-adjustedlife-years for 29 cancer groups, 1990 to 2016: A systematic analysis for the global burden of disease study［J］. JAMA Oncology, 2018, 4(11): 1553-1568.

［4］中国临床肿瘤学会指南工作委员会 .中国临床肿瘤学会（CSCO）原发性肝癌诊疗指南（2018.V1）［M］.北京：人民卫生出版社，2019.

［5］欧美同学会医师协会肝胆分会，中国研究型医院分子诊断医学专业委员会，中国临床肿瘤学会肝癌专家委员会，等 .肝胆肿瘤分子诊断临床应用专家共识［J］.肝癌电子杂志，2020，7（1）：24-31.

［6］中华人民共和国国家卫生健康委员会医政医管局 .原发性肝癌诊疗规范（2019 年版）［J］.中国实用外科杂志，2020，40（2）：121-138.

［7］凌昌全 ."癌毒"是恶性肿瘤之根本［J］.中西医结合学报，2008，6（2）：111-114.

［8］凌昌全 .中西医结合治疗原发性肝癌系列临床方案创建的几点体会［J］.中国中西医结合杂志，2019，39（10）：1166-1168.

［9］凌昌全 .肿瘤治疗存在的问题及中西医结合的研究重点［J］.中西医结合学报，2003，1（3）：13-15.

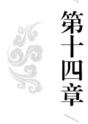

第十四章

胰　腺　癌

一、概述

胰腺癌是指发生于胰头、胰体及胰尾部的外分泌系统恶性肿瘤，可起源于导管上皮细胞，也可来自胰腺泡细胞。胰腺癌根据发生部位不同可分为胰头癌和胰体、胰尾癌，以发生在胰头部者多见，仅少数发生在胰体和胰尾部。有 90% 来源于胰腺的导管细胞，其余来自胰腺腺泡。胰腺癌病理类型包括导管腺癌、腺鳞癌、胶样癌（黏液性非囊性癌）、肝样腺癌、髓样癌、印戒细胞癌、未分化癌和未分化癌伴破骨巨细胞样反应。由于胰腺本身无包膜，故胰腺癌容易出现扩散、转移，其转移方式主要表现为：① 胰内扩散，癌细胞可穿破胰管管壁，向胰腺组织浸润。② 向胰周组织侵犯，常见侵犯十二指肠、胃、空肠、横结肠、肝脏等。③ 淋巴道转移，向腹腔、腹膜后淋巴结转移；血行转移，大多见于晚期，可转移至肝、肺、胸膜、腹膜等处；沿神经束转移，是胰腺特有的生物学特征，癌细胞沿胰腺内的神经束扩散到胰腺外的神经丛，可压迫或侵蚀神经丛，导致持续性剧痛。

胰腺癌在欧美国家较为多见，在美国位居癌症死亡的第 5 位。近 20 年来，我国胰腺癌的发病率和死亡率均呈明显的上升趋势。由于胰腺的解剖位置比较特殊，位于腹膜之后，且多数胰腺癌起病隐匿，早期症状无特异性，所以很难确诊，等到确诊时，85% 以上的患者已经进入中晚期，中位生存期 6～9 个月；能够进行根治性手术的仅占 15%，中位生存期约 15 个月，5 年生存率 5% 左右。胰腺癌以男性较多，男、女之比为（1.7～2.0）：1，患者年龄超过 40 岁者占 80%。

胰腺癌的病因尚不十分清楚，其发生与吸烟、饮酒、高脂肪和高蛋白饮食、过量饮用咖啡、环境污染及遗传因素有关。近年来的调查发现，糖尿病人群中胰腺癌的发病率明显高于普通人群；也有人注意到慢性胰腺炎患者与胰腺癌的发病存在一定关系，发现慢性胰腺炎患者发生胰腺癌的比例明显增高。另外，还有许多因素与此病的发生有一定关系，如职业、环境等。

胰腺癌早期无明显症状，其临床表现常因病程早晚、癌肿侵及的部位、大小及对邻近组织、器官的压迫或浸润而差别颇大。胰腺癌的临床表现多种多样，主要表现为消瘦和体重减轻、腹痛、黄疸、消化不良、发热、腹部包块等，症状的特异性不强，因此很容易发生误诊、漏诊，其预后很差。大多数病例诊断明确时，已属晚期，治疗效果差，如不及时治疗，常在出现症状 6～9 个月后死亡。

（一）常见临床表现

40 岁以上，无诱因腹痛、饱胀不适、食欲不振、消瘦、乏力、腹泻、腰背部酸痛、反复发作性胰腺炎或无家族遗传史的突发糖尿病，应视为胰腺癌的高危人群，就诊时应警惕胰腺癌的可能性。

（二）西医诊断依据

1. **影像学检查**　彩色 B 超是胰腺癌首选的检查方法，可发现胆道系统扩张和胰管扩张，对病灶直径在 1 cm 以上者也可能发现；腹部 X 线、CT、MRI 是目前用于胰腺癌诊断和分期的最佳无创性影像检查方法。胰腺癌的 CT 检查需行平扫及三期增强检查（包括动脉期、胰腺期、门静脉期），同时要求层厚小于 3 mm，这样较好显示胰腺肿物的部位、大小、形态、内部结构及其周围结构关系，较为准确判断有无较小的转移灶（3～5 mm）。磁共振胰胆管造影（MRCP）对胆道有无梗阻及梗阻部位、梗阻原因具有明显优势。内窥镜超声（EUS）和腹腔镜可进一步详察胰腺和周围血管系统，其主要价值是确定小于 3 cm 的肿瘤和评价淋巴结转移情况。

2. **病理学检查**　由于 80% 以上的胰腺癌无法接受手术切除，胰腺癌的病理获取困难，即使术中活检，也存在一定风险。包括 NCCN 在内的各级权威指南均强调将病理诊断作为胰腺癌的诊断标准，因此，除可切除胰腺癌不需要接受病理活检外，胰腺癌治疗前都需要活检病理证实。NCCN 指南推荐内窥镜超声（EUS）引导下细针穿刺活检术（FNA）。对于诊断时即为转移性胰腺癌的患者，优先推荐获取转移灶的病理。

3. **血清肿瘤标志物检测**　糖蛋白抗原 CA199 和 Span-Ⅰ 被确定为胰腺癌的肿瘤标志物，CA199 是辅助诊断胰腺癌的常用指标，也是胰腺癌一个独立的生存预期因子。资料显示，血 CA199 诊断胰腺癌的敏感性为 91.7%，特异性为 87.5%。血清 Span-Ⅰ 的敏感性为 89.47%，特异性为 88.1%。

4. **基因诊断**　目前临床研究还未确定胰腺相关驱动基因，所以基因检测还没有成为胰腺癌临床诊断的必需检测项目。参加临床研究的患者可有相关基因检测。研究发现，*BRCA1*、*BRCA2*、*CDKN2A*、*TP53*、*MLH1* 和 *ATM* 基因可能与胰腺癌有相关。

5. **鉴别诊断**　胰腺癌应与胃部疾病、黄疸型肝炎、胆石症、胆囊炎、原发性肝癌、急性胰腺炎、壶腹癌、胆囊癌等病进行鉴别。

（三）西医学治疗原则

胰腺癌的治疗原则仍然是以外科手术治疗为主，结合放化疗、中医药等综合治疗。

1. 手术治疗 手术是唯一可能根治的方法。手术方式包括胰头十二指肠切除术、扩大胰头十二指肠切除术、保留幽门的胰十二指肠切除术、全胰腺切除术等。尽管只有15%的患者能有机会接受手术切除，术后5年生存率也只有20%左右。对梗阻性黄疸又不能切除的胰腺癌，可选择胆囊或胆管空肠吻合术，以减轻黄疸，提高患者的生存质量。也可在内镜下放置支架，缓解梗阻。对于不适合做根治性手术的病例，常常需要解除梗阻性黄疸，一般采用胆囊空肠吻合术，无条件者可做外瘘（胆囊造瘘或胆管外引流）减黄手术，多数患者能够短期内减轻症状，改善全身状态，一般生存时间在6个月左右。

2. 放化疗 对于晚期不可切除胰腺癌患者，如体能状态良好可行单纯化疗或同步放化疗，但总体疗效不佳，对控制疼痛有一定益处。化疗以吉西他滨和5-FU/CF为基础化疗方案，伊立替康＋奥沙利铂可作为二线方案。

3. 靶向治疗 靶向治疗仍在研究中，至今未有突破性进展，临床疗效停滞不前。目前，FDA批准的治疗胰腺癌的靶向治疗药物是厄洛替尼，可靶向作用于一种引起癌细胞生长的分子。目前患者应用这种治疗药物获益较小。

胰腺癌由于恶性程度高，手术切除率低，预后不良。尽管手术仍然是首要的治疗方法，但由于胰腺癌常常发现较晚，而丧失手术根治的机会，因此需要对胰腺癌进行综合治疗。迄今同大多数肿瘤一样，还没有一种高效和可完全应用的综合治疗方案。现在的综合治疗仍然是以外科治疗为主，放疗、化疗为辅，并在探讨结合免疫和分子等生物治疗的新方法。靶向治疗仍在研究中，至今未有突破性进展，临床疗效停滞不前。

二、胰腺癌的中医治疗

胰腺癌相当于中医学的"心积""伏梁""积聚""腹痛""黄疸"等。在历代中医典籍中，鲜有对胰腺这一脏腑的详细描述，大多数医家将胰腺的生理功能归属于"脾胃"范畴，也有医家根据胰腺的生理、病理表现以及中医有关"三焦"的生理、病理特点，将胰腺归属于"三焦"范畴。因此，中医对胰腺癌的认识大多散见于经典古籍中，诸如《素问·腹中论》："病有少腹盛，上下左右皆有根，名曰伏梁。"《难经·五十六难》伏梁："起脐上，大如臂，上至心下。"痞气："在胃脘，覆大如盘，久不愈，令人四肢不收，发黄疸。"《外台秘要》："心腹积聚，日久癥癖，块大如杯碗，黄疸，宿食朝起呕吐，支满上气，时时腹胀，心下坚结，上来抢心，傍攻两胁，彻背连胸。""腹中痃气癖硬，两胁脐下硬如石，按之痛，腹满不下食。"《圣济总录》："积气在腹中，久不瘥，牢固推之不移者，癥也……按其状如杯盘牢结，久不已。令人身瘦而腹大，至死不消。"

这些描述与晚期胰腺癌的症状极其相似。可见，中医对胰腺癌早有一定的认识。

（一）病因病机

中医学认为胰腺癌常由正气亏损，肝郁气滞，湿热蕴积肝胆，脾胃实热所致，其病位在胰，病变与肝、胆、脾功能失调相关。本病病因与饮食内伤、情志不遂、脾胃虚弱有关，因脾气不足而发病，进一步致气滞、湿阻、热蕴、血瘀、毒聚而呈一派标实之象，病久则气阴已虚而邪毒未尽。饮食不慎、膏粱厚味是胰腺癌的重要发病诱因。正如《素问·生气通天论》所云："膏粱之变，足生大疔，受如持虚。"需要重视的是，晚期胰腺癌常表现为湿热、痰结、气滞，甚至血瘀的表象，极容易误导临床辨证，但所有这些表象都可能是在脾虚基础上衍生而来。所以，重视脾胃虚弱及肝脾不和是认识胰腺癌病因病机的核心。

胰腺癌的中医病因焦点在于脾虚，脾居中州，为气机升降之枢纽。内伤忧思，抑郁伤脾，脾气郁结，升降失常，水津不运，血行不畅，津停为痰，血停而瘀，痰血阻脾，结聚成瘤。李东垣在《兰室秘藏·饮食劳倦门》中认为："推其百病之源，皆因饮食劳倦而胃气元气散解，不能滋荣百脉，灌溉脏腑，卫护周身之所致也。""脾病，当脐有动气，按之牢若痛，动气筑筑然坚牢，如有积而硬，若似痛也，甚则亦大痛，有是则脾虚病也。"故见上腹痛和肿块。湿气通于脾，脾性恶湿，职司运化。外感湿毒，损伤脾气，脾运失司，水湿不化，郁而化热，湿热内蕴，热毒结瘤。湿、热、毒三者交阻，而发黄疸。因此，胰腺癌总的病机系脾胃虚弱，肝气郁结，致气滞、血瘀、湿热为患，久而结成坚块。胰头癌以湿热表现为多，胰体、胰尾癌则多见脾虚气滞之证。

（二）辨证论治

胰腺癌在临床大多表现为全身属虚，局部属实，虚实夹杂的证候。属虚者多见脾胃气虚，中焦阳虚之证，属实则多见气滞、痰湿、血瘀之证。

1. 脾虚湿阻型

主要证候：上腹痞胀，或隐痛，消瘦倦怠，头重身困，胸脘胀痞，纳少，大便或溏，或干结，舌质淡红，苔白或厚腻，脉滑或濡。

治法：健脾益气，化湿散结。

方药：香砂六君子汤合五苓散加减。太子参（党参）、白术、莪术、茯苓、木香、砂仁、半夏、枳壳、茯苓、猪苓、野葡萄藤、肿节风、鸡内金等。

2. 脾虚肝郁型

主要证候：脘胁胀滞，腹痛时作，牵涉后背，食后胀甚，大便干结，舌质淡红或暗红，舌苔薄白，脉细或弦。

治法：健脾疏肝，解郁化滞。

方药：大柴胡汤合枳实丸加减。太子参、柴胡、半夏、枳实、白术、莪术、茯苓、鸡内金、无花果、制军、炒白芍、肿节风、白蒺藜、山慈菇、全瓜蒌、夏枯草、生牡蛎等。

3. 湿热内蕴型

主要证候：上腹胀满不适，或胀痛，腹痛牵涉后背，目黄、身黄，或全身黄染、瘙痒，小便短涩，大便灰白，舌质红或暗红，舌苔黄或黄腻，脉弦。

治法：健脾化湿，清热解毒。

方药：茵陈蒿汤合平胃散加减。茵陈蒿、虎杖、茯苓、薏苡仁、苍术、厚朴、黄芩、半夏、青皮、泽泻、肿节风、陈胆星、大腹皮、槟榔、碧玉散、制大黄等。

4. 肝肾阴虚，气血瘀阻型

主要证候：晚期胰腺癌多见，腹痛持续，腹胀，面色萎黄或黧黑，消瘦脱形，饮食减少，腹部可及癥块，舌质暗紫，舌苔灰暗而厚，脉弦细。

治法：养阴益肾，理气开郁。

方药：八珍汤（《和剂局方》）合木香槟榔丸（《卫生宝鉴》）加减。生地黄、玄参、阿胶、柴胡、莪术、三棱、鳖甲、大黄、木香、槟榔、鼠妇虫、蜣螂虫、赤芍、当归、五灵脂、蒲黄、延胡索、鸡内金、夏枯草、生牡蛎等。

（三）辨治特点

1. 重视脾虚 胰腺癌多以脾虚肝郁为整体之虚，气滞、血瘀、湿热为局部之实。胰腺癌患者每见有腹胀纳差、呕吐、腹泻等脾胃直接受累的表现，需先调其脾胃，方可言之扶正。但调理脾胃，却非仅是简单地用四君子汤、补中益气汤、归脾汤等补益中气。若湿阻则须重以宣化，气滞则先以理气行滞，阴伤则须以甘寒益胃。唯有气弱方可进参、术、芪以大补中气，其具体用药又须掌握"益气而不碍气，温燥而不伤阴，养阴而不滋腻，助阳而不升阳"的原则。如益气补中取黄芪、太子参、白术、生山药等；理气燥湿取苍术、厚朴、土茯苓、半夏、枳壳、石菖蒲、砂仁等；养阴益胃取石斛、白芍、枸杞子、麦冬、北沙参等；补虚助阳取附子、吴茱萸、桂枝、益智仁、干姜等，中病即止，勿令火升。

2. 注重"以通为补" 中医"六腑以通为用"的理论，对于胰腺癌的辨证论治具有重要的指导作用。胰腺癌位于中焦，属六腑范畴，即如《素问·六节藏象论》所说："脾、胃、大肠、小肠、三焦、膀胱者，仓廪之本，营之居也，名曰器，能化糟粕，转味而入出者也。"三焦是人体津液、气血运行大通道，流通运行顺畅是其重要的功能表现。因此，扶正治疗胰腺癌要注重"以通为用"，处方遣药切忌呆滞，大小柴胡汤、升降散、调胃承气汤为基础化裁，能起到较好的"以通为用"的临床疗效。

3. 关注病势发展与病机变化 在晚期胰腺癌治疗过程中，可针对胰腺癌所表现的某一具体症状来辨证施治，但其临床证候多错综复杂，而各证型又相兼为患。故治疗时，必须在诸多复杂的临床证候中准确地把握其核心病机，针对核心病机的主次矛盾来指导用药，而不是单纯的依症施治。然而在具体的治疗过程中，核心病机通常又是动态变化的，故动态的关注病机的变化是关键所在。如胰腺癌后期出现的黄疸、脘腹胀满疼痛、纳差、呕吐等症，其核心病机在于肝热脾湿，湿热相搏，气机困阻，予清热燥湿、理气通腑，利尿退黄之法，诸症或可见退。但随着病情的发展，加上长期使用清热燥湿，利湿退黄等药后，多数患者又可现口中干苦、心烦易怒、皮肤干燥、乏力盗汗、下肢浮肿等症，分析其病机为湿热余邪未清，气阴两伤，治疗须转施益气养阴，清利余邪之剂，方能对病情起到扭转的作用，正如叶天士所述："盖病有见证，有变证，有转证，必见其初终转变，胸有成竹，而后施之以方。"

（四）主要症状的辨治

胰腺癌的主要症状有发热、上腹疼痛、黄疸、腹水等，在不同的病期有不同的突出病症，对此应在辨证论治的基础上，采取针对各种主症的重点治疗。胰腺癌病至晚期，由于邪正交争，精气渐夺，多呈现出邪盛正虚、虚实夹杂的局面，特别是常伴有发热、腹痛、腹胀纳差、黄疸等临床表现。这些症状不仅影响患者的生活质量，而且严重阻碍了胰腺癌治疗的进程。此时，应在坚持辨证论治为主的同时，依症施治，以改善和缓解全身症状，使晚期胰腺癌患者不断恶化的病情得到扭转，以稳定病情，延长生命。

1. **发热** 发热是晚期胰腺癌患者常见的症状之一，属中医"内伤发热"的范畴，但从肿瘤具体的发热特点来看，又类似于中医"伏邪"致病，清代医家俞根初曾谓："伏温内发，有实有虚，实邪多发于少阳膜原，虚邪多发于少阴血分阴分。"对胰腺癌发热患者的病机进行分析，认为湿热瘀毒内伏，邪及少阳是其致病的关键，故每予小柴胡汤合蒿芩清胆汤加减，以清透湿热毒邪，转枢少阳为治，如若湿热渐清，热伤气液，则可用竹叶石膏汤以清泻余热。而病至后期，脾胃受损，中气不足而见发热者，又须甘温除大热，予补中益气汤大补中气方可。

2. **腹痛** 腹痛是晚期胰腺癌最为常见的临床表现，通常伴随着疾病的发展而逐渐加重，以致严重影响患者的情绪及生存信心。所以癌痛的治疗是胰腺癌治疗中的重要环节。目前西医学已经实现了癌痛的规范化治疗，对于癌痛的控制亦较为满意，但仍存在不少缺陷，如止痛维持时间短、药物副作用多、疼痛控制不彻底等，因此采用中医病证结合，分步施治的治疗思路。在胰腺癌早中期，用大柴胡汤加减以理气通腑，解毒散结而止痛，迨胰腺癌晚期，患者多呈现出实中夹虚之征，可结合胰腺"脏体而用腑"的生理特点以及胰腺癌晚期虚实夹杂的病机，强调补通并用，是用药的基本原则。临床应仔细辨识腹痛的部位、表现，如腹部胀痛为主，持续钝痛，或胀痛不适，时缓时剧，或绞痛时作，腹部拒按，舌质暗红或带紫气，脉细或细弦，则为气机郁滞腹痛，治以理气止痛，可参考《医学心悟》所载的推气散加减，药用枳实（枳壳）、郁金、炙甘草、桔梗、陈皮、青皮、两头尖、八月札、炒延胡索等；如见上腹刺痛，痛有定处，肿块坚硬，舌质紫气或有瘀斑，脉细，则为瘀血内阻型腹痛，治以活血通络止痛，可参考张锡纯《医学衷中参西录》所载活络效灵丹加减，药用当归、丹参、乳香、没药、两头尖、蜂房、参三七等。

3. 黄疸 黄疸是晚期胰腺癌特别是胰头癌的常见表现。肝热脾湿，湿热相搏是胰腺癌黄疸发病的关键，故治疗上，可取黄连温胆汤辛开苦降，以清化中焦湿热，中焦湿热得化，脾胃升降功能得健，湿去气转，则诸症自减。若黄疸较为明显，须再佐以茵陈蒿、金钱草、车前草、泽泻等淡渗利湿之品，通利小便，古人所谓"治黄不利小便，非其治也"。若伴有呕吐腹泻者，可以砂仁、藿香梗、吴茱萸等芳香燥湿，降逆止呕。此外，对晚期胰腺癌出现的腹胀、纳差等症，一定要注意条达肝气。肿瘤患者常可出现因病而郁，故在健脾祛湿的同时，少佐香附、绿梅花、佛手等疏肝理气之品，常可获良效。辨治黄疸需分阴阳：

（1）阳黄：身目俱黄，黄色鲜明，皮肤瘙痒，小便短涩，大便干结，舌质红，苔黄腻，脉弦数。治以清热利湿退黄，可参考《伤寒论》中茵陈蒿汤加减，药用茵陈蒿、黑山栀、茯苓、猪苓、白茅根、虎杖、金钱草等。

（2）阴黄：身目俱黄，黄色晦暗，大便溏薄，小便短涩，舌质淡红或暗红，苔黄或滑腻，脉细或涩。治以温阳健脾，利湿退黄，可参考《金匮要略》茵陈五苓散加减，药用茵陈蒿、白术、桂枝、茯苓、泽泻、猪苓、白茅根、车前子、玉米须等。

对于严重黄疸，采用西医学植入支架引流，或可行胆囊空肠吻合术以缓解，有较好疗效，结合中医全身辨证治疗疗效更佳。

4. 腹水 腹水是晚期胰腺癌最常见的兼症，也是临床比较棘手的治疗难点。胰腺癌并发腹水乃是病势恶化征兆，病至末期，脾肾虚衰，不能运化水湿，隧道不通，水湿停留中下焦，遂成臌胀。单用中医分消利水之法，很难取效，治疗应注重健脾益肾，需仔细辨证：如腹胀如鼓，少尿，大便溏薄不畅，下肢浮肿，按之凹陷，舌质淡红或暗红，苔白滑，脉濡或滑，则为脾虚水聚，治以健脾利水，可用己椒苈黄汤合五苓散加人参、蛇六谷、大腹皮、白茅根、车前子、玉米须；如腹胀如鼓，尿黄短涩，大便干结，四肢浮肿，口渴不欲饮，舌红苔黄，则为肝肾阴虚，当养阴利水，可用猪苓汤加减，药用猪苓、茯苓、泽泻、阿胶、滑石、冬瓜皮、车前子等，配合外敷治疗，以缓解腹胀。

（五）中医综合疗法

中医辨证论治目前仍以汤药煎剂为主要方式，但可依据临床病证的具体情况，结合针灸、外敷等综合治疗手段，进一步提高疗效。在胰腺癌的治疗上，针灸、外敷对于缓解腹痛、腹水具有独特的临床疗效。

1. 针灸疗法

（1）取穴：中脘、日月、梁门、足三里、阳陵泉、梁丘等。

（2）辨证配穴：脾虚湿阻证，加灸脾俞、丰隆；湿热内蕴证，加内庭、侠溪；脾虚肝郁证，加三阴交、太冲；肝肾阴虚证，加然谷、内庭。

（3）随症配穴：恶心、呕吐，加内关、公孙；黄疸，加三阴交、阳陵泉；大便秘结，加支沟、天枢；腹水，加神阙隔姜灸。

（4）操作手法：毫针刺，补泻兼施，每日1次，每次留针20～30分钟。虚证可加灸。

2. 外敷疗法　对晚期胰腺癌的疼痛，可用草乌、川乌、生南星、生半夏、蟾酥、麝香、冰片等研末，醋调外敷，也可用槟榔、干蟾皮、沉香、三七、没药、乳香、血竭、肉桂等研末，装入药袋，干敷中脘部或后腰部，对缓解疼痛有一定疗效。

腹水可用芒硝加入金黄膏敷肚脐，有助于利尿排水。

三、中医治疗胰腺癌的知识拓展

（一）中医治疗胰腺癌的临床疗效评价

胰腺癌的中西医治疗仍然是临床十分棘手的难题。中医治疗对于胰体、胰尾部肿瘤的疗效明显优于胰头肿瘤。目前，中医药治疗肿瘤的近期疗效评定多采用国际通用的实体瘤的疗效评定标准，以癌灶大小变化作为评价主要指标，以治后肿瘤缓解达 CR 或 PR 为有效。中医治疗胰腺癌的临床疗效主要体现在延长生存期、缓解症状、提高生存质量、稳定病灶等，尤建良用调脾抑胰方治疗 42 例晚期胰腺癌，结果生存期 6～12 个月、1 年及 2 年以上者分别为 17 例、20 例和 5 例。最长生存期 5.5 年，平均生存期 1.33 年。由于胰腺癌的特殊性，非手术胰腺癌的患者大多缺乏病理诊断支持，中医治疗大多还局限于小样本临床报道，缺乏循证医学证据，但随着患者对中医药的信赖度提升，会有更多的胰腺癌患者求治中医，这为中医治疗胰腺癌的临床研究带来发展机遇。

（二）胰腺癌中医辨证分型研究

胰腺癌的中医治疗仍然以辨证分型治疗为主要方法。但对胰腺癌的辨证分型目前尚缺乏统一规范标准，虽然医家在辨证分型方面有差异，但对胰腺癌的核心病机趋于相同的是认为：胰腺癌的根本在于"脾虚"。脾胃为"后天之本""气血生化之源"，五脏六腑、四肢百骸皆赖以所养，它是阴阳升降的枢纽。脾胃一旦受损，升降失和，纳运失职，就会导致湿浊内生，邪毒阻滞，与气血互结，积而成癌。但也有人认为胰腺癌病情发展迅速，预后极差，考虑邪实（湿热瘀毒）是主要病机。还有第三种观点，正虚与邪实并见，共同导致疾病的发生。胰腺癌病位在胰，实则在肝、脾。病理因素为湿（痰）、热、毒、瘀。病理性质初期多实，中晚期多虚证或虚实夹杂。所以治疗时要以理气健脾为原则，兼以清热祛湿、化痰散结、解毒祛瘀。再根据疾病进展的不同阶段，或攻，或补，或攻补兼施。虽然尚无胰腺癌的统一分型标准，但可参照《胰腺癌综合诊治专家共识》给出的常见分型：① 湿热毒盛型，茵陈蒿汤合黄连解毒汤加减。② 气滞血瘀型，膈下逐瘀汤加减。③ 脾虚湿阻型，香砂六君子汤加减。④ 阴虚内热型，知柏地黄汤加减。

（三）"以通为补"治则

以通为补源于《素问·五脏别论》"所谓五脏者，藏精气而不泻也，故满而不能实。六腑者，传化物而不藏，故实而不能满。水谷入口，则胃实而肠虚；食下，则肠实而胃虚。故曰实而不能满，满而不能实也。"补为相益之意，六腑的生理特点在于"通"，因而采用通利之法，使六腑通畅，顺应六腑的生理状态，即为"补"。《类证治裁·内景综要》云："五脏藏精不泻，满而不能实，以守为补焉；六腑传化物而不藏，实而不能满，故以通为补焉。"胰腺位于中焦，是气血大通道，为六腑之一，以通为补是重要法则，但"通"不是单纯的通下，而是要关注气机通畅，若气机不畅，可见腹胀疼痛、二便不通等。"通"也可理解为"祛邪"，如攻下、祛瘀、降浊等，邪去则正气来复，进而使脏腑功能得以恢复，机体达到阴平阳秘状态，正如《本草正义》所云："积滞既去，而正气自伸。""湿热除，则真阴长。"胰腺癌临床"以通为补"的另一个要义是在扶正方剂中，需配伍相应的理气行血、醒脾和胃、渗利湿浊等药物，使之在扶正补益时，避免壅滞脾胃，有利于扶正药物发挥更好的临证药效。对于正气虚衰的患者，尤其要注意"通法"药量和疗程的斟酌，把握"通"药的使用时机、"通"药使用的权重、"通"药的正确选择等。若使用不当，不仅无法发挥"以通为补"的作用，反而可能有副反应的出现。正如《医学心悟·心腹痛》曰："夫通则不痛，理也。但通之之法，各有不同。调气以和血，调血以和气，通也……虚者助之使通，寒者温之使通，无非通之之法也。若必以下泄为通，则安矣。"

（四）柴胡剂在胰腺癌临床治疗中的运用

柴胡剂是中医治疗胰腺癌临床较常用的基础方剂，源于《伤寒论》。以柴胡为名之方有六方：小柴胡汤、大柴胡汤、柴胡加芒硝汤、柴胡加龙骨牡蛎汤、柴胡桂枝汤、柴胡桂枝干姜汤，而小柴胡汤为此六方的基础。小柴胡汤为治疗少阳病的主方，组成有柴胡、黄芩、半夏、人参、大枣、生姜、甘草。此方的剂量，柴胡应大于人参、黄芩 1 倍以上，方能发挥作用，若误以人参、甘草的剂量大于柴胡，或者剂量等同，则不能达到治疗目的。若见大便秘结，脘腹痛，或呕或口苦甚，郁郁微烦，胁胀满作痛，脉弦有力，舌苔黄腻，此乃胆胃实热，气机受阻，疏泄不利之证。小柴胡汤去人参、甘草，加大黄、枳实、芍药，为大柴胡汤，以疏利肝胆气机，开郁治癌。若见大便溏泄，腹胀，小便不利，口苦心烦，或胁痛控背，舌淡苔白，脉弦而缓，此乃胆热胃寒，气化不利，津液不滋之证。小柴胡汤去人参、大枣、半夏、生姜，加桂枝、干姜、牡蛎、天花粉，为柴胡桂枝干姜汤，与大柴胡汤互相发挥，一兼治胃实，一兼治脾寒。若见黄疸，一身面目悉黄，色亮有光，身热心烦，口苦欠呕，恶闻荤腥，体疲不支，胁痛胸满，小便黄涩，大便秘结，口渴腹胀，苔黄腻，脉弦滑。小柴胡汤去人参、大枣、甘草，加茵陈蒿、大黄、黑山栀，为柴胡茵陈蒿汤。胰腺癌辨证分型治疗，有柴胡证则以柴胡剂为基础方辨证加减，处方时可加白蒺藜、生半夏、两头尖、红曲米，具有健脾消食，化滞消积之效。

中医扶正治疗胰腺癌是综合治疗的重要手段之一，在改善症状、提高患者生存质量、延长生存期等方面的作用是肯定，且不容忽视的，弥补了现代肿瘤学在治疗胰腺癌方面的不足，尤其是在胰腺癌术后患者的维持治疗方面，作用尤显重要，具有一定的预防复发、转移作用。对于晚期胰腺癌和高龄患者，中医扶正治疗可作为主要的治疗选择，并能体现出显著优势。但不可忽视的是中医治疗胰腺癌仍存在诸多不足，需要大样本的规范临床研究作为支撑。

中医治疗胰腺癌具有一定特色与优势，但也有相当的不足。优势在于，患者尤其是老年患者易于结受，耐受性好，副作用小，能显著提高患者生活质量，减轻症状，延长生存期，稳定或缩小病灶，经济负担较轻；不足在于较多临床病案尚缺乏病理诊断支持，客观原因归结于选择中医治疗的患者大多不愿进行创伤性活检，临床疗效尚缺乏大样本循证证据支持。需要中医同行的共同努力协作，不断创新发展，以期获得更多的大数据、循证医学的支撑，为胰腺癌患者提供更为有效的临床治疗。

参考文献

［1］汤钊猷．现代肿瘤学［M］．上海：上海医科大学出版社，1993．
［2］虞先睿，鹿语．胰腺癌的流行病学与诊断现状分析［J］，上海医药，2014，35（10）：4-6．
［3］中国临床肿瘤学会胰腺癌专家委员会．胰腺癌综合诊治中国专家共识［J］．临床肿瘤学杂志，2014，19（4）：358-368．
［4］刘嘉湘．刘嘉湘谈肿瘤［M］．上海：上海科技教育出版社，2004．
［5］朱秋媛，何裕民，倪红梅，等．中医药治疗胰腺癌研究述评［J］．中医学报，2012，27（8）：925-927．
［6］董华琼．中西医综合法治疗中晚期胰腺癌的临床效果分析［J］．实用癌症杂志，2014，29（10）：1318-1321．
［7］邓允，贾博宇，边文山，等．中医药治疗胰腺癌的研究进展［J］．中医药信息，2014，31（3）：170-172．
［8］范忠泽，梁芳，李琦，等．晚期胰腺癌的中医药诊疗现状分析［J］．辽宁中医杂志，2008，35（5）：679-681．
［9］顾缨，金斗镇，杨金坤．健脾为主中药治疗晚期胰腺癌临床与实验研究［J］．中医药学刊，2005，23（11）：2103-2104．
［10］尤建良，赵景芳．调脾抑胰方治疗晚期胰腺癌42例［J］．浙江中医杂志，2000，35（6）：238．

第十五章

大 肠 癌

一、概述

大肠癌是指大肠黏膜上皮在环境或遗传等多种致癌因素作用下发生的恶性病变，是最常见的消化道恶性肿瘤之一。近 20 年来我国大肠癌的发病率和病死率逐步升高，已位居肿瘤总发病率的第 4 位，死亡率第 5 位。2018 年 WHO 癌症研究机构发布全球癌症报告，全球大肠癌新发 180 万例，位列第 3，死亡约 88 万例，位列第 2。大肠癌的发病率与经济发展水平呈正相关，发达国家结直肠癌的发病率是欠发达国家或地区的 3 倍左右。大肠癌在我国大城市中的发病率也高于农村，并以年均 4%～5% 的速度递增，预计在今后 10 年大肠癌将成为威胁我国人民健康的重要癌种。

根据发生部位的不同，大肠癌包括结肠癌和直肠癌，起源于盲肠黏膜的癌肿通常也属于大肠癌。大肠癌常见病理类型包括乳头状腺癌、管状腺癌、黏液腺癌、印戒细胞癌、未分化癌、腺鳞癌、鳞状细胞癌等，其中 90% 以上为腺癌。

大肠癌转移扩散方式有以下几种：① 直接浸润，癌细胞直接沿肠壁浸润环形蔓延，突破浆膜层侵入邻近器官，如肝、胆、膀胱、子宫、阴道、前列腺等。② 种植播散，癌细胞侵犯至浆膜外时，脱落至腹腔内器官表面，造成腹腔种植播散。③ 淋巴转移，淋巴转移是大肠癌常见的播散方式，常先累及邻近病变部位的淋巴结，也可跳跃式转移至腹主动脉旁的淋巴结，晚期患者可出现左锁骨上淋巴结转移。④ 血行播散，最常见的远处转移是肝、肺、骨、肾上腺、肾、卵巢、脑等。

大肠癌的病因尚未完全清楚，大多认为与生活方式、膳食结构、环境因素以及遗传因素有关，高脂低纤维饮食、炎症性肠病、结肠息肉、胆囊切除术后等都是大肠癌的危险因素。研究发现，约有 1/3 的大肠癌与遗传有密切关系。其中家族性腺瘤性息肉病和遗传性非息肉病性大肠癌最为常见，这类大肠癌多发于右半结肠，平均年龄 35～45 岁，家族高危成员常可发现多个腺瘤，其常染色体显性遗传基因表达明显增高。炎症性肠道疾病（inflammatory bowel disease, IBD），常有慢性肠道炎症表现，会增加大肠癌的风险，尤以溃疡性结肠炎与大肠癌的关系最为密切，一般溃疡性结肠炎发病 10 年以上者恶变高达 10%。

（一）常见临床表现

大肠癌起病隐匿，早期可无明显症状，仅见粪便隐血阳性，随着病情的进展，病灶不断增大而出现一系列的临床表现：排便习惯改变，大便性状改变（变细、血便、黏液便等），腹痛或腹部不适，腹部肿块、肠梗阻相关症状，贫血及全身症状如消瘦、乏力、低热等。随着肿瘤从血道和淋巴道转移至远处组织和器官，会出现相应的临床表现。明确诊断为大肠癌但无远处转移的患者，经以根治性手术切除为主的综合治疗后，5 年生存率超过 70%，而伴有远处转移的大肠癌患者 5 年生存率不到 10%，20%～25% 的患者在初次就诊时即发现有同时性肝转移，这类肠癌患者生存期缩短至 5～10 个月。

（二）西医诊断依据

1. **影像学检查** 腹部 B 超、CT、MRI、骨扫描以及全身 PET-CT 等检查除了用于术前分期，还可用于疗效和预后评估。

2. **病理学检查** 初筛发现高危人群后，行全结肠镜复筛和病理活检，是诊断大肠癌及其癌前疾病的最有效和便捷的方法。

3. **基因检查** 复发或转移性的肠癌患者，尤其推荐检测肿瘤组织中 *K-ras* 及 *N-ras* 基因、*BRAF* 基因、错配修复蛋白表达或微卫星状态及其他相关基因状态，以指导进一步治疗。

4. **血清肿瘤标志物检测** 癌胚抗原（CEA）等肿瘤标志物可以作为大肠癌的筛查以及术后复发转移的监测。

5. **其他检查** 粪便隐血试验、直肠指检可用于大肠癌的初步筛查，初筛发现高危人群再进一步检查。

6. **鉴别诊断** 结肠癌首先应与结肠炎症性疾病相鉴别，包括克罗恩病、溃疡性结肠炎、肠结核、血吸虫病肉芽肿、阿米巴肉芽肿等。此外，还应与原发性肝癌、胆道疾病、阑尾脓肿相鉴别。直肠癌应与菌痢、慢性结肠炎、阿米巴痢疾、痔等相鉴别。

（三）西医学治疗原则

1. **手术治疗** 外科手术为主要的治疗手段，是唯一可能根治的方法。早期结肠癌采用内镜下切除、局部切除或结肠切除术，中期结肠癌首选的手术方式是相应结肠肠段的切除加区域淋巴结清扫。如果肿瘤局部晚期不能切除或临床上不能耐受手术，给予包括手术在内的姑息性治疗，如近端造口术、短路手术、支架植入术等。早期直肠癌的治疗原则同早期结肠癌。中期直肠癌必须行根治性手术治疗，中上段直肠癌推荐行低位前切除术，低位直肠癌推荐行腹会阴联合切除术或慎重选择保肛手术，中下段直肠癌必须遵循直肠癌全系膜切除术原则，对可疑环周切缘阳性者，应加后续治疗。

2. 放化疗　主要有新辅助化疗、辅助化疗和姑息化疗。新辅助化疗用于术前，主要用于提高手术切除率，减少肠癌术后局部复发。辅助化疗用于肠癌术后，目的是消灭根治术后或放疗后的残留病灶。Ⅰ期和复发风险小的Ⅱ期患者不需要行辅助化疗，Ⅲ期大肠癌术后患者有15%～50%的复发风险，高危Ⅱ期和Ⅲ期均推荐行术后辅助化疗。放疗、化疗结合可提高直肠癌患者根治术后的无瘤生存率和总生存率。姑息化疗主要针对晚期或术后复发转移的大肠癌患者，通过化疗能使患者的生存期延长，生活质量提高。

3. 靶向和免疫治疗　晚期大肠癌的相关研究取得了很大进展。针对表皮生长因子受体（EGFR）西妥昔单抗和帕尼单抗，针对血管内皮生长因子受体的单克隆抗体贝伐珠单抗和蛋白激酶抑制剂瑞戈非尼等的出现，给晚期肠癌患者带来了明显的生存获益，显著提高了临床疗效。2017年NCCN指南将纳武单抗和派姆单抗作为dMMR/MSI-H转移性肠癌二线或三线治疗中可选的药物。

二、大肠癌的中医治疗

大肠癌当属中医学"积聚""便血""肠风""脏毒""肠蕈""下痢""锁肛痔"等范畴。其病位在大肠，与脾胃关系密切，脾主运化而胃主受纳，大肠为"传道之官"，为中土倾泻糟粕，外祛浊邪，故浊秽勾留于大肠则诸气壅塞，息著化积。然遍观古籍并未见大肠癌之病名，相关论述则散见于多种病证内。如《灵枢·五变》谓："人之善病肠中积聚者……则肠胃恶，恶则邪气留止，积聚乃伤，脾胃之间，寒温不次，邪气稍至，蓄积留止，大聚乃起。"又如《外科正宗·脏毒论》所云："又有生平情性暴急，纵食膏粱或兼补术，蕴毒结于脏腑，火热流注肛门，结而为肿。"《证治汇补·积聚》亦指出："积之始生，因起居不时，忧患过度，饮食失节，脾胃亏损，邪正相搏，结于腹中。"综上可见，古人对大肠癌的病因和临床表现均已有一定认识。

（一）病因病机

中医学认为大肠癌的病因主要为素体虚弱、脾肾不足、饮食不当、起居不节、感受外邪、忧思抑郁等因素，损及脾胃或致脾肾二脏亏虚，俾运化失司，湿浊内生，湿、毒、瘀搏结肠道，久而成积。多数医家认为大肠癌的病因病机中气滞、血瘀、热毒、湿聚等为病之标，脾虚肾亏等正气不足之虚象则属病之本，两者互为因果，每多因虚而滞，日久致积。

大肠癌的中医辨证焦点在于脾胃虚弱。中土为后天之本，气血生化之源，食饮仰其运化，精微赖其输布。若脾虚胃殆，则食饮不化，精微失布，水湿停蓄，湿浊内生，加之正气虚衰，邪易承之，湿热瘀毒留滞肠道，日久积聚成块，发为本病。故张景岳言："脾肾不足及虚弱失调之人，多有积聚之病。"

《医宗必读·积聚》载："积之成也，正气不足，而邪气踞之。"大肠又名传导之官，传者，传运也，导者，疏导也，故谓传糟粕而导浊邪。其为六腑之一，传化物而不藏，若其有失于传化之能，则恐湿热瘀毒内结肠中，悖逆肠腑通降下行之气，上犯于胃，反累脾土，脾失健运，生化之源无以充养周身，加之肠道肿瘤消灼精血，遂致脾肾两虚，气血俱损。因此，大肠癌以本虚标实为特点，本虚多为脾虚胃弱或兼有肾虚，标实多以湿热、瘀毒为患，两者相因相生，共筑外显为全身属虚而局部属实的肿瘤疾患。

（二）辨证论治

大肠癌病位在肠，且与脾、胃、肝、肾之关系尤为密切，临床大多表现为全身属虚，局部属实，虚实夹杂之征象。本病早期可见湿热、瘀毒蕴结等邪实之象，到晚期，则正虚邪侵，属虚者多见脾胃气虚、脾肾阳虚、肝肾阴虚之证，属实者则气滞、痰湿、血瘀、毒聚为患。大肠癌病机以脾虚为著，脾虚生湿，湿郁化热，湿热又可演化为热毒、瘀毒，蕴结肠中，日久成块，故以健脾利湿为要，辅以清热解毒，化瘀散结，为大肠癌之治疗原则。大肠癌患者常因手术、放化疗等攻伐手段导致机体功能失常，正气愈加亏虚，故此临床更应重视扶正补虚，借此纠偏持衡以祛邪，不仅能缓解症状，提高患者生存质量，更可提高免疫功能，减少术后复发和转移。

1. 湿热蕴结型

主要证候：纳少，腹胀腹痛，里急后重，大便黏滞，甚至黏液脓血便，口渴，舌红，苔黄腻，脉滑数。

治法：清热化湿解毒。

方药：白头翁汤合槐角丸加减。黄连、黄柏、木香、白头翁、马齿苋、红藤、败酱草、凤尾草、苦参、地榆等。

2. 气虚瘀阻型

主要证候：乏力、纳差，腹胀腹痛且拒按，腹部扪及包块，里急后重，便下脓血黏液，舌质紫暗，有齿痕，苔薄黄，脉弦或涩。

治法：益气活血，化瘀解毒。

方药：四君子汤合膈下逐瘀汤加减。党参、白术、桃仁、红花、当归、莪术、赤芍、枳实、延胡索、白花蛇舌草、木香、红藤、夏枯草、大黄、生地榆等。

3. 脾虚气滞型

主要证候：纳呆，腹胀肠鸣，腹部窜痛，神疲乏力，面色萎黄，大便溏薄，舌质淡红，苔薄白，脉濡滑。

治法：健脾理气。

方药：香砂六君子汤加减。党参、白术、茯苓、陈皮、半夏、砂仁、木香、野葡萄藤、蛇莓、八月札、沉香曲等。

4. 脾肾阳虚型

主要证候：腹痛绵绵，喜温喜按，胃纳减少，大便溏薄，次数频多，畏寒肢冷，消瘦乏力，面色苍白，腰膝酸软，舌淡，苔薄白，脉沉细。

治法：温补脾肾。

方药：理中丸合四神丸加减。党参、白术、茯苓、熟附块、补骨脂、肉豆蔻、炮姜炭、乌梅、煨木香、吴茱萸等。

5. 肝肾阴虚型

主要证候：大便燥结，口苦咽干，五心烦热，头晕目眩，低热盗汗，腰酸耳鸣，舌质红，少苔或无苔，脉细弦或细数。

治法：滋养肝肾，清热解毒。

方药：一贯煎加减。北沙参、麦冬、生地黄、川石斛、女贞子、瓜蒌仁、枳实、黄柏、知母、野葡萄藤、半枝莲等。

6. 气血两虚型

主要证候：神疲乏力，面色苍白，头晕目眩，唇甲色淡，反复便血，脱肛，便溏，舌质淡，苔薄，脉细弱。

治法：益气养血。

方药：补中益气汤合四物汤加减。黄芪、党参、白术、甘草、陈皮、升麻、柴胡、当归、芍药、红藤、野葡萄藤、藤梨根等。

大肠癌患者应用手术、放疗、化疗等治疗手段的同时应针对性地调整中医药治疗方案。比如肠癌手术治疗易耗损气血，术后早期当以益气养血为先，旨在恢复脾胃升降之序的同时，鼓舞气血之生衍；术后中期，脏腑虚损，易致气虚血瘀，此时仍以健脾益气为要，以求中气畅行，佐以活血祛瘀；手术后期，脾胃功能渐序恢复，虽见正气返归，仍不可掉以轻心，当扶正攻邪并行，以期疗效巩固。

（三）辨治特点

1. 扶正为本，尤重健脾　肠癌之发病以正虚为本，邪实为标，而脾胃虚弱是肠癌发生、发展的根本原因，邪毒内侵是肠癌发生的外部条件。虽然肠癌的瘤灶就局部而言属于邪实，然究其根本，乃属全身性疾病。故概言之，瘤灶乃全身疾病在局部的表现，人体整体之正气亏虚是其发病最根本的病理状态。因此，在治疗上通过扶助正气，以增加机体抗病能力，遏制邪毒侵袭，从而达到培元祛邪之目的。正如《活法机要》中所云："壮人无积，虚人则有之。脾胃怯弱，气血两衰，四时有感，皆能成积。"脾为后天之本，气血生化之源，脾气健运，则气血充盈，正气旺盛，营卫条达；若脾气虚弱，气血生化乏源，导致周身失养，卫外无能，邪毒乘虚而内侵，俾病理产物蓄积，气脉壅涩，癥积乃成。以此观之，脾胃虚弱是肠癌发生、发展的重要始因之一，故而治疗上应从健运脾胃着手，培本而扶正，通过中气周循畅达，荡灌癌邪，俾气机行而不滞，浊邪通而不留，以期调整肠癌患者的整体状况，调动其内在抗病能力，遏制邪毒侵犯，在正邪斗争过程中管窥疾病之转机，最终使扶正与祛邪结合，达祛病延年之目的。

2. **攻下法、升举法及收敛法合理应用**　大肠为阳明之腑，司传导之职，其"以通为用，以降为顺"，肠癌因恶性肿瘤滞碍，稽延气血、水湿之畅行。因此，治疗上应依腑之性，顺气之机，根据"六腑以通为用""泻而不藏"之生理特点，通腑泻浊，以使毒、湿、瘀、积等病理产物由"传道"而出，借阳明而解；对于肠癌患者常有的湿毒蕴结大肠而致之大便秘结不通，亦应根据"六腑以通为用"的原则，采用"下法"治疗，常选用清热泻下，攻积导滞的大黄、枳实、瓜蒌仁、郁李仁等，以达到荡涤湿热毒邪，清除宿滞瘀血之目的。若见泄泻，临证细参后仍见其由湿热下注，传化失常所致，症见泄泻频作，泻而不爽，伴有里急后重、腹胀腹痛、肛门灼热、便脓血而恶臭，此时仍可遵"通因通用"之旨，仍凭"下法"清除肠中蕴结之湿毒，以达不止泻而泻自止之目的；对于由于脾肾阳虚，中气下陷导致的泄泻，每多选用升举法及收敛法，升举法选用益气升阳，温肾驱寒之品，如黄芪、党参、白术、升麻、菟丝子、肉豆蔻等；收敛法则指投以收涩敛肠之药，如乌梅、诃子肉、川石斛、赤石脂、禹余粮等，以达到涩肠敛泻之能。

3. **中药内服和保留灌肠并举**　刘嘉湘临证擅以中药内服与保留灌肠并行之举治疗大肠癌。中药内服可调全身气血阴阳之偏倚，提高机体抗病能力，从而达到稳定瘤灶的目的，配中药保留灌肠扶助其功，可以使药物与癌灶直接接触，更好发挥药物的治疗作用，可谓一举两得、双管齐下。同时，保留灌肠的方法更适合直肠癌、乙状结肠癌之患者。部分消化道梗阻或恶心呕吐症状明显，不可纳食者，可单用保留灌肠之法，下以导邪，弭除癌毒。

（四）主要症状的辨治

大肠癌常容易出现癌性腹痛、癌性肠梗阻等，在不同的病期有不同侧重的突出病症，应在辨证论治的基础上，采取针对各种症状的重点治疗，对于缓解患者的病痛、增强信心、提高临床疗效具有重要的意义。

1. **癌性腹痛**　癌痛是晚期大肠癌常见的临床表现，通常伴随着疾病的发展而逐渐加重，常常有腹部胀痛，或刺痛，或绞痛，若有肝、骨等远处转移，可出现肝区疼痛、骨痛等转移灶引起的疼痛。癌痛的治疗是晚期大肠癌治疗的重要环节。西医学癌痛的规范化治疗，对于癌痛的控制亦较为满意，但仍存在不少缺陷，如止痛维持时间短、药物副作用多、疼痛控制不彻底等。

中医认为癌性疼痛的病机特点主要为不荣则痛和不通则痛，前者是对癌性疼痛虚证的病机分析，后者多见于癌性疼痛实证。不通则痛是由于外邪侵袭机体，正邪交争，使气机升降失常，气滞血瘀，瘀阻经络，凝结成块，不通则痛；不荣则痛则是因为肿瘤日久，正气亏损，气血耗伤，无法营养脏腑经络，不荣则痛。经络不通为癌性疼痛的基本病机，癌毒内蕴为关键病机。

癌性腹痛须进行辨证论治：实则泻之，虚则补之，热者寒之，寒者热之，滞者通之，瘀者散之。以"通"为治疗大法，因肠腑以通为顺，以降为和，肠腑病变而用通利，因势利导，使邪有出路，腑气得通，腹痛自止。气机郁滞为主者，宜疏肝解郁，理气止痛，予柴胡疏肝散加减，药用柴胡、枳壳、香附、陈皮、芍药、甘草、川芎、川楝子、郁金等；瘀血阻滞者，宜活血化瘀，理气止痛，予少腹逐瘀汤加减，药用当归、川芎、赤芍、蒲黄、五灵脂、没药、延胡索、小茴香、肉桂、干姜等；正虚为主者，常见腹痛绵绵，时作时止，喜按喜温，宜温中补虚，缓急止痛，予小建中汤加减，药用桂枝、芍药、甘草、饴糖、生姜、大枣等。还可用中药制剂外贴，以提高局部疼痛部位药物浓度，如蟾乌凝胶膏外贴痛处，散结止痛粉外敷（乳香、没药、石打穿、蜂房、全蝎等）能明显缓解癌痛。

2. 癌性肠梗阻　晚期大肠癌致不全性肠梗阻是肿瘤科常见病，临床可见腹痛阵作，痛而拒按，腹胀，不大便，恶心呕吐。由于本病病因多是肿瘤阻塞肠管，或肿瘤细胞在肠管或腹腔种植播散所致，故靠单纯手术治疗预后较差。

中医认为癌性肠梗阻是由多种因素导致肠腑气机痞塞，肠道不通，不通则痛；气阻于中，精微不能上达，浊物不能下降，则腹痛、痞满，甚至臌胀，导致肠腑闭阻。未接受手术治疗者实证居多，以湿热蕴结和瘀毒内结为主；术后患者表现为虚证，以脾肾阳虚、肝肾阴虚、气血虚弱、脾胃气虚多见。热结瘀毒为主，治当解毒化瘀通腑，可采用桃核承气汤加减（大黄、芒硝、桃仁、枳实、厚朴、木香、槟榔、丹皮、丹参、蒲公英）；气机阻滞为主，治当行气通腑，可采用小承气汤加味（大黄、枳实、厚朴、木香、槟榔、乌药）；阴津亏损为主，治当滋阴增液通腑，可采用增液承气汤加减（大黄、芒硝、生地黄、玄参、麦冬、枳实、火麻仁）；寒结肠腑为主，治当温里通腑，可采用大黄附子细辛汤加味（大黄、附子、细辛、肉苁蓉、枳实、乌药）。

在具体运用时可用内服配合中药保留灌肠疗法，根据中医"通则不痛"的理论，临床运用中药肛滴在缓解癌性粘连性肠梗阻、缓解消化道恶性肿瘤患者症状、提高晚期消化道恶性肿瘤患者生存质量方面具有一定的疗效。

（五）中医综合疗法

中医辨证施治主要以汤药煎剂为主，还可根据临床具体情况，结合针灸、外敷等综合治疗手段，可进一步提高疗效。在大肠癌的治疗上针灸、外敷对于缓解腹痛、腹水以及放化疗毒副反应都有较好疗效。

1. 针刺与艾灸疗法

（1）止痛：取穴内关、足三里、三阴交等。进针后提插捻转，得气为宜，留针15～30分钟，每日1次，7次为1个疗程。

（2）升高白细胞：取穴足三里、三阴交、血海、膈俞等。针刺，留针15～30分钟，每日1次，7次为1个疗程。可配合隔姜艾灸关元穴。

（3）止吐：取穴内关、曲池、足三里。化疗期间针刺，留针15～30分钟，每日1次，7次为1个疗程。耳穴可选内分泌、肾、交感、食管等，配肾俞、脾俞，每日按摩3次，连续7日。

2. 灌肠疗法　中药保留灌肠，可使药物与癌灶直接接触，更好发挥药物的治疗作用，可谓一举两得，双管齐下。保留灌肠的方法更适合直肠癌、乙状结肠癌患者。

（1）清肠消肿汤（刘嘉湘方）：药用八月札、木香、红藤、白花蛇舌草、菝葜、野葡萄藤、苦参、丹参、土鳖虫、乌梅肉、瓜蒌仁、白毛藤、凤尾草、贯众炭、半枝莲等。将本方煎剂的1/3（约200 mL）保留灌肠，每日1～2次，2/3（约400 mL）内服，能更好地发挥治疗作用。

（2）保留灌肠方：药用黄柏、黄芩、紫草、虎杖、藤梨根、苦参、乌梅等。浓煎200 mL，每日1次，保留灌肠。

3. 外敷疗法　晚期肠癌导致的疼痛，尤其是腹部肿块疼痛，可用蟾乌凝胶膏（生川乌、两面针、七叶一枝花、芙蓉叶、乳香、没药、薄荷脑、冰片等）外敷患处，具有化瘀消肿止痛的功效。

三、中医治疗大肠癌的知识拓展

（一）辨病与辨证结合专方研究

基于对大肠癌发病的认识，刘嘉湘从整体观念出发，以辨证与辨病相结合为原则，选用符合中医治则，经药理筛选有抗癌或抑癌作用的清热解毒、利湿、理气、化痰的中药组成基本方。同时注意适当加入扶正培本和抑制肿瘤生长的药物进行治疗。刘嘉湘曾报道50例患者均为病理确诊且单纯应用中医药治疗3个月以上的病例，其中直肠癌41例、乙状结肠癌9例。全部病例均经病理活检证实，全部病例均经肛门指诊与肠镜检查，癌肿浸润肠壁1/4以下者4例、1/4～1/2者16例、1/2以上者30例，肿瘤活动性差或完全固定。其中，行剖腹探查因肿瘤广泛转移不能切除者7例，癌肿已广泛转移行姑息切除者4例，伴有肝、肺转移者4例。治疗以辨证与辨病相结合，以健脾理气，清肠消肿方为基本处方。处方：太子参、白术、茯苓、八月札、广木香、枳实、红藤、白花蛇舌草、菝葜、野葡萄藤、苦参、生薏苡仁、地鳖虫、乌梅、瓜蒌仁、白毛藤、凤尾草、贯众炭、半枝莲、天龙（研成粉末，分2次吞服），并结合症状进行加减治疗。治疗后1年生存率为80%，2年生存率为43.5%，3年生存率为31.7%，5年生存率为20%，10年生存率为9.1%。治后患者的临床症状均得到改善，延长了晚期患者的生命，部分患者病灶稳定或缩小，有6例患者治后病灶消失，获得临床治愈。

（二）健脾解毒法治疗大肠癌化疗耐药研究

笔者在长期的临床实践中观察到，70%～80%消化道恶性肿瘤的发生都和脾虚密切相关，而且脾虚贯穿于大肠癌发生、发展的始终，故临床上常以益气健脾，理气解毒作为主要治则。"肠胃清口服液"是笔者在长期临床实践中总结的经验方，主要由黄芪、党参、白术、石见穿、野葡萄藤等药物组成，其以益气健脾为主，理气解毒为辅共为一方，突出了"扶正治癌"的治疗理念，在治疗消化道肿瘤、慢性胃炎伴幽门螺杆菌感染、对化疗的增效减毒、预防大肠癌的复发等方面都有较好的疗效。我们在肠胃清口服液联合FOLFOX4方案与单独化疗治疗晚期结直肠癌的临床研究中，观察比较两组近期疗效、临床受益反应以及毒副反应，结果显示，研究组近期有效率为47.6%，对照组为35.0%；研究组中位生存时间（13.6个月）长于对照组（10.2个月）；研究组临床受益率为85.7%，高于对照组的55.0%；研究组白细胞降低、神经毒性、乏力等毒副反应明显低于对照组。结果表明肠胃清口服液对晚期结直肠癌FOLFOX4方案化疗的患者有延长生存期、增加近期疗效、提高生活质量、减少不良反应的作用。

另一项晚期胃肠癌临床研究，采用肠胃清口服液联合化疗组（观察组，28例）和单纯化疗组（对照组，26例）进行比较，观察两组临床症状、生活质量、瘤灶、生存期、毒副反应。结果显示，观察组临床证候改善、生存质量提高明显，优于对照组；观察组瘤灶有效率（PR+SD）高于对照组；观察组中位生存期（9.5个月）明显长于对照组（7个月）；通过观察抗耐药指标MDR1、CK20mRNA水平的变化，治疗的毒副反应等，提示肠胃清口服液对化疗有减毒增效作用，其增效机制与抗耐药作用有关。

参考文献

[1] 陈万青，郑荣寿，曾红梅.2011年中国恶性肿瘤发病和死亡分析［J］.中国肿瘤，2015，24（1）：1-10.

[2] 杨宇飞.晚期结直肠癌中西医并重中国治疗方案的思考与探索［J］.中国中西医结合杂志，2019，39（1）：15-17.

[3] 李小锋，魏寿江.结直肠癌同时性肝转移机制研究新进展［J］.国际检验医学杂志，2015，36（11）：1603-1606.

[4] 孙燕，顾晋，汪建平.中国结直肠癌诊疗规范（2017年）［J］.上海医学，2018，41（8）：449-463.

［5］石晓兰，潘树芳，禹雯琦，等.基于数据挖掘的范忠泽治疗大肠癌用药规律研究［J］.上海中医药杂志，2018，52（11）：19-23.

［6］刘嘉湘.实用中医肿瘤手册［M］.上海：上海科技教育出版社，1996：126-129.

［7］刘嘉湘.中医中药治疗大肠癌50例疗效观察［J］.中医杂志，1981，（12）：33-36.

［8］张勇，许建华，孙珏，等.健脾解毒方联合FOLFOX4方案治疗晚期结直肠癌临床研究［J］.环球中医药，2010，3（2）：117-120.

［9］许建华，范忠泽，孙珏，等.肠胃清治疗晚期胃肠癌及对外周血MDR1mRNA的影响［J］.上海中医药杂志，2007，41（5）：40-42.

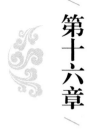

第十六章

乳 腺 癌

一、概述

乳腺癌是指发生于乳腺小叶和导管上皮的恶性肿瘤，是危害女性健康最主要的恶性肿瘤之一，男性亦可罕见发病。流行病学调查显示，发达国家和地区的乳腺癌发病率明显高于欠发达国家和地区。近20年来，我国乳腺癌发病率与死亡率增长迅速，高发年龄为45～55岁，并逐渐趋向年轻化，防控形势严峻。

乳腺癌细胞类型多样，组织形态纷杂，根据浸润性分为非浸润性乳腺癌（原位癌）和早期浸润性乳腺癌、浸润性乳腺癌等。由于乳腺癌在组织形态、免疫表型、生物学行为及治疗反应上的差异，根据分子分型临床上可将乳腺癌划分为 Luminal A 型（ER+/PR+，HER-2-）、Luminal B 型（ER+/PR+，HER-2+）、HER-2+ 型（ER-/PR-/HER-2+）和 Basal-like 型（ER-/PR-/HER-2-）。

乳腺癌侵犯和转移的主要方式有：① 区域侵犯，乳腺恶性细胞通过直接蔓延、播散的方式，向周围组织延伸。② 淋巴结转移，乳腺癌淋巴结转移较为常见，最多为腋下淋巴结，其次为锁骨下、锁骨上淋巴结，双侧乳房存在交通淋巴管，亦可发生双侧乳腺的转移和散播。③ 远处转移，乳腺癌可以通过血道播散发生远处转移，最常见的为肺，其次是骨、肝、软组织、脑、肾上腺、肾、卵巢及骨髓等。

乳腺癌的病因学研究尚不完全清楚。家族史和乳腺癌基因突变（如 P53、BRCA-1、BRCA-2）与乳腺癌的发生相关。女性乳腺在青春期受到卵巢激素的作用发育成熟，并受体内激素周期性变化及妊娠期影响。研究表明，初潮年龄小、停经年龄晚、月经周期短、未生育或初育晚、缺乏母乳喂养都是乳腺癌的危险因素。营养饮食方面，饱和脂肪酸摄入过多、少食蔬菜亦与乳腺癌发生有关联。其他如大剂量电离辐射等环境因素也是乳腺癌发生的重要因素。

（一）常见临床表现

乳腺癌以乳腺肿块或疼痛、乳头溢液或为血性、乳头缩陷以及腋下或锁骨上淋巴结肿大等为主要临床表现。随着女性定期乳房自检的普及和推广,乳腺癌的早期诊断和发现率逐步提高。明确诊断的乳腺癌患者经过规范治疗后,5 年生存率可超过 80%。

(二)西医诊断依据

1. **影像学检查** 乳腺钼靶、B 超、CT、MRI、PET-CT 等,都是诊断乳腺癌的常用方法。乳腺钼靶是乳腺癌筛查的重要手段,但对于致密乳腺肿物或部位深的肿物及囊性肿物不敏感,乳腺 B 超对肿物实性或囊性有较好鉴别。CT 及 MRI 可用于乳腺肿块的精确定位,指导医生制定乳腺癌穿刺、手术等治疗计划。

2. **病理学检查** 乳腺癌的确诊以病理学基础为标准,以细胞学及组织学检查为主。组织取材的病理检查是乳腺癌诊断的金标准,可包括溢液、糜烂部位刮片、细针穿刺活检及手术取材等。

3. **血清肿瘤标志物检测** 乳腺癌的生物标志物特异性并不理想,常用的有 CEA 和 CA153。

4. **基因诊断** 在乳腺癌免疫组化中,雌激素受体(ER)、孕激素受体(PR),两者关乎患者是否适合接受内分泌治疗;表皮生长因子受体-2(HER-2)关乎患者是否适合接受靶向治疗;细胞增殖抗原(Ki67)则可以用来衡量肿瘤增长的速度。此外常见乳腺癌的基因检测还包括 *BRCA*、*EGFR*、*KAS* 等。

5. **鉴别诊断** 乳腺癌的鉴别主要是良、恶性鉴别,包括乳腺囊性增生病、乳腺结核、乳腺炎、乳腺纤维瘤、乳腺导管内乳头状瘤等。

(三)西医学治疗原则

乳腺癌的治疗强调整体与局部兼顾,目前的治疗方法包括手术治疗、放化疗、内分泌治疗、生物靶向治疗及中医药治疗等。

1. **手术治疗** 是主要的治疗手段,也是唯一可能根治的方法。手术方式主要包括保乳术和根治术。根治术切除范围较大,对乳房外形有较大损毁,恢复慢;保乳术创伤小,乳房外形保护较好,但较难运用于多发病灶,且术后常规需要进行放化疗。

2. **放化疗** 化疗主要有新辅助化疗、辅助化疗和姑息化疗。新辅助化疗用于术前,主要用于提高手术切除率或保乳率,减少术后复发。2019 年中国临床肿瘤学会(CSCO)指南指出,乳腺癌的新辅助治疗不再仅仅依据临床分期,而是结合肿瘤分子分型、临床分期及患者意愿个体化确定。辅助化疗主要是术后有效杀灭残存的肿瘤细胞,降低肿瘤复发率。放疗、化疗结合可提高乳腺癌患者的生存期。姑息化疗则主要针对复发患者。乳腺癌放疗主要见于根治或改良根治术后放疗、保留乳房术后放疗。

3. **内分泌治疗** 内分泌治疗在乳腺癌的治疗当中也占有非常重要的地位。乳腺不同于其他器官,始终会受到性激素的影响和调控。通过药物阻断性激素对乳腺癌细胞的促进作用是乳腺癌治疗的重要手段。ER 与 PR 是衡量乳腺癌患者能否进行内分泌治疗的重要指标。ER、PR 与乳腺癌另一个重要分子标志物 HER-2（又称 lien，C-erbB-2 或 P185）以及衡量乳腺癌恶性程度指标之一的 Ki67 将乳腺癌分成了四种类型，Luminal A 型、Luminal B 型、HER-2 过表达型和三阴型。

4. 靶向治疗　随着肿瘤精准治疗理念的普及，乳腺癌的靶向治疗也取得了较大进展。针对肿瘤、肿瘤血管、肿瘤微环境、免疫等的靶向药物陆续上市，如曲妥珠单抗、帕妥珠单抗、拉帕替尼等。其中曲妥珠单抗作为针对 HER-2 基因的靶向治疗药物，已经列入 HER-2 阳性乳腺癌重要辅助治疗方式。

二、乳腺癌的中医治疗

乳腺癌属于中医学中的"乳岩""乳癌""奶岩""石奶""翻花奶""乳石痈"等范畴，现代常用的乳腺癌中医病名为"乳岩""乳石痈"。中医最初并未针对乳腺癌进行单独的命名，所以对于乳腺癌的描述常散在于各种不同的病证或病名中。如《黄帝内经》最早将乳腺癌归属于"痈疽"范畴，《灵枢·痈疽》描述疽的特点是"热气淳盛，下陷肌肤，筋髓枯，内连五脏，血气竭，当其痈下，筋骨良肉皆无余"，与乳腺癌的皮肤"橘皮样"改变相似。南北朝陈延之《小品方·治痈疖瘰诸方》中有"痈结肿坚如石，或如大核，色不变，或作石痈不消"等描述，与乳腺癌的体表特征相似。朱丹溪《丹溪心法·痈疽》曰："乳房，阳明所经，乳头厥阴所属。"《女科仙方·乳痈》中指出"乳头属足厥阴肝经，乳房属足阳明胃经"，故乳腺疾病的发生与肝、脾关系密切。

（一）病因病机

中医学认为乳腺癌的发生与肝气郁结、气血亏虚、冲任失调以及热毒痰凝有关。正气不足，气血阴阳虚弱，脏腑功能衰退，是乳岩发生的内在原因。正气不足，肝失调达，气机不畅，气血瘀滞于乳络，脾阳不足，蒸腾运化失司，聚而生痰，凝滞于乳络。外感六淫，邪气侵袭，积滞于乳络，聚而成瘤，邪气留滞是乳岩发生的外在因素。七情内伤亦是乳岩发生的重要因素，郁怒忧思，损伤肝脾，肝失疏泄，气机郁滞，脾虚痰凝，结于乳络，经年累月，内生结核。饮食失调，恣食肥甘厚味、辛辣刺激之物，损伤脾胃，脾胃运化失司，遂生痰湿，气血运行受阻，气滞血瘀于乳络，遂生结核。

乳腺癌的发病是以脏腑亏虚，气血不足为本，气郁、痰浊、瘀血、热毒为发病之标。其发展是一个因虚致实，因实更虚，虚实夹杂的过程。治疗上以疏肝理气，益气养血，健脾化湿，补益肝肾为主。

（二）辨证论治

乳腺癌的发病是一种以虚为本，以实为标；全身属虚，局部属实的疾病。正气虚损是乳腺癌的主要病机之一，气血亏虚贯穿于本病的始终。在辨证过程中，乳腺癌虚证主要表现为气血亏虚、肝肾阴虚，脾肾阳虚、冲任失调等，实证是由于气滞、血瘀、痰凝、毒聚等互结而形成。主要涉及的脏腑为肝、脾、肾三脏。

通过对近几年关于乳腺癌辨证相关文献的聚类分析发现，乳腺癌早期（手术前）病机以实证表现为主，实多虚少，多为肝郁气滞（痰凝）、气滞血瘀、痰瘀互结、毒热蕴结等；乳腺癌后期（手术后或晚期乳腺癌）病机以虚证表现为主，虚多实少，多为气血亏虚、肝肾阴虚、脾肾阳虚、冲任失调、气虚血瘀等。肝郁气滞在乳腺癌的各个阶段均有发生，乳腺癌放化疗后以气阴两虚证多见。

1. 肝郁气滞（痰凝）型

主要证候： 乳房肿块，经前乳房作胀隐痛，胸闷不舒，口苦咽干，抑郁易怒，两胁胀痛，舌质红，苔薄白，脉弦或弦滑。

治法： 疏肝解郁，理气散结。

方药： 柴胡疏肝散或逍遥散加减。柴胡、白芍、夏枯草、制香附、郁金、陈皮、枳壳、白花蛇舌草、象贝母、全瓜蒌、八月札、生甘草等。

2. 气血亏虚型

主要证候： 乳中肿块，与胸壁粘连，推之不动，头晕目眩，面色白，神疲气短，舌质淡或淡胖，舌苔少，脉虚弱。

治法： 健脾益气，化痰软坚。

方药： 人参养荣汤加减。黄芪、党参、白术、茯苓、熟地黄、当归、川芎、远志、陈皮、白芍、炙甘草、石见穿、夏枯草、蜂房、生牡蛎等。

3. 肝肾阴虚（冲任失调）型

主要证候： 乳房内肿块，质地硬韧，粘连，表面不光滑，五心烦热，午后潮热，盗汗，口干，腰膝酸软，头晕，目眩耳鸣，兼有月经不调，舌质红，苔少有裂纹，脉细或细数无力。

治法： 调理冲任，滋阴软坚。

方药： 知柏地黄丸加减。熟地黄、山茱萸、知母、鳖甲、山药、白花蛇舌草、土贝母、山慈菇、蒟蒻、莪术、蜂房、牛膝、夏枯草、生牡蛎。

4. 脾肾亏损型

主要证候： 乳房局部结块，质硬固定，纳呆口干，消瘦乏力，腰酸腿软，低热盗汗，面色少华，舌质淡，舌苔薄白，脉濡软或细弱。

治法： 健脾益肾，化痰散结。

方药： 河车大造丸加减。紫河车、熟地黄、太子参、天冬、麦冬、补骨脂、鹿角片、煅牡蛎、茯苓、枸杞子、杜仲、炙龟板、怀牛膝。

5. 毒热蕴结型

主要证候： 乳房肿块，坚硬疼痛，或翻花溃烂，气味恶臭，可有发热，舌质暗红，舌苔黄腻，脉象弦数。

治法：消痰散结，清热解毒。

方药：五味消毒饮加减。紫花地丁、蒲公英、金银花、芙蓉叶、漏芦、夏枯草、七叶一枝花、山慈菇、象贝母、穿山甲、蜂房、生牡蛎。

乳腺癌病因病机复杂且变化多端，辨证分型之间多存在着相互交叉融合，随着正邪盛衰的变化，各型之间常发生转变或兼杂，手术、放化疗、内分泌治疗及靶向治疗也是影响乳腺癌证候的重要因素。临诊时要善于四诊合参，综合考虑实际情况，辨证、辨病相结合，时时顾护正气，权衡扶正与祛邪的利弊，合理遣方用药，以提高临床疗效。

（三）辨治特点

1. 疏肝理气，调畅情志　乳腺癌治疗多从肝脾入手，重视疏肝理气。大多数乳腺癌患者都有七情失和的表现，正常的情志活动有赖于正常的脏腑功能，气血充盈，阴平阳秘。而气血不和，阴阳失于平衡，脏腑功能紊乱，从而导致情志失调。情志失调又可逆乱气血，损伤阴阳，使脏腑功能紊乱而发生不同的疾病。所以调和气血，平衡阴阳以达到调畅情志，是乳腺癌扶正治疗的有效手段。在乳腺癌的临证治疗中多佐以川芎、白芍、当归、陈皮、玫瑰花等调畅气血之品，在补气养血的同时，佐以川楝子、八月札等，达到疏肝理气，平衡阴阳的功效。

乳腺癌的发展过程中，由于气郁化火，痰瘀化热，尤其是在现代放化疗等因素的影响下，极易耗伤气阴，灼伤阴液，临床常表现为局部皮肤红肿，口干咽燥，五心烦热，两眼干涩等阴液亏耗的症状，治疗在疏肝理气之时，常配以清热解毒之品，选方用药上多采用清补之品，如沙参、生地黄、麦冬、芦根、蒲公英、连翘等。

2. 健脾补肾，调和阴阳　乳腺癌的治疗亦重视扶正，所谓"正气存内，邪不可干""积之成者，正气不足，而后邪气踞之"。但这里的扶正治疗并不是单纯的扶助气、血、阴、阳，更非补益类中药的堆砌，而是更广意义上的"补"，从某种意义上来讲，是调整机体的不平衡以达到"阴平阳秘，精神乃至"的目的。这种不平衡包括脏腑功能的不协调以及阴阳的不平衡。

乳腺癌后期，由于患病日久，气血耗伤，脏腑亏虚，久病及肾，常表现为肝、脾、肾的亏虚。治疗上多以健脾补肾，补益气血之品，如人参、黄芪、熟地黄、当归、白术、芍药等。

正气虚损是乳腺癌的主要病机之一，乳腺癌发展的过程中还常伴有气血亏虚的表现，在治疗乳腺癌的过程中，应谨守病机，注重脏腑气血的情况，辨证治疗上尤应谨察阴阳所在而调之，以平为期。

（四）主要（相兼）症状的辨治

乳腺癌主要常见的相兼症状有疮疡、脉痹、郁证、脏燥、骨萎等，给患者带来了极大的痛苦，影响其生活质量，甚至威胁生命。因此，在辨证论治的基础上，治疗时采取针对各种兼症的重点治疗，对于缓解患者的病痛，增强治病信心，提高临床疗效具有重要的作用。

1. 疮疡（术后皮瓣坏死、放化疗后所致的皮肤溃疡）　皮瓣坏死是乳腺癌根治术后最常见的并发症，可引起创面的迁延不愈、疼痛及肢体活动障碍，给患者带来痛苦。放化疗后所致的皮肤溃疡亦是乳腺癌治疗的难点，增加患者组织感染的机会，同时给患者的其他后续治疗带来严重影响。以上几种皮肤损伤均属于中医学"疮疡"范畴，因乳腺癌患者气血亏虚，瘀血内阻，肌肤失于濡养，经脉受损，复受邪热，故长久不愈。近年来诸多医家在临床研究中证实，中医辨证治疗，内治、外治、内外合治均能促进伤口愈合，缩短病程，取得较好疗效。刘嘉湘治疗乳腺癌，内治多在扶正祛邪辨证治疗的基础上予以活血化瘀，清化湿毒之法；外治主要以祛腐、活血、生肌为原则，具有显著疗效及独特优势。

2. 脉痹（术后上肢淋巴肿胀）　上肢水肿是乳腺癌手术后的另一常见并发症。中医认为手术耗伤气血，气伤则运行津液无力，水饮内停，聚于患处则发生肿胀。手术亦可损伤经络，经脉不通，血行失畅而瘀，水湿停聚，从而肿胀。且气为血帅，血行不畅，瘀阻于体内，阻碍津液输布，共同阻滞于脉络，则又加重血瘀，互为因果，共同导致上肢肿胀。肢体周径可作为乳腺癌肢体水肿程度的量化标准，通过测量患肢肘关节处的周径与健侧对比，将术后肢体肿胀分为轻、中、重三个等级。

手法淋巴引流、低弹性绷带包扎、皮肤护理及功能锻炼是西医治疗淋巴水肿的重要方式。中医认为乳腺癌术后上肢淋巴水肿，属于中医"脉痹""水肿"等范畴。可从虚、气、瘀三个方面论治，或活血化瘀利水，或补气通络消肿，或健脾益气养阴。在内治方面常予以黄芪桂枝五物汤、四妙散行气利水化湿，血府逐瘀汤活血化瘀。外治方面，无论是中药皮硝外敷，还是梅花针、刺络放血、热疗、推拿等，都直接作用于患处，显示了中医治疗本病的优势所在。

3. 郁证（抑郁症）　乳腺癌的发病及预后均受到情志因素的重要影响。西医学观察不断证实，"情志"是肿瘤发病的重要因素。《景岳全书·乳痈乳岩》曰"乳岩属肝、脾二脏郁怒"指出乳腺癌"因郁致病"。乳腺癌发展趋势的年轻化及发病之后因手术、其他治疗等带来的心理落差使得患者出现焦虑、抑郁等心理失衡状态，这是乳腺癌"因病致郁"。《医学入门·外集》曰"乳岩……更清心静养，庶可苟延岁月"，指出了情绪调节对乳腺癌患者的重要作用。

肝气郁结是乳腺癌的核心病机，肝的疏泄功能正常，则气机调畅，气血平和；肝的气机失常，则会引起疏泄不及及疏泄太过，在临床上可表现为情绪抑郁和情绪亢奋两大类型。刘嘉湘认为中医在治疗"郁证""不寐""脏躁""百合病""奔豚气"等疾病上的认识与方法对乳腺癌的治疗也具有一定的疗效，采用疏肝解郁宁心为主要治疗原则，配合倾听等心理方法，形成一种互动的治疗模式，可以提高乳腺癌患者的远期疗效。

4. 脏躁（类更年期反应） 对于激素受体阳性的乳腺癌，内分泌治疗是最重要的治疗手段之一。但内分泌治疗在延长乳腺癌患者生存期的同时，也带来许多相关并发症，其中发生率最高的并发症为潮热、关节疼痛、抑郁、失眠、疲乏、咽喉不适等。中医学认为女性生殖内分泌的调节主要是通过肾-天癸-冲任-胞宫轴，肾为主导，由天癸调节，通过冲任调约，胞宫主司。从脏腑功能来看，乳腺癌患者类更年期综合征的出现主要与肝、脾、肾三脏的功能失常有关。西医学对内分泌治疗的副作用尚无好的处理方法，刘嘉湘在治疗乳腺癌内分泌治疗不良反应时，常用的内服药物有二仙汤、知柏地黄丸、柴胡疏肝散加减应用等。

5. 骨萎（骨质疏松） 雌激素缺乏时，骨代谢的动态平衡被打破，当骨吸收大于骨形成时，造成骨丢失，导致骨质疏松等疾病，这也是乳腺癌内分泌治疗的副作用之一。中医认为此属于"骨萎""骨痹""骨枯""骨极"等范畴。中医认为肾虚是骨质疏松的关键。例如淫羊藿、骨碎补、黄芪、杜仲等均能够抑制破骨细胞的骨吸收作用。乳腺癌内分泌治疗所产生的骨质疏松，治疗上多以补益肾肝、调理脾胃、活血化瘀、抗肿瘤为主进行辨证论治和整体治疗，可以提升患者的骨密度，降低骨转换率，调节骨代谢等，具有一定预防及补充治疗作用。

（五）中医综合疗法

乳腺癌的中医辨证论治目前仍以汤药煎剂为主要方式，但可依据临床病证的具体情况，结合采用针灸、外治等综合治疗手段，对于缓解临床症状，增强体质具有一定疗效。

1. 针刺疗法 以足厥阴肝经、足阳明胃经、任脉经穴为主，取穴屋翳、膻中、天宗、肩井、期门、三阴交、丰隆。冲任失调，加肝俞、肾俞、关元；肝郁气滞，加肝俞、太冲；热毒蕴结，加内庭、行间点刺放血；气血两虚，加灸脾俞、膈俞、足三里。乳腺癌术后上肢水肿，加极泉、青灵通络消肿；乳腺癌放疗后放射性肺炎，加尺泽、孔最泻肺止咳；潮热，加百劳、膏肓；失眠心烦，加大陵、神门。

2. 外敷疗法 适用于放射性皮肤溃疡日久不愈，术后切口感染或皮瓣坏死，晚期乳腺癌肿瘤破溃患者，选用具有活血祛腐，清热解毒功效的药物，如生肌玉红膏、二黄煎等。

三、中医治疗乳腺癌的知识拓展

1. 肝为乳腺癌气机之主脏 乳腺癌中医认识：男子乳头属肾，乳房属肝；女子乳头属肝，乳房属胃。肝经循行："肝足厥阴之脉，起于大指丛毛之际，上循足跗上廉，去内踝一寸，上踝八寸，交出太阴之后，上腘内廉，循股阴，入毛中，环阴器，抵小腹，挟胃，属肝，络胆，上贯膈，布胁肋，循喉咙之后，上入颃颡，连目系，上出额，于督脉会于巅。"刘嘉湘认为，乳腺癌乃因郁致病，因郁进展，后期郁既是病因病机，也是病理产物。

现代肿瘤学研究发现乳腺发展过程中，容易转移的几个部位有对侧乳房、腋下淋巴结、肝脏、肺脏、骨骼、头颅。用中医五行生克理论分析，其中乳房、肝脏、淋巴结为肝本脏所属。转移到肺脏为木旺太胜，反侮所致。转移到骨骼、头颅同属于肾，为子病及母。发病、病进机制既明，则治法随行，疏肝解郁贯穿始终，药用柴胡、郁金、川楝子。随症加减，兼顾肺肾，且《素问·脏气法时论》谓："肺欲收，急食酸以收之，用酸补之，辛泻之。""肾欲坚，急食苦以坚之，以苦补之，以咸泻之。"所以遣方用药时，注重酸苦之味，有补肾益肺之功效。

肿瘤患者长期服药，固护胃气也当一以贯之。研究证据显示，手术后患者免疫受到抑制，是部分患者手术后即转移的病因，而手术后患者多气阴两虚。放化疗则是在杀伤肿瘤细胞同时，也使免疫抑制，因此，患者也多见气阴两伤。研究显示，雌激素/孕激素分泌和中医的肾脏功能息息相关，且副作用骨质疏松也是中医肾脏功能抑制的一个体现（所以中医补肾也当以平为期），激活免疫细胞，使肿瘤细胞得以清除。所以，西医治疗的转变模式是从单纯的杀伤肿瘤细胞，抑制激素分泌到免疫激活疗法，这与中医提倡的扶正为主，兼顾祛邪，其实不谋而合。

国医大师刘嘉湘提倡的疏肝解郁法，本意在于恢复人体枢机不利的状态，"流水不腐，户枢不蠹"，从而激发人体自身正气以达到抗肿瘤效果。肝脏为梳理气机的主脏，若把枢机视为车辕，则中医治法中，补气以增力，养阴以滋润，补肾以充源。

2. "甲乳"研究与理解　临床上乳腺癌患者甲状腺疾病的发生率明显增高，乳腺癌合并甲状腺疾病的发病过程十分复杂，其机制尚不明确。从西医学角度而言，乳腺、甲状腺均起源于外胚层，同属于激素反应性器官，具有重要的碘浓缩能力和高效的过氧化物酶活性，并且受到下丘脑-垂体-腺体轴调控。下丘脑、垂体的变化可以影响多个腺体，腺体分泌的激素可以通过正/负反馈作用于垂体或其他腺体，导致腺体共病。

从中医来看，《诸病源候论·乳石痈候》曰："乳石痈之状，微强不甚大，不赤，微痛热，热自歇，是足阳明之脉，有下于乳者，其经虚，为风寒气客之，则血涩结成痈肿。而寒多热少者，则无大热，但结核如石，谓之乳石痈。"认为乳腺癌是风寒之邪阻塞经络，寒积日久而成肿瘤。乳房乃肝经循行之所，诸般邪气皆能沿肝经上行而停于乳络，且女子乳头属肝，乳房属胃；男子乳头属肝，乳房属肾，说明肝经在乳腺癌发生过程中起到的重要作用。甲状腺也是肝经循行所在，所以乳腺癌合并甲状腺疾病被认为，邪在肝经，循行而上，病机为肝气郁滞，痰凝血滞。肝主疏泄，调畅情志被认为是其中的关键。

乳腺癌合并甲状腺疾病的发病过程也被认为是情志引发。如《济生方·瘿瘤证治》："夫瘿瘤者，多由喜怒不节，忧思过度，而成斯疾焉。大抵人之气血，循环一身，常欲无滞留之患，调摄失宜，气凝血滞，为瘿为瘤。"说的就是人因喜怒不节而生甲状腺癌。《立斋外科发挥·卷八·乳痈》："乳岩乃七情所伤，肝经血气枯槁之症。"同样指出，乳腺癌也是七情致伤之症。所以乳腺癌合并甲状腺疾病的病因基础是情志内伤所致，情志不遂，忧恚气结，厥阴经首当其冲。现代研究显示，乳腺癌患者中，抑郁的发病率高达89%，焦虑发病率为78%，看得出来情志焦虑抑郁明显高于正常人。而在甲状腺疾病患者遭遇挫折事件的次数或频率高于常人，且与抑郁、悲哀、思绪繁重相关。所以情志病是乳腺癌合并甲状腺疾病的共同病因基础。

另外一项研究表明，体内的激素水平，特别是雌激素水平与患者的情志认知功能息息相关，而通过情志状态的改变，也可以影响人体的雌激素分泌水平。值得注意的是，有研究对女性甲状腺癌标本进行分析得出，雌激素受体均高表达，而雌激素状态对于乳腺癌的作用众所周知。最新的研究，雌激素和脂联素能够分别对乳腺肿瘤细胞内黄体激素的 cAMP 反应发挥快速（＜1 小时）的抑制和（或）协同作用，可能是通过 G 蛋白偶联的雌激素受体（GPER）膜受体进行介导。而这可能是进一步研究乳腺癌合并甲状腺疾病的中医理论及物质基础。

参考文献

［1］汤钊猷. 现代肿瘤学［M］.3 版. 上海：复旦大学出版社，2011.
［2］刘海涛，田建辉，刘嘉湘. 调神防治癌症八法［J］. 中华中医药杂志，2019，34（5）：2270-2273.
［3］顾军花，刘嘉湘. 刘嘉湘教授"扶正治癌"理论核心及运用方法［J］. 中国中西医结合杂志，2017，37（4）：495-499.

第十七章

卵 巢 癌

一、概述

卵巢癌是发生于卵巢组织的恶性肿瘤，占女性常见恶性肿瘤的 2.4%～5.5%。其发病率在女性恶性肿瘤中居第 2 或第 3 位，次于宫颈癌和子宫内膜癌，但死亡率居妇科恶性肿瘤之首。其组织学类型繁杂，早期诊断困难，总的 5 年生存率在 30%～50%，是妇科肿瘤领域的研究热点和难点。卵巢癌的病因不明，可能与妇女不育或妊娠次数少、使用促排卵药物等增加卵巢癌的发生有关。绝经年龄晚可轻度增加卵巢癌的危险。绝经后的激素替代可能增加发病危险。高动物脂肪饮食可增加卵巢癌发生的危险。绝大多数情况下，遗传因素（多基因遗传）与环境因素相互作用导致肿瘤的发生。5%～10% 的卵巢癌患者的家族中有一级亲属患过卵巢癌，而有遗传性卵巢癌综合征（HOCS）家系的妇女患卵巢癌的概率高达 20%，并随着年龄的增长患病风险增加。*BRCA1* 或 *BRCA2* 基因突变携带者和遗传性非息肉性结直肠癌综合征是最常见的两种遗传易感因素。

卵巢癌病理类型主要分为：① 卵巢上皮性癌（浆液性癌、黏液性癌、子宫内膜样癌、恶性勃勒纳癌和移行细胞癌、透明细胞癌），此型最为常见，占卵巢恶性肿瘤的 85%～90%。② 卵巢性索间质肿瘤（由性索间质来源的颗粒细胞、卵泡膜细胞、成纤维细胞、支持间质细胞发生的肿瘤），此型肿瘤能分泌类固醇，因而产生内分泌症状。③ 卵巢恶性生殖细胞肿瘤（胚胎性癌、内胚窦癌 / 卵黄囊癌、未成熟畸胎瘤、无性细胞瘤），此型好发于年轻人，约占卵巢恶性肿瘤的 6%，恶性程度多较高，易于转移。④ 卵巢转移性肿瘤，一些原发于消化道或乳腺的肿瘤常首先转移到卵巢，此类患者一般较年轻，多见于绝经前，预后差，5 年生存率仅 10% 左右。

卵巢癌转移方式主要有：① 盆腹腔种植播散，这是卵巢恶性肿瘤转移的特点和主要转移方式，常引起腹腔内癌性肠粘连，患者常死于转移灶引起的肠梗阻。② 局部直接蔓延，当卵巢肿瘤穿破包膜时，可直接向邻近器官组织侵犯，如蔓延至直肠、子宫、输卵管和阑尾等。③ 淋巴道转移，主要向腹主动脉旁淋巴结和盆腔淋巴结转移，晚期患者也可出现腹股沟淋巴结和（或）锁骨上淋巴结转移。④ 血道转移，少见，但一旦发生血道转移，则表明进入晚期，常见转移部位为肝、肺、胸膜、脾、骨、肾和肾上腺。

（一）常见临床表现

卵巢恶性肿瘤，特别是早期卵巢癌，无特异性症状。绝经期前后的妇女，如出现不明原因的胃肠道症状、消瘦、下腹疼痛或不适、腹部包块、不规则阴道出血等，应引起重视。体检时触及盆腔不规则包块，呈实性或囊实性，且相对固定时，应怀疑卵巢癌的可能，应做进一步检查。

（二）西医诊断依据

卵巢癌目前尚缺乏特异性和敏感性均较高的辅助诊断方法，因此，多数患者诊断时已是中晚期。通过年龄、病史、体格检查，并综合以下一些辅助检查手段，有助于提高诊断率。

1. 影像学检查　B超、CT扫描和MRI检查可提供肿瘤的部位、大小和周围组织的关系、性质和范围。

2. 病理学检查　包括脱落细胞学检查和穿刺细胞学检查。腹水中查到癌细胞是初步的诊断依据，准确率一般达70%～80%，但应与晚期胃肠道肿瘤鉴别。

3. 肿瘤标志物检查　甲胎蛋白（AFP），在卵巢恶性生殖细胞肿瘤，如胚胎性癌、内胚窦癌可出现阳性；绒毛膜促性腺激素β（HCG-β），是带有绒癌成分的卵巢生殖细胞肿瘤敏感的肿瘤标志物。CA125，上皮性卵巢癌的相关抗原，特异性不高，但敏感性高；人附睾蛋白4（HE4），早期诊断比CA125更敏感。此外，卵巢性索间质肿瘤和一些上皮性卵巢肿瘤的血清雌二醇和孕酮水平可增高，一些生殖细胞肿瘤和上皮性肿瘤的癌胚抗原（CEA）升高，CA199检测对黏液性癌和透明细胞癌有较高的敏感性。

4. 腹腔镜检查　有助于卵巢癌的早期诊断。当妇检和B超检查发现疑似卵巢癌的盆腔包块，或CA125升高，或大量腹水时，可通过腹腔镜检查和镜下组织活检确诊。

5. 基因检查　针对卵巢癌常见的驱动基因有 *BRAC1*、*BRAC2*、*NF1*、*KIT*、*EGFR*、*PTEN*、*TSC1*、*TSC2*、*BRAF*、*PIK3CA*、*KRAS*、*NRAS* 等，基因检测为卵巢癌的分子靶向及免疫治疗提供依据。

6. 鉴别诊断　卵巢癌应与卵巢良性肿瘤、盆腔炎性肿瘤、腹腔结核、子宫内膜异位症等疾病相鉴别。临床还需要与转移性卵巢肿瘤相鉴别，卵巢转移性肿瘤多为双侧性，可伴有原发肿瘤的临床表现，如消化道症状、乳腺肿物等。

（三）西医学治疗原则

卵巢癌总的治疗原则是以手术为主的综合治疗。对于手术不能切除的，多采用多学科综合治疗与个体化相结合的治疗模式，主要的治疗方法有放化疗、分子靶向治疗、生物治疗等。

1. **手术治疗** 手术切除是治疗卵巢癌最重要的手段，同时也是重要的确诊方法。除非临床检查估计肿瘤不能切除或有手术禁忌证，否则均应首先进行手术。

2. **化疗** 由于绝大多数卵巢癌在诊断时已是晚期病例，单纯手术不能达到治愈效果，化疗是卵巢癌综合治疗中不可缺少的重要手段。如果肿瘤细胞减灭术能达到无肿瘤残留，术后辅助化疗的效果更好。

3. **放疗** 多数卵巢肿瘤对放射线仅低度敏感，其中卵巢无性细胞瘤对放射线高度敏感。由于卵巢癌通常在盆腹腔广泛播散，故放疗不能作为主要治疗手段，仅用于个别局灶复发的耐药病例，特别是腹膜后淋巴结转移的局灶复发。

4. **靶向治疗** 目前卵巢癌研究较多的靶向药物主要有两种：① 二磷酸腺苷核糖多聚酶（PARP）抑制剂，主要有奥拉帕利、尼拉帕利和卢卡帕利。我国已获批的药物是奥拉帕利。② 抗血管生成药物，主要代表药物是贝伐珠单抗。

5. **生物治疗** 对于卵巢恶性肿瘤，生物治疗尚处于临床研究阶段，主要用于完成标准治疗后的巩固治疗，以及复发性和难治性患者的姑息治疗。以树突状细胞（DC）/肿瘤融合免疫疫苗、细胞因子诱导的杀伤细胞（CIK）过继免疫治疗和胸腺肽的被动免疫治疗的应用较多。

二、卵巢癌的中医治疗

卵巢癌属于中医学"积聚""癥瘕""肠蕈"等范畴。中医肿瘤学强调脏腑虚弱，冲、任、督、带失调是卵巢癌发病的首要原因，复加六淫、七情、饮食、劳逸相互作用，相互影响，导致本病。卵巢癌病位在胞宫，与肝、脾、肾三脏和冲、任、督、带四脉关系密切。张景岳《景岳全书·妇人规》指出："癥瘕之证，或由经期，或由产后，凡内伤生冷，或外受风寒，或恚怒伤肝，气逆而血留；或忧思伤脾，气虚而血滞；或积劳积弱，气弱而不行。总由血动之时，余血未净，而一有所逆，则留滞日积而渐以成癥矣。"

（一）病因病机

患者先天禀赋不足，正气内虚，邪毒外侵，留而不去，阻滞气血津液的正常运行和输布，或脏腑虚弱，正气亏虚，气血津液运行和输布失常，均可导致瘀血、痰饮内生，积聚胞宫生为本病。华佗《中藏经·积聚癥瘕杂虫论》指出："积聚、癥瘕、杂虫者，皆五脏六腑真气失而邪气并，遂乃生焉。"若平素饮食不节，脾胃受损，运化失常，痰湿内停，积聚胞中，发为本病。"女子以肝为先天"，强调了女子最易为情志所伤，而致肝气郁结，气滞血瘀，阻于胞中，癥瘕乃生。此外，冲、任、督、带的生理功能与女子胞关系密切，冲、任、督、带功能失调可导致气血的功能失调，导致气滞血瘀，积聚成块，阻滞胞宫，或气血亏虚，气虚不能推动血液运行，瘀血停滞胞中，发为本病。《素问·骨空论》云："任脉为病……女子带下瘕聚。"因此，卵巢癌的发生，在禀赋不足，或脏腑、经络功能失常的基础上，外邪内侵，七情、饮食内伤，脏腑、经络功能进一步失调，气机紊乱，血行瘀滞，痰饮内停，有形之邪阻于冲、任、督、带，结聚胞宫而成。故中医认为卵巢癌属于本虚标实之证，本虚以肝、脾、肾、冲、任、督、带亏虚为主，标实为气滞、痰湿、瘀血、毒邪胶结而成。临床常见肝肾阴虚、脾虚痰湿、气血亏虚、气滞血瘀四种证型。

（二）辨证论治

卵巢癌属于全身属虚，局部属实，虚实夹杂的证候。属虚者多见肝肾阴虚、脾气亏虚、气血两虚之证，属实则多见气滞、痰湿、瘀血、毒邪之证。总的病机系禀赋不足或脏腑经络气机紊乱，血行瘀滞，痰饮内停，有形之邪阻于冲、任、督、带，结聚胞宫而成。

1. 肝肾阴虚型

主要证候： 口干口苦，潮热盗汗，面部潮红，五心烦热，腰膝酸软，眩晕耳鸣，甚者耳聋，两足痿弱，肢体麻木，月经不调，舌红少苔，脉沉细。

治 法： 滋阴降火，调理冲任。

方 药： 知柏地黄汤合补肝汤加减。生地黄、山茱萸、茯苓、牡丹皮、淮山药、泽泻、知母、黄柏、当归、熟地黄、白芍、白毛藤、土茯苓、半枝莲、龙葵、木馒头、川断、怀牛膝等。

2. 脾虚痰湿型

主要证候： 神疲乏力，气短，纳呆，脘腹胀满，面目虚浮，泛恶，便溏，腹部肿块，月经失调，带下增多，舌质淡红，舌体胖，边有齿痕，苔白厚腻，脉细滑或沉滑。

治 法： 健脾益气，化痰散结。

方 药： 四君子汤合桂枝茯苓丸加减。党参、白术、茯苓、甘草、桂枝、白芍、菟丝子、补骨脂、陈皮、生薏苡仁、半夏、夏枯草、生牡蛎、土茯苓等。

3. 气血两虚

主要证候： 神疲乏力，面色㿠白，头晕失眠，气短心悸，月经闭止，舌质淡，苔薄，脉弱或濡。

治 法： 益气养血。

方 药： 人参养荣汤加减。党参、白术、茯苓、熟地黄、当归、白芍、川芎、生黄芪、五味子、女贞子、甘草、大枣等。

4. 气滞血瘀型

主要证候： 少腹肿块，质硬，腹痛，面色晦暗，形体消瘦，肌肤甲错，急躁易怒，舌质紫暗或见瘀点、瘀斑，脉细弦或涩。

治 法： 行气活血，化瘀软坚。

方 药： 通瘀煎加减。当归、红花、赤芍、土茯苓、柴胡、制香附、乌药、夏枯草、生牡蛎、山楂、莪术、川芎、半枝莲等。

卵巢癌病至晚期，由于邪正相争，正气日渐削弱，邪气偏胜，从而出现邪盛正虚、虚实夹杂的局面，特别是晚期卵巢癌患者常伴有腹水、腹痛、发热、排尿困难等临床表现，这些症状不仅影响了患者的生活质量，而且严重阻碍了卵巢癌治疗的进程。此时，应在坚持辨证论治为主的同时，依症施治，结合放化疗不同时期分阶段治疗，以改善和缓解全身症状，使晚期卵巢癌患者不断恶化的病情得到扭转，以改善生活质量、延长生存期。

（三）辨治特点

1. **扶正祛邪，辨证统一**　卵巢癌的发生、发展是一个正虚邪实的过程，是一种消耗性疾病，所以扶正固本是其重要的治疗原则。扶正是根本，"扶正之中，寓于祛邪"，药理研究证实，扶正中药本身具有一定的抗瘤作用，临床观察发现，扶助正气，增强机体免疫功能，为更好地祛邪打下坚实的基础。祛邪是目的，"祛邪之意在扶正"。随着疾病的发展，不同时期的卵巢癌患者所表现的邪毒特点亦有不同。卵巢癌患者早期多见痰湿蕴结，气滞血瘀之实象；中期湿热蕴结，暗耗气血，多表现为虚实夹杂；晚期病久出现阴虚火旺，气血亏虚之证。治疗时应以扶正培本为主，结合痰、湿、瘀、毒、气滞等病理因素进行综合治疗，使扶正与祛邪有机结合，达到抗癌的目的。正如李中梓《医宗必读·积聚》所谓："初者，病邪初起，正气尚强，邪气尚浅，则任受攻；中者，受病渐久，邪气较深，正气较弱，任受且攻且补；末者，病魔经久，邪气侵凌，正气消残，则任受补。"

2. **扶正为本，重视肝肾**　卵巢癌的扶正治疗尤其重视滋补肝肾和调理冲任。生殖器官的发育，全赖于"天癸"。"天癸"是肾中精气充盈到一定程度时的产物，具有促进性腺发育而至成熟的生理效应。冲、任二脉的盛衰，受着"天癸"的调节。妇女的排卵和月经来潮，与肝的疏泄功能也有密切的关系。故生殖器官的病变，主要责之于肝、肾和冲、任二脉。临床上卵巢癌患者最常见到的也是阴虚火旺型，症见口干口苦，潮热盗汗，五心烦热，腰膝酸软，月经不调，眩晕耳鸣，舌红少苔，脉细弦。治疗以滋阴降火，调理冲任为主。多投以知柏地黄汤加减，方中生、熟地黄滋阴补肾，益精生血；山茱萸温补肝肾，收涩精气；山药健脾补肺，涩精止泻，三药合用，以补其正，治其本。由于肾阴不足，虚火上炎，故用泽泻清泻肾火，并防熟地黄之滋腻；丹皮清泄肝火，并制萸肉之温性；茯苓淡渗脾湿，以助山药之健运，三药通用，以泻其邪，治其标；予知母、黄柏滋阴降火。诸药合用，补泻结合，使补中有泻，寓泻于补，相辅相成，通补结合，达到"壮水之主，以制阳光"，滋化源，奉生气，天癸居其所矣。

（四）主要症状的辨治

卵巢癌的主要兼症有腹痛、发热、排尿困难等，多为晚期患者的临床表现，晚期卵巢癌患者病程缠绵日久，多正气亏虚，邪毒内盛，虚实夹杂，需在辨证论治的基础上，侧重兼症的对症施治，以减轻患者病痛、提高临床疗效。

1. 腹痛　卵巢癌早期无明显症状，出现腹痛往往已是中晚期，肿块压迫或浸润周围组织所致。治疗上在扶正同时，需辨清疼痛性质，分别论治。一般而论，实痛拒按，虚痛喜按；得热痛减为寒，得寒痛减为热；气滞腹部胀痛，血瘀腹部刺痛，固定不移。治疗腹痛，多以"通"字立法。所谓"通"并不是单指攻下通利而言。如《医学真传》说："夫通则不痛，理也。但通之之法，各有不同。调气以和血，调血以和气，通也；下逆者使之上行，中结者使之旁达，亦通也；虚者助之使通，寒者温之使通，无非通之之法也。若必以下泄为通，则妄矣。"临床上，腹部胀痛，多加用乌药、木香、厚朴理气止痛；刺痛者，多加莪术、三棱、五灵脂、蒲黄等祛瘀止痛；湿热壅滞所致的腹痛，多加大黄、芒硝、枳实、厚朴等泄热通腑；腹痛引及两胁者，加柴胡、郁金、川楝子等疏肝止痛；若腹痛自利，肢冷脉沉迟见脾肾阳虚，用附子理中汤以温补脾肾。此外，根据叶天士"久痛入络"之说，采取辛润活血通络之法，加用当归、熟地黄、川芎、延胡索、桃仁等治疗缠绵不愈之腹痛，也取得较好疗效。

2. 发热　卵巢癌晚期多伴有癌性发热，其病机是气血亏虚，脏腑功能失调。针对不同证候的病机，治以解郁、活血、益气、养血、滋阴以减轻症状，切不可一见发热便用发散或苦寒之剂。应根据气、血亏虚的不同而选用方药。

如时觉身热心烦，热势常随情绪波动而起伏，精神抑郁或烦躁易怒，胸胁胀闷，喜叹息，口苦而干，舌红苔黄，脉弦数。辨证为肝郁发热型，治拟疏肝解郁，清肝泻热。处方丹栀逍遥散加减，予丹皮、栀子、柴胡、薄荷、当归、白芍、白术、茯苓、甘草、郁金、川楝子等。

如午后或夜晚发热，或自觉身体局部发热，口干咽燥而不欲饮，痛处固定或扪及肿块，甚或肌肤甲错，面色萎黄或暗黑，舌质紫暗或有瘀点、瘀斑，脉涩。辨证为瘀血发热型，治拟活血化瘀。处方血府逐瘀汤加减，予桃仁、红花、赤芍、牛膝、当归、川芎、生地黄、柴胡、枳壳、桔梗、延胡索等。

如发热常在劳累后加剧，热势或高或低，头晕乏力，气短懒言，自汗，易于感冒，食少便溏，舌质淡，苔薄白，脉细弱。辨证为气虚发热型，治拟益气健脾，甘温除热。处方补中益气汤加减，予黄芪、党参、白术、甘草、当归、陈皮、升麻、柴胡等。

如发热多为低热，头晕眼花，神倦乏力，心悸不宁，面白少华，唇甲舌淡，舌质淡，脉细弱。辨证为血虚发热型，治拟益气养血。处方归脾汤加减，予黄芪、党参、茯苓、白术、甘草、当归、龙眼肉、酸枣仁、远志、木香等。

如午后或夜间发热，手足心发热，或骨蒸潮热，心烦，多梦，颧红，盗汗，口干咽燥，尿少色黄，舌质干红或有裂纹，无苔或少苔，脉细数。辨为阴虚发热型，治拟滋阴清热。处方清骨散加减，予银柴胡、地骨皮、胡黄连、知母、青蒿、秦艽、炙鳖甲、麦冬、五味子等。

3. 排尿困难 卵巢癌晚期压迫尿路所致的排尿困难，类似于中医"癃闭"中的湿热蕴结、尿路阻塞和肾元亏虚型。辨证施治能够一定程度上缓解症状，但严重者仍需手术予以改善。

如小便点滴不通，或量极少而短赤灼热，小腹胀痛，口苦口黏，或口渴不欲饮，或大便不畅，舌质红，苔根黄腻，脉数。辨证为湿热蕴结型，治拟清热利湿，通利小便。处方八正散加减，予车前子、木通、萹蓄、瞿麦、山栀子、滑石、甘草、大黄、黄柏、苍术等。

（五）中医综合治疗

卵巢癌的中医治疗目前仍以辨证施治口服汤剂为主。但可根据不同情况，结合针灸、外敷等治疗手段，起到缓解症状、改善生活的目的。

1. 针灸疗法

（1）取穴：取足厥阴肝经、足阳明胃经、任脉经穴为主。关元、气海、中级、天枢、三阴交、太冲。

（2）辨证配穴：肾阴虚证，加阴陵泉、血海；气滞血瘀，加肝俞、膈俞；痰湿蕴结，加脾俞、足三里、丰隆；肝肾阴虚，加肝俞、肾俞、太溪；气血两虚，加足三里、血海等。

（3）随症配穴：小腹痛甚，加次髎；胃纳欠佳，加足三里、胃五针；大便秘结，加支沟、大横、迎香；失眠，加神门、三阴交、照海。

（4）操作手法：毫针刺，补泻兼施，每次留针20～30分钟，每日1次。虚证可加灸。

2. 外敷疗法 晚期卵巢癌出现腹水者，可予以局部外敷的方法。

（1）方药：皮硝100 g，大黄粉10 g。

（2）用法：可令患者取平卧位，予皮硝大黄粉100 g装入纱布袋中，敷于腹部，待干燥粉剂变潮变湿后，更换新的药粉。1日可重复多次。

三、中医治疗卵巢癌的知识拓展

（一）中医治疗中晚期卵巢癌注重扶助脾胃之气

卵巢癌因发现时多为中晚期，故远期生存率20年来没有明显提高。虽然化疗药物的发展明显提高了卵巢癌的近期治愈率，但随之而来的多药耐药现象、严重的毒副反应、免疫和骨髓造血功能的破坏，阻碍了西医治疗卵巢癌的步伐。大多数卵巢癌患者在经历了手术、多次化疗等治疗后，患病日久，正气不足，此时不宜贸然攻伐，当先补养胃气，"留得一分胃气，便有一分生机"。脾为气血生化之源，为后天之本，治疗过程中应注意始终顾护脾胃之气，固后天之本，扶正以祛邪。在扶正基础上或加用利湿，或加用清热药,以求标本兼顾。

扶助脾胃之气最有效的方剂是四君子汤、补中益气汤等。四君子汤根据"衰者补之""损者益之""形不足者,温之以气"的治疗原则而立。脾胃气虚,治当益气健脾。方中多以党参易人参为君,甘温大补脾胃之气;脾喜燥恶湿,脾虚失常,每易湿浊内生,故以白术为臣,苦温健脾燥湿;佐以茯苓,甘淡渗湿健脾;苓、术合用,两者相须为用,健脾除湿之功更强,有助脾胃运化;使以炙甘草甘缓和中。全方既可补气,又能健脾,是益气健脾的基础方剂。脾胃虚弱兼气滞不畅者,可加陈皮理气;兼有痰湿者,可加半夏、陈皮和胃化痰;兼寒湿中阻者,加半夏、陈皮、木香、砂仁理气畅中。现代药理证实,四君子汤可以增强机体免疫功能,提高小鼠巨噬细胞吞噬功能,促进骨髓造血功能等。

补中益气汤为李东垣创立的著名方剂之一,是根据"损者益之""劳者温之""甘温除热"理论制定的,是补气升阳的代表方。临床许多卵巢癌患者伴低热自汗,少气懒言,体倦肢软,饮食无味,大便溏薄症状,此乃脾胃气虚,中气下陷所致。正如《名医方论·卷二》中柯韵伯所云:"至若劳倦,形气衰少,阴虚而生内热者,表证颇同外感,惟东垣知其为劳倦伤脾,谷气不盛,阳气下陷阴中而发热,制补中益气之法。"方中黄芪补中益气,升阳固表止汗为君;人参大补元气,炙甘草甘温益气,调和脾胃,白术苦温燥湿健脾,三药合用益气健脾为臣;佐以陈皮行气去滞,醒脾和胃,补而不滞,当归养血调营,协参、芪益气养血;使以升麻、柴胡升提阳气,共奏益气升阳之功。

(二)中药抗卵巢癌转移的机制研究

近年来,中药在抗卵巢癌转移的多个环节进行了积极的探索,取得了一定的进展。目前研究提示,中药可以从抑制肿瘤细胞增殖、调控癌细胞的黏附能力、抑制细胞外基质降解、调控肿瘤转移基因、抑制肿瘤血管生成、增强机体免疫功能、改变血液黏稠度七个方面抑制卵巢癌的转移。可见中医药抗卵巢癌转移是一种多途径、多层次及多靶点的整体综合治疗,在今后有着广泛的应用前景。

参考文献

[1] 万德森.临床肿瘤学[M].北京:科学出版社,2014.

[2] 胡欣欣,齐聪,张勤华,等.中药抗卵巢癌转移机制的实验研究进展[J].辽宁中医药杂志,2011,38(7):1460-1463.

第十八章

子 宫 癌

一、概述

子宫癌分为子宫体癌和子宫颈癌。子宫体癌又称子宫内膜癌，指原发于子宫内膜的癌瘤，占女性生殖道肿瘤的 20%～30%。子宫颈癌是发生子宫颈阴道部或移行带的鳞状上皮细胞及颈管内膜的柱状上皮细胞交界处的恶性肿瘤。大多数患者为鳞状上皮癌，近20 年来，在我国发病率呈下降趋势，约为 14.6/10 万，为妇科肿瘤病死率的第 2 位。在妇科肿瘤中，子宫内膜癌与宫颈癌、卵巢癌一起并列为最常见的三大妇科肿瘤。子宫内膜癌的治疗手段有手术、放疗、药物治疗等，其中以手术和放疗最常用。宫颈癌的治疗包括手术、放疗、化疗、免疫治疗等方法。

子宫内膜癌的病因未详，可能与雌激素长期大量刺激有密切关系。引起体内雌激素升高的危险因素有不育或少育，月经初潮早或绝经延迟，垂体功能紊乱，女性化卵巢疾病（性索间质瘤、多囊卵巢综合征等），外源性雌激素、抗雌激素药物的应用。饮食失衡，如过量摄入动物蛋白、脂肪及糖类与子宫内膜癌的发生率呈正比。其他如免疫缺陷、多发癌倾向、盆腔放射史等均被认为与子宫内膜癌的发生有关。相比子宫内膜癌，宫颈癌的病因比较明确，目前公认高危型人乳头状瘤病毒（HPV）感染是宫颈上皮内瘤变（CIN）及宫颈癌发生的必要因素，可以认为，没有 HPV 的持续性感染的妇女几乎没有患宫颈癌的危险。此外，首次性生活过早、多个性伴侣等性行为紊乱因素及多孕多产也会增加宫颈癌的患病危险。

子宫内膜癌病理分型为：① 子宫内膜癌样腺癌，此型最常见，约占内膜癌的 80%，若在腺癌中见到恶性的鳞状上皮，则为腺鳞癌，两者预后差别颇大。② 浆液性腺癌，是一种恶性程度较高的亚型，其发病与雌激素无关，对孕激素治疗不敏感。③ 透明细胞腺癌，组织学上与卵巢的透明细胞腺癌相似，预后差，5 年生存率仅为 33%～42%。④ 黏液性腺癌，分化好，预后较好。⑤ 鳞状细胞癌，原发于子宫内膜的鳞癌非常少见，约占子宫内膜癌的 0.1%，诊断时需注意排除宫颈鳞癌和内膜腺鳞癌。此型多发生于老年妇女，预后恶劣。⑥ 未分化癌，组织学上与其他器官的分化不良癌相似，诊断时需与淋巴瘤、肉瘤或绒癌相鉴别，此瘤极罕见，预后极差。

宫颈癌病理类型包括：① 鳞状细胞癌，是宫颈癌最常见的病理类型，约占80%，对放疗敏感，预后良好。② 腺癌，包括宫颈内膜腺癌、透明细胞癌、黏液腺癌、中肾管腺癌。③ 宫颈腺鳞癌，少见，占宫颈癌的2%～5%，预后较差。

子宫内膜癌的转移途径以直接蔓延和淋巴转移为主，血行转移较少见，多见于晚期病例。① 直接蔓延：原发癌灶可直接蔓延扩散到邻近器官和组织，如直接侵犯宫颈、阔韧带、阴道、膀胱和直肠等，也可经输卵管或穿透子宫浆膜层而转移到盆腹腔内。② 淋巴转移：为子宫内膜癌常见的转移途径。子宫底部肿瘤多转移到腹主动脉旁淋巴结；子宫角处肿瘤多转移到腹股沟深、浅淋巴结；子宫下段肿瘤可经宫旁淋巴结向盆髂淋巴结扩散；子宫后下方肿瘤可经骶骨韧带旁淋巴结，流经直肠旁淋巴结，到达骶前淋巴结；子宫前壁肿瘤可经子宫前方浆膜下淋巴管，沿膀胱宫颈，反折转移到阴道下1/3。

宫颈癌在宫颈局部病灶进展为浸润癌时，肿瘤可直接蔓延，或发生淋巴道、血道的转移。① 直接蔓延：是宫颈癌最常见的扩散方式，癌灶向下蔓延首先浸润阴道穹窿，再向阴道中、下段扩展；病灶向上蔓延可累及宫腔；癌灶向宫旁组织蔓延，侵犯主韧带和骶韧带；肿瘤向前可侵犯膀胱、尿道；向后侵犯直肠。② 淋巴转移：肿瘤向间质浸润可侵入淋巴管形成癌栓，随淋巴引流达邻近淋巴结，在淋巴管内扩散。③ 血道转移：出现于晚期或复发的患者，可扩散到肺、肝、肾、骨、脑、皮肤等部位。

子宫内膜癌由于其解剖位置特点，子宫腔经阴道与体外相通，早期症状如阴道流血可及时引起患者注意，容易早期发现，多数病例在确诊时病灶尚局限于子宫内，加之子宫内膜外有较厚的肌层包裹不易扩散，发生转移较晚，故预后较好，总体5年生存率在60%～70%。影响子宫内膜癌预后的主要因素有五种：① 发病年龄，年龄越大，预后越差。② 临床分期，分期越早，预后越佳。③ 淋巴结转移，有淋巴结转移的预后差。④ 病理类型，腺癌和腺棘癌及黏液腺癌预后较好，而浆液腺癌、透明细胞癌、鳞状上皮癌、未分化癌预后较差。⑤ 子宫内膜癌组织中雌激素受体、孕激素受体的含量，细胞分化越好，雌激素受体、孕激素受体含量越高，预后越好。宫颈癌在女性生殖道肿瘤中，预后相对较好。影响宫颈癌预后的因素包括临床分期、组织学类型、病理分级、宫旁组织受累、脉管浸润及手术切缘阳性等。

（一）主要临床表现

子宫内膜癌患者早期可无明显症状，随着病情进展，可出现异常阴道出血，多为绝经后出血或月经周期紊乱、经期延长、经量增多，甚至大出血等。异常阴道分泌物和下腹胀痛或阵发性疼痛，如肿瘤与盆腔脏器粘连固定，压迫骶神经丛引起下肢或腰骶部疼痛。若肿瘤发生全身转移，如转移到肺、肝、肾、脑、阴道下段时，可出现相应症状。

早期宫颈癌亦无明显症状，疾病发展到一定程度后逐渐出现与肿瘤浸润相关的临床表现，主要有阴道出血、阴道流液、疼痛，泌尿道症状，如尿频、尿急、尿痛，消化道症状，压迫直肠引起排便困难，肿瘤侵犯直肠产生血便、黏液便等，全身性症状，如精神减退、乏力、消瘦、发热、水肿等。

（二）西医诊断依据

子宫内膜癌目前尚缺少筛查的有效手段，对出现可疑症状，如绝经后阴道流血、月经紊乱等，应及时进行以下检查。

1. **子宫内膜活检或分段刮宫** 取子宫内膜做病理检查是诊断子宫内膜癌的金标准。

2. **宫腔镜检查** 可直接窥视子宫腔和子宫颈管内病变，尤其对早期微小病灶，在直视下准确活检，可弥补诊断性刮宫在诊断时的漏诊。

3. **细胞学检查** 包括后穹窿吸片法、宫腔吸化法、毛刷法和洗涤法。此种检查诊断在出血、感染时也可应用，可作为筛查或起辅助诊断作用。

4. **影像学检查** 阴道 B 超或腹部超声波检查，CT、MRI 及 PET-CT 检查。

5. **肿瘤标志物** CA125 是已被确定的上皮性卵巢癌的肿瘤标志物，用于子宫内膜癌有一定价值。CA199 的特异性比 CA125 低，但与 CA125 联合有助于判断肿瘤的存在和来源，两者也可反应肿瘤的进展与消退，为监测病情变化提供帮助。

6. **鉴别诊断** 子宫内膜癌应与子宫内膜不典型增生、宫颈癌、子宫肌瘤和功能性子宫出血相鉴别。

宫颈癌的诊断除了临床表现和体格检查外，还需进行以下检查：① 影像学检查，包括 X 线检查、B 超、CT、MRI、PET-CT。② 特殊辅助检查，包括静脉肾盂造影、膀胱镜检查、电子肠镜检查。③ 组织病理学检查，是宫颈癌诊断的金标准，获取标本的方式主要包括点活检、宫颈管搔刮、宫颈锥切术。④ 鉴别诊断，宫颈癌应与宫颈炎性病变、宫颈间叶性肿瘤、宫颈其他类肿瘤、宫颈继发性肿瘤等相鉴别。

（三）西医学治疗原则

子宫内膜癌的治疗手段有手术、放疗、药物治疗等，其中以手术和放疗最常用。放疗在子宫内膜癌的治疗中占有重要地位，可以作为唯一的治疗手段，又可以作为手术、化疗、激素治疗的辅助治疗手段。药物治疗包括：① 孕激素治疗，大剂量孕激素对子宫内膜癌有效。孕激素可能具有使子宫内膜癌细胞向正常转化的作用。具体用药必须符合两个原则，一是剂量要大，每日用量须达常规剂量的十几倍；二是时间要长，建议用药时间至少半年以上。② 抗雌激素药物治疗，三苯氧胺常与孕激素联合应用于术后晚期或复发病例。③ 抗癌药物治疗，由于子宫内膜癌经典、有效的治疗方法为手术及放疗，抗癌化疗在治疗中仅处于辅助地位，配合手术或根治性放疗。常用药物有铂类、阿霉素、5-氟尿嘧啶、环磷酰胺、紫杉醇等。近年来研究表明，芳香化酶抑制剂与雷帕霉素功能靶点（mTOR）抑制剂依维莫司联合，可提高未接受过化疗的患者的缓解率。最近，免疫检查点抑制剂培布珠单抗获美国 FDA 批准，用于治疗错配修复缺陷（mismatch repair-deficient, MMR）或微卫星不稳定性（microsatellite-instable, MSI）癌，包括既往治疗后出现病情进展，而且没有令人满意的替代治疗选择的子宫内膜癌。

宫颈癌的治疗包括手术、放疗、化疗、免疫治疗等方法。其中，手术治疗和放疗被公认为根治宫颈癌的治疗手段。手术适用于ⅠA～ⅡA 患者，其中对于宫颈肿瘤大于 4 cm 的病例（ⅠB2 期和ⅡA2 期），术前可采用化疗或后装治疗，至肿瘤缩小后再进行手术治疗。放疗是宫颈癌根治性治疗手段之一，Ⅰ期、Ⅱ期病例放疗后 5 年生存率达 70%～90%，是放疗获得高治愈率的代表癌之一。化疗中顺铂被认为是对宫颈癌最有活性的药物，其单药引用于复发或转移性宫颈癌的治疗有效率为 20%～30%。此外，临床常用的化疗药物还有紫杉醇、环磷酰胺、吉西他滨、氟尿嘧啶、阿霉素、伊立替康等。对于复发、转移或进展期宫颈癌患者，目前推荐以铂类为基础的联合治疗加血管生成抑制剂贝伐珠单抗。近年来，培布珠单抗作为 PD-1 阳性的宫颈癌患者的二线治疗可能具有前景，目前多项临床试验正在开展中。

二、子宫癌的中医治疗

子宫癌属于中医"崩漏""石瘕""五色带"范畴。子宫中医称之为女子胞，是发生月经和孕育胎儿的器官，属于六腑之一。生殖器官的发育，全赖于"天癸"。"天癸"是肾中精气充盈到一定程度时的产物，具有促进性腺发育而至成熟的生理效应，故子宫的病变与肾的关系最为密切。"女子以肝为先天"，肝肾同源，肝与肾的关系极为密切。肝藏血，肾藏精，血的生化，有赖于肾中精气的气化，肾中精气的充盛，亦有赖于血液的滋养，正所谓"精血同源"。肝肾阴阳，息息相通，相互制约，协调平衡，故在病理上也常相互影响。如"水不涵木"，即肾阴不足，导致肝阴不足；如肝阴不足，也可导致肾阴的亏虚。故子宫的病变多见肝肾阴虚之证。此外，肾与脾在生理上是先天与后天的关系，在病理上亦常相互影响，互为因果。脾之健运，化生精微，须借助于肾阳的温煦；肾中精气有赖于水谷精微的培育和充养，才能不断充盈和成熟。故子宫癌病位在胞宫，与肝、脾、肾三脏关系密切。

（一）病因病机

子宫癌的发生，多由七情内伤，肝郁气滞，疏泄失常，忧思伤脾，运化失职，湿热内生，或外感湿热，毒邪内聚，五脏气血乘逆而瘀滞于胞宫，日久形成肿块。肝肾阴虚、早婚多产、不节房事伤肾，肾阴亏损，精血不足，冲任失养；或肝肾阴虚，阴虚内热，虚火妄动，崩漏而生；或脾肾阳虚，先天肾气不足，或早产、多产、不节房事，损伤肾气，致冲任不固，而生带下、崩漏诸证。子宫癌的发生，肝、脾、肾亏虚为本，湿热、毒邪、瘀血、痰浊为标，本虚而标实，虚实夹杂。

（二）辨证论治

子宫癌属于全身属虚，局部属实，虚实夹杂的证候。属虚者多见肝肾阴虚、脾肾阳虚之证，属实则多见痰湿、热毒、瘀血之证。总的病机系先天禀赋不足，或后天失养，外邪入侵、饮食失调、七情内伤、房事不节，脏腑、经络功能进一步失调，气机紊乱，血行瘀滞，痰饮内停，有形之邪阻于胞宫而成。

1. 湿热下注型

主要证候： 阴道不规则出血，小腹坠痛，带下色黄，臭秽难闻，口黏口苦，腹胀纳呆，小便黄浊，大便溏结不爽，舌质红，苔黄腻，脉滑数。

治法： 清热利湿，解毒散结。

方药： 萆薢分清饮加减。粉萆薢、苍术、白术、乌药、车前子、黄柏、苦参、萹蓄、黄芩、土茯苓、瞿麦等。

2. 瘀毒内结型

主要证候： 精神烦躁，面色晦暗，赤白带下，伴有恶臭，阴道出血，色紫黑，伴有血块，盆底固定刺痛，串及腰骶部，舌质紫暗，有瘀斑、瘀点，脉细或涩。

治法： 活血化瘀，解毒散结。

方药： 少腹逐瘀汤加减。当归、赤芍、白芍、小茴香、蒲黄、五灵脂、川芎、乳香、没药、延胡索、土茯苓、乌药、半枝莲等。

3. 肝肾阴虚型

主要证候： 阴道不规则出血，头晕目眩，口苦咽干，赤白带下，气味恶臭，少腹及腰骶部疼痛，手足心热，盗汗，大便秘结，小便欠利，舌质红，苔薄白，脉细数。

治法： 养阴清热，滋补肝肾。

方药： 知柏地黄丸加减。知母、黄柏、熟地黄、生地黄、山茱萸、淮山药、茯苓、泽泻、丹皮、女贞子、墨旱莲、鳖甲、白毛藤、土茯苓、龙葵等。

4. 脾肾阳虚型

主要证候： 带下清稀量多，神疲乏力，面目浮肿，畏寒肢冷，腰背酸痛，少气懒言，纳少欠馨，大便溏薄，小便清长，舌淡胖，苔薄白润，脉沉细或细弱。

治法： 益气健脾，温阳补肾。

方药： 附子理中丸合右归丸加减。附子、干姜、党参、白术、炙甘草、桂枝、熟地黄、淮山药、山茱萸、枸杞子、杜仲、当归、鹿角胶、菟丝子等。

子宫癌病至晚期，机体正气日益虚弱，邪气炽盛，多表现为虚实夹杂、邪盛正虚之象。特别是晚期子宫癌患者常伴有发热、腹痛、阴道出血不止、排尿排便困难等临床表现，这些症状不仅影响了患者的生活质量，还严重阻碍了子宫癌治疗的进程。此时，应在坚持辨证论治为主的同时，"急则治其标，缓则治其本"，标本同治，以改善和缓解全身症状，使晚期子宫癌患者不断恶化的病情得到扭转，以改善生活质量，延长生存期。

（三）辨治特点

子宫癌患者早期多见湿热下注，瘀毒内结之实象；中期湿热蕴结，暗耗气血，多表现为虚实夹杂；晚期病久出现肝肾阴虚，脾肾亏虚之证。子宫癌的治疗，当以扶正为主，祛邪为辅。扶正需辨别肝、脾、肾何脏亏虚为主。祛邪要分清湿、毒、瘀何邪为患。冲任受损，肝肾两亏，临床表现为头晕耳鸣，腰背酸痛；湿热瘀毒，耗伤阴液，阴虚则生内热，症见低热盗汗，面部潮红，手足心热；热伤冲任，可见阴道不规则出血，带下量多；舌质红，苔薄白，脉弦细或细数亦为肝肾阴虚之象。治疗上予以养阴清热，滋肾补肝，多选用生熟地黄、山茱萸、淮山药、茯苓、丹皮、女贞子、枸杞子、白芍等药滋水涵木。子宫癌后期脾肾虚损，阳气受损，脾主运化，肾主水液，脾肾阳虚，则水湿潴留，致面目浮肿，纳食减少，神疲乏力，大便溏薄，小便清长；脾主四肢，脾阳不振，致四肢不温；命门火衰，固摄无权，故见小便清长；舌质淡，舌体胖，苔白润，脉沉细或细弱均为脾肾阳虚之象。治疗上予以益气健脾，温阳补肾，多选用白术、人参、甘草、干姜、附子、肉桂、淮山药、杜仲、菟丝子等药补先天以实后天。脾虚运化失职，水湿内生，郁久化热，或外受湿热邪毒，损伤冲任，带脉失约，而见阴道出血，带下黄赤，臭秽难闻；湿阻中焦，则脘腹胀满，食欲不振；湿滞下焦，则腹胀便溏；舌质红，苔黄腻，脉滑数亦为湿热下注之象。治疗上予以清热利湿，解毒散结，药多选用粉萆薢、石菖蒲、苍术、白术、乌药、益智仁、黄柏、苦参、山栀子、黄芩、黄连等。瘀阻冲任，血不循经，故阴道出血；冲任阻滞，经血运行不畅，故血色紫黑，有血块；胞脉停瘀，故小腹可触及肿块；不通则痛，故腹痛；痛如针刺，舌质紫暗，有瘀斑、瘀点，脉沉或涩均为瘀毒内结之象。治疗上予以活血化瘀，解毒散结，药多选用当归、赤芍、白芍、小茴香、蒲黄、五灵脂、川芎、乳香、没药、延胡索等。

（四）主要症状的辨治

子宫癌的主要兼症有阴道出血、发热、疼痛、排尿排便困难等，多为晚期患者的临床表现。晚期子宫癌患者病程缠绵日久，多正气亏虚，邪毒内盛，虚实夹杂，需在辨证论治的基础上，侧重兼症的对症施治，以减轻患者病痛，提高临床疗效。

1. **阴道出血** 阴道出血是子宫癌最常见的症状，属中医"崩漏"范畴，轻者谓之漏下，甚者谓之崩中。主要病机是冲任不固，不能制约经血。引起冲任不固的常见原因有肾虚、脾虚、血热和血瘀。临诊时要结合出血的量、色、质的变化和全身证候辨明寒、热、虚、实。治疗应根据病情的缓急轻重、出血的久暂，采用"急则治其标，缓则治其本"的原则，灵活运用塞流、澄源、复旧三法。

如出血量少或多，血色鲜红，质稠，淋漓不断，头晕耳鸣，腰膝酸软，手足心热，颧赤唇红，舌红，苔少，脉细数。辨证为肾阴虚型，治拟滋肾益阴，固冲止血。左归丸加减，予熟地黄、山药、枸杞子、山茱萸、菟丝子、鹿角胶、龟板胶、川牛膝、墨旱莲、生地榆等。

如出血量多，色淡质稀，淋漓不尽，腰酸如折，畏寒肢冷，小便清长，大便溏薄，面色晦暗，舌质暗，苔薄白，脉沉弱。辨证为肾阳虚型，治拟温肾助阳，固冲止血。右归丸加减，予附子、桂枝、熟地黄、生地黄、淮山药、山茱萸、枸杞子、杜仲、当归、鹿角胶、菟丝子等。

如经血色淡质稀，神疲体倦，气短懒言，四肢不温，面浮肢肿，不思饮食，舌淡胖，苔薄白，脉缓弱。辨证为脾虚型，治拟健脾益气，固冲止血。固冲汤加减，予白术、黄芪、煅龙骨、煅牡蛎、山茱萸、白芍、海螵蛸、茜草根、五倍子、棕榈炭等。

如经血血色深红，质稠，心烦少寐，渴喜冷饮，头晕面赤，舌红，苔黄，脉滑数。辨证为血热型，治拟清热凉血，固冲止血。清热固经汤加减，予生地黄、地骨皮、炙龟板、牡蛎、阿胶、黄芩、藕节、陈棕炭、甘草、焦栀子、地榆等。

如经血血色紫暗有血块，小腹疼痛拒按，舌质暗，或有瘀点，脉涩。辨证为血瘀型，治拟活血祛瘀，固冲止血。逐瘀止崩汤加减，予当归、川芎、三七、没药、五灵脂、丹皮炭、艾叶、阿胶、炒丹参、龙骨、牡蛎、乌贼骨等。

2. **发热** 子宫癌出现的发热，其病机多为气虚、阴虚、肝郁和血瘀，脏腑功能失调所致。针对不同证候的病机，治以益气、滋阴、疏肝、活血以减轻症状，切不可一见发热便用发散或苦寒之剂。应根据病因的不同而选用方药。

如发热常在劳累后加剧，头晕乏力，气短懒言，自汗，易于感冒，热势或高或低，食少便溏，舌质淡，苔薄白，脉细弱。辨证为气虚发热型，治拟益气健脾，甘温除热。补中益气汤加减，予黄芪、党参、白术、甘草、当归、陈皮、升麻、柴胡等。

如午后发热，五心烦热，咽干口燥，两颧潮红，或骨蒸潮热，盗汗，舌红苔少，脉细数。辨证为阴虚发热型，治拟滋阴清热。蒿芩地丹四物汤加减，予青蒿、黄芩、地骨皮、牡丹皮、生地黄、川芎、当归、白芍等。

如时觉身热心烦，头晕目眩，口苦咽干，烦躁易怒，乳房、胸胁、少腹胀痛，舌红，苔黄微腻，脉弦数。辨证为肝郁发热型，治拟疏肝解郁，清肝泻热。丹栀逍遥散加减，予丹皮、栀子、柴胡、薄荷、当归、白芍、白术、茯苓、甘草、郁金、川楝子等。

如面色晦暗，午后或夜晚发热，小腹疼痛拒按，痛处固定，呈针刺样，口干不欲饮，肌肤甲错，舌质紫暗或有瘀点、瘀斑，脉涩。辨证为瘀血发热型，治拟活血化瘀。血府逐瘀汤加减，予赤芍、牛膝、当归、川芎、生地黄、桃仁、红花、柴胡、枳壳、桔梗、延胡索等。

3. **疼痛** 子宫癌晚期因肿块压迫引起下腹胀痛或阵发性疼痛，如肿瘤与盆腔脏器粘连固定，压迫骶神经丛引起下肢或腰骶部疼痛。如闭孔神经受到肿瘤压迫，则疼痛可放射到大腿内侧。输尿管受到癌的浸润或压迫，可引起输尿管疼痛。癌肿后期，疼痛加剧，在应用三阶梯止痛药止痛的同时，结合中医辨证施治，可起到缓解疼痛、改善症状的作用。

如时感疼痛，痛无定处，小腹胀满，或小腹有包块，时聚时散，胸闷不舒，精神抑郁，月经不调，舌红，苔薄，脉沉弦。辨证为气滞疼痛型，治拟疏肝解郁，行气止痛。香棱丸加减，予木香、丁香、三棱、莪术、枳壳、青皮、川楝子、小茴香、郁金、香附、延胡索等。

如疼痛拒按，固定不移，小腹包块，积块坚硬，肌肤少泽，口干不欲饮，面色晦暗，舌质暗，苔厚而干，脉沉涩有力。辨证为血瘀疼痛型，治拟活血破瘀，消癥止痛。桂枝茯苓丸加减，予桂枝、茯苓、丹皮、桃仁、赤芍、小茴香、延胡索、姜黄、三七粉等。

如下腹及腰骶疼痛，带下量多，黄稠臭秽，或五色杂下，或伴低热，小便黄赤，大便溏结不爽，舌红，苔黄腻，脉滑数或濡数。辨证为湿热疼痛型，治拟清热除湿，解毒止痛。清热调血汤加减，予牡丹皮、黄连、生地黄、当归、白芍、川芎、红花、桃仁、莪术、香附、延胡索等。

如小腹隐隐作痛，喜按，头晕耳鸣，腰酸腿软，小便清长，面色晦暗，舌淡，苔薄，脉细沉。辨证为肾虚疼痛型，治拟补肾填精，养血止痛。调肝汤加减，予当归、白芍、山茱萸、巴戟天、甘草、山药、阿胶、乌药、延胡索等。

如小腹隐痛喜按，月经量少，质稀，神疲乏力，失眠多梦，面色苍白，舌淡，苔薄，脉细弱。辨证为气血虚弱型，治拟补气养血，和中止痛。黄芪建中汤加减，予黄芪、白芍、桂枝、炙甘草、生姜、大枣、饴糖、当归、党参、延胡索、乌药等。

4. 排尿、排便异常　宫颈癌接受放疗后，可发生不同程度的放射性损伤。5%～10%的患者多在放疗结束1年后出现放射性膀胱炎，表现为下腹不适、尿频、尿痛或血尿，严重者膀胱内血块堵塞尿道，导致排尿困难。10%～20%宫颈癌患者可出现放射性结直肠炎，表现为里急后重、黏液便、血便等，并反复发作，部分严重患者体检及肛查可见结直肠糜烂、溃疡。

放射性膀胱炎属于中医"淋证""癃闭""血尿"范畴，病机主要是湿热蕴结下焦，导致膀胱气化不利；或脾肾亏虚，膀胱气化无权；或尿路阻塞所致。治疗时应根据"腑以通为用"的原则，辨清虚实区别，实者治宜清湿热、散瘀结、利气机而通水道；虚者治宜补脾肾、助气化，而达到气化得行，则小便自通的目的。在小便点滴不通的情况下，内服药缓不济急，还可选用多种外治法来急通小便。目前常用导尿法和针灸疗法，既简便，又有效，可以酌情选用。

放射性结直肠炎类似中医"痢疾""便血""腹痛""泄泻"范畴。病机主要是湿热、毒邪壅塞肠中，气血与之相搏结，使肠道传导失司，脂络受伤，气血凝滞，腐败化为脓血而痢下赤白。气机阻滞，腑气不通，所以腹痛，里急后重。治疗宜清热化湿解毒，兼以调气行血导滞，方多选用芍药汤、葛根芩连汤、白头翁汤、木香槟榔丸等清热解毒，调气行血。正如刘河间所谓："调气则后重自除，行血则便脓自愈。"若病情缠绵，经年不愈，则多见本虚标实之证，辨治宜始终掌握祛邪与扶正的辩证关系，照顾胃气为本。

（五）中医综合疗法

宫颈癌的中医治疗目前仍以辨证施治口服汤剂为主。但可根据不同情况，结合针灸、灌肠等综合治疗，起到缓解症状、改善生活的作用。

1. 针灸疗法

（1）宫颈癌：取穴气海、子宫、蠡沟、三阴交。如宫颈疼痛者，加太冲、太溪；带下多者，加丰隆、地机；尿频、尿血者，加中极。针刺，以平补平泻手法为主，得气后留针 15～20 分钟，每日 1 次，针刺 10～12 次为 1 个疗程。

（2）宫颈癌放疗后引起的放射性肠炎：取穴天枢、足三里、合谷、上巨虚。黏液便者，加阳陵泉、三阴交；血便者，加下巨虚；里急后重者，加气海。针刺，平补平泻，得气后留针 15～20 分钟，每日 1 次，针刺 14 次为 1 个疗程。

2. 灌肠疗法

（1）适应证：宫颈癌放疗后，合并放射性肠炎的患者，表现为黏液血便、里急后重、腹痛下坠等。

（2）方药：中药灌肠方（白头翁 15 g，地榆炭 15 g，白及 15 g，黄连 6 g，三七 3 g，乌贼骨 15 g，血竭 3 g）。

（3）用法：浓煎后取汁 200 mL，保留灌肠，每日 1 次，15 日为 1 个疗程。

三、中医治疗子宫癌的知识拓展

子宫癌多病情缠绵，经多次化疗，肝肾阴虚证常见。肝、肾同司下焦，肝藏血，肾藏精，精血相生，肝肾同源。肝、肾又为冲任之本，所以肝肾不足产生的病变可影响冲任；冲任损伤，也可涉及肝、肾。临床多见五心烦热，头晕目眩，口苦咽干，手足心热，低热盗汗，赤白带下，便秘溲赤，舌质红，苔薄白，脉弦细或细数。治疗宜滋补肝肾，养阴清热为主。常用的代表方剂如知柏地黄丸、左归丸等。如神疲乏力，加生黄芪 30 g，太子参 9 g，生白术 9 g 等；腰膝酸软，加川断 12 g，怀牛膝 15 g，杜仲 15 g；经量多、经血不止，加生地榆 30 g，丹皮 12 g，仙鹤草 30 g，藕节炭 30 g；腹痛不能缓解时，加白芍 30 g，生甘草 6 g；大便不畅，加火麻仁 30 g，瓜蒌仁 30 g，制大黄 9 g；夜寐不安，加酸枣仁 30 g，合欢皮 15 g，夜交藤 30 g 等；汗出较多，加生黄芪 30 g，煅牡蛎 30 g，糯稻根 30 g，浮小麦 30 g 等。

"女子以肝为先天"，强调了女子最易为情志所伤，而致肝气郁结，气滞血瘀，阻于胞中，乃生癥瘕。肝藏血，主疏泄，性喜条达，又肝司血海，冲为血海。妇女若肝气平和，则经脉流畅，血海宁静，经带正常。但由于妇女数伤于血，气分偏盛，情绪易于激动，每致肝失条达，疏泄无度，冲任不调，产生诸病。治疗应以疏肝养肝为主。疏肝气的方法，郁结者疏之、泄之，上逆者抑之、平之，阳亢者柔之、缓之，以使肝气冲和为要。养肝血的方法重在补血，或以填精养血，贵在权衡。临床多见心中烦乱，悲伤欲哭，心悸气短，少寐多梦，倦怠乏力，不思饮食，舌淡，苔薄，脉细弱。多选用甘麦大枣汤、柴胡疏肝散、柴桂龙牡汤为代表方加减治疗。若失眠多梦，坐卧不宁者，酌加酸枣仁、柏子仁、远志等；若胸闷、心烦易怒者，酌加陈皮、瓜蒌皮、川楝子等；若哈欠频作者，酌加葛根、丹参、玄参等。

参考文献

［1］周际昌.实用肿瘤内科治疗［M］.2版.北京：北京科学技术出版社，2016.
［2］徐振晔.中医治疗恶性肿瘤［M］.北京：人民卫生出版社，2007.
［3］万德森.临床肿瘤学［M］.北京：科学出版社，2014.

第十九章

肾　癌

一、概述

肾癌起源于肾实质泌尿小管上皮系统，是发生在肾的最常见的恶性肿瘤，占成人恶性肿瘤的 2%～3%，占成人肾脏恶性肿瘤的 80%～90%。在过去几十年，随着诊断技术的发展，肾癌患者的发病率迅速增加，尤其在欧洲、北美洲等发达国家，发病率高于发展中国家。据统计，2020 年全球肾癌发病 431 288 例，死亡 179 368 例，男性高于女性。肾癌的病因尚不明确。目前比较公认的危险因素包括吸烟、肥胖及高脂饮食、高血压等。此外，对于许多其他环境、职业、饮食等因素与肾癌发病的联系也有研究，但尚无明确的结论。两类家族遗传性疾病与肾癌的关系已经得到证实，即希佩尔-林道综合征（VHL 病）和家族性肾乳头状癌，占肾癌总数的 4%。非遗传性因素引起的肾癌为散发性肾癌，临床上所诊断的肾癌大多数都是散发性肾癌。

根据 2016 版 WHO 肾脏肿瘤病理组织学分类，可分为透明细胞肾细胞癌、低度恶性潜能多房囊性肾细胞瘤、乳头状肾细胞癌、遗传性平滑肌瘤病肾细胞癌综合征相关性肾细胞癌、嫌色细胞肾细胞癌、集合管癌、肾髓质癌、MiT 家族异位性肾细胞癌、琥珀酸脱氢酶缺陷相关的肾细胞癌、黏液性管状和梭形细胞癌、管状囊性肾细胞癌、获得性囊性肾癌相关性肾细胞癌、透明细胞乳头状肾细胞癌、未分类的肾细胞癌、乳头状腺瘤、嗜酸细胞瘤。WHO/ISUP（International Society of Urological Pathology）核分级标准仅应用于透明细胞肾细胞癌和乳头状肾细胞癌。其他亚型目前没有推荐可以使用的分级系统。30% 的肾癌患者明确诊断时已有远处转移。肾癌转移的途径包括直接浸润、淋巴转移和血行转移。肾癌可直接浸润穿透肾包膜、脂肪囊和肾周筋膜，侵犯同侧肾上腺，也可通过脉管浸润至肾静脉、下腔静脉。淋巴转移的途径主要是通过肾门淋巴结至腔静脉或主动脉旁淋巴结。肾癌血行转移以肺转移最多见（约 75%），部分病例可以咯血为首发症状。其次为肝和骨（约 20%），肝转移的患者可表现为肝区疼痛、黄疸、腹腔积液等；骨转移者可出现病理性骨折、脊髓压迫症状。此外尚可转移到同侧或对侧肾上腺、脑、甲状腺、乳腺、胰腺等。更少见的转移灶如睾丸、卵巢、膀胱、舌、颈部软组织、骨骼肌等转移也有报道。肾癌转移病灶中 1.5%～3.5% 为单发，可手术切除。晚期肾癌也可导致腹腔广泛种植转移和癌性腹腔积液。

目前肾癌的主要的治疗方法有手术治疗、分子靶向治疗、免疫治疗、局部冷冻治疗、射频消融治疗、高强度聚焦超声等。在我国，肾癌术后的总体远期预后较好，1 年、3 年、5 年的总生存率分别为 98.1%、94.8%、92.0%。

（一）常见临床表现

肾癌临床表现为"三主征"：血尿、腰痛、肿块，也可伴随肾外表现，如发热、红细胞沉降率增快、贫血、食欲减退和体重下降、高血压、肝功能异常、内分泌紊乱症状以及神经肌肉病变。由于肾解剖位置较深，而且在后腹膜间隙，因此肾癌在早期发展隐匿、缺乏典型的临床表现。约 50% 的肾癌患者是体检发现的"无症状"患者。当出现"三主征"时，往往意味着肿瘤已进入进展期。30% 的肾癌患者确诊时已有远处转移，转移途径包括直接浸润、淋巴转移和血行转移，肾癌的血行转移以肺转移最多见（约 75%），其次为肝和骨（20%）。

（二）西医诊断依据

1. **影像学检查**　对于 B 超发现肾占位的患者，再进行腹盆腔增强 CT 检查，以明确临床诊断及分期。胸部 X 线或 CT、头部及腹部 MRI、骨扫描、全身 PET-CT、全身 PET-MRI 等检查可以进一步排除远处肾外脏器受肿瘤侵犯的情况。

2. **病理学检查**　肾癌的确诊以病理学基础为标准，手术标本的病理诊断是肾癌定性诊断的最重要手段。

3. **血清肿瘤标志物检测**　目前尚无公认的血清肿瘤标志物用于肾癌的临床诊断，肾癌的最终诊断需要与影像学检查相结合，病理组织学检查是明确肾癌诊断的金标准。

4. **基因诊断**　肾癌的病理类型以透明细胞癌为主（占 70%～80%），其中有 75% 的患者可发现 *Von Hippel-Lindau*（*VHL*）基因突变、功能失活；其他常见遗传性肾癌的突变位点有 *VHL*、*MET*、*FLCN*、*FH*、*SDHB*、*SDHD*、*SDHC*、*TSC1*、*TSC2*、*PTEN*、*MITF*、*HRPT2*、*BAP1*、*FHIT/FRA3B on chr3*、*RNF139 on chr8*。明确基因诊断，有助于肾癌精准治疗方案的选择。

5. **鉴别诊断**　肾癌应与其他肾占位性病变进行鉴别，包括肾囊性肿块、肾血管平滑肌脂肪瘤、肾盂尿路上皮癌、淋巴瘤等。此外，肾癌亚型的鉴别根据各亚型的临床病理特点各异，尤其是肿瘤的生物学行为和预后有较大差异，病理诊断是唯一可靠的诊断手段。

（三）西医学治疗原则

手术切除是局限性肾癌的首选治疗方法，针对无法耐受手术的局限性肾癌可采用局部治疗方法。转移性肾癌虽然也可考虑姑息性肾切除及转移病灶的切除，但大多肾癌患者以全身治疗为主，而单纯化疗和放疗对肾癌疗效甚差，不作为首选。近年来随着精准医学时代的到来，针对转移性或不可切除性透明细胞型肾细胞癌，分子靶向药物和免疫检查点抑制剂取得了快速进展，使转移性肾癌的临床疗效显著提高，为肾癌患者带来明显生存获益。根据 2019 年 CSCO 指南，舒尼替尼、培唑帕尼、索拉非尼、卡博替尼、帕博利珠单抗 + 阿西替尼、纳武利尤单抗 + 伊匹单抗可作为一线治疗方案；若酪氨酸激酶抑制剂（TKI）治疗失败后，二线治疗可选用阿西替尼、纳武利尤单抗、卡博替尼、仑伐替尼 + 依维莫司或单纯依维莫司等药物；若免疫治疗失败（PD-1/PD-L1 单抗 + 阿西替尼、纳武利尤单抗 + 伊匹单抗），可纳入临床研究，或给予卡博替尼、舒尼替尼、培唑帕尼、仑伐替尼 + 依维莫司进行治疗。但分子靶向药物的耐药问题和昂贵的费用也为患者带来了沉重的经济负担。因此，强调早期发现和早期治疗，针对中晚期肾癌提倡多学科综合治疗与个体化相结合的治疗模式，包括手术治疗、分子靶向治疗、免疫治疗、局部冷冻治疗、射频消融治疗、高强度聚焦超声、中医药等，以提高生活质量和延长生存期。

二、肾癌的中医治疗

肾癌相当于中医学中的"石疽""肾积""溺血""腰痛""癥积"等范畴。中医古籍中无肾癌病名，相关病证的描述散见于历代医著中。如《灵枢·百病始生》："其著于膂筋，在肠后者，饥则积见，饱则积不见，按之不得。其著于输之脉者，闭塞不通，津液不下，孔窍干壅，此邪气之从外入内，从上下也。"对肾癌的病因病机描述在《中藏经·论肾脏虚实寒热生死逆顺》提到："肾之积……此肾中寒结在脐下也。"对肾癌的治疗，《医学入门·溺血》记载："溺血纯血全不痛，暴热实热利之宜，虚损房劳兼日久，滋阴补肾更无疑。"《证治汇补·腰痛》："治惟补肾为先，而后随邪之所见者以施治，标急则治标，本急则治本，初痛宜疏邪滞，理经隧，久痛宜补真元，养血气。"《疡医大全·石疽门主论》论述了肾癌的预后："石疽生腰胯之间，肉色不变，坚硬如石，经月不溃者……若黑陷不起，麻木不痛，呕哕不食，精神昏乱，脉散或代者死。"

（一）病因病机

《景岳全书·积聚》云："壮人无积，虚人则有之。"《温疫论·补注》曰："本气充实，邪不能入。"兹肾为先天之本，或素体肾气不足，或因劳倦过度、纵欲无节、生育过多、久病产后，导致肾精亏耗，使水湿不化，湿毒内生，加之外受六淫之邪，寒凝湿蕴，化热蓄毒，气滞血瘀，湿毒与瘀血胶结，阻结水道，发为本病。刘嘉湘认为，肾气不足是肾癌发病的主要内因，又与脾功能密切相关，《景岳全书·积聚》指出："凡脾肾不足及虚弱失调之人，多有积聚之病。"然脾为后天之本，或过食肥甘厚味、嗜酒损伤脾胃，或忧思郁怒，情志不舒，肝郁气滞，横逆克土，导致脾气亏虚，脾失健运，湿浊内生，阻于经络使血行不畅，湿瘀互结，蕴久化热，下注膀胱，烁灼经络，络脉受损，故见尿血之症。因此，肾癌病位在肾，以肾气不足为本，以湿热、瘀血、痰毒为标，是本虚标实，全身属虚、局部属实的疾病。其中正气亏虚、肾气不足是肾癌发生、发展的根本原因和病机关键。

（二）辨证论治

基于刘嘉湘"扶正治癌"学术思想指导，认为肾癌的早期正气尚足，邪实多表现为湿热蕴毒，气血瘀阻的证候，晚期正虚已虚，以脾肾两虚为主要表现，且兼有湿热、痰毒、气滞、瘀血等证，故根据肾癌的早、晚期之不同阶段，立健脾益肾、清热利湿、化瘀散结之法，并且在辨证施治过程中"以人为本"、着眼于"患病之人"，以扶正为主，兼以祛邪，辩证地处理扶正与祛邪的关系，使扶正不致助邪，攻邪不致伤正，并有机地将辨证与辨病相结合，发挥中医药治疗肾癌的优势和特色，提高肾癌患者生活质量、延长生存期、稳定缩小病灶，甚至有望最终达到治愈疾病的目的。

1. 湿热蕴结型

主要证候：精神不振，身沉困乏，时有低热，腰部疼痛，坠胀不适，腹部或腰部可触及肿块，小便短赤或尿血，舌体胖，苔白腻或黄腻，脉濡数或滑数。

治法：清热利湿。

方药：八正散加减。篇蓄草、瞿麦、车前子、生地榆、墨旱莲、黄柏、土茯苓、白花蛇舌草、生地黄、熟地黄。

2. 瘀血内阻型

主要证候：面色晦暗，发热，口渴，胃纳减退，恶心呕吐，腹部或腰部肿块日见增大，尿血不止，腹腰部疼痛加剧，且较固定，舌质紫暗，可有瘀斑，苔薄白，脉弦或涩。

治法：活血化瘀，理气散结。

方药：桃仁红花煎加减。桃仁、红花、当归、赤芍、川芎、延胡索、制香附、马鞭草、龙葵、白英、大蓟、小蓟、淡竹叶。

3. 脾肾两虚型

主要证候：面色无华，形体消瘦，虚弱无力，不思饮食，恶心呕吐，低热不退，腹胀腰痛，尿血，腰腹部出现肿块，舌质淡，苔薄白，脉沉细无力。

治法：健脾益肾，解毒利湿。

方药：右归丸加减。熟地黄、淮山药、山茱萸、杜仲、枸杞子、炮附块、鹿角片、菟丝子、云茯苓、当归、砂仁、乌药、白花蛇舌草、土茯苓。

（三）辨治特点

中医治疗肾癌，遵循"以人为本""阴阳平衡"理念，按照"治病求本"原则，以

"扶正治癌"理论为指导，采用治疗虚损不足的中药培植本元，调节人体阴阳气血和脏腑经络的生理功能，增强机体内在的抗病能力。盖肾为先天之本，肾阴、肾阳是其他脏腑阴阳的根本，其他内脏之阴非此不能滋，其他内脏之阳非此不能发，顾其他脏腑的阴阳失调，日久必然及肾；脾为后天之本，气血生化之源，张景岳指出："凡脾肾不足及虚弱失调之人，多有积聚之病。"因此，临证之时应重视健脾益气、温肾阳、滋肾阴等法。常用药物以党参、太子参、白术、茯苓、淮山药、甘草等培补脾胃以增强脾胃运化功能；以附子、肉桂、鹿角、淫羊藿、仙茅、肉苁蓉、补骨脂等温肾壮阳，并配伍熟地黄、山茱萸、菟丝子等益肾精，补肾阴，此乃是"善补阳者，必于阴中求阳，则阳得阴助，而生化无穷；善补阴者，必于阳中求阴，则阴得阳升，而泉源不竭"之理论的具体应用。同时，扶正也要兼顾祛邪，并佐以清热利湿、化瘀散结等法，使扶正与祛邪相得益彰。在肾癌的治疗中，还应结合肾癌早、中、晚分期之不同，正邪交争的矛盾主次，阴阳消长的偏盛偏衰，辨明扶正与祛邪之法的轻重缓急，正如《医宗必读·积聚》所云："初、中、末之三法不可不讲也。初者，病邪初起，正气尚强，邪气尚浅，则任受攻。中者，受病渐久，邪气较深，正气较弱，任受且攻且补。末者，病魔经久，邪气侵凌，正气消残，则任受补。"

（四）主要症状的辨治

肾癌的主要症状有血尿、腰痛、贫血、高血压等，在不同的病期有不同侧重的突出病症，应在辨证论治的基础上，采取针对各种兼症的重点治疗，对于缓解患者的病痛、增强信心、提高临床疗效具有重要的意义。

1. **血尿** 血尿是肾癌"三主征"之一，通常由肿瘤侵犯肾盏、肾盂等集合系统所致，多见于位置比较靠近肾盂的肿瘤，常表现为无痛性、间歇性、全程肉眼血尿，部分患者也可表现为镜下血尿。

中医认为血尿的主要病机是热伤脉络及脾肾不固，邪热损伤肾及膀胱之脉络，血液渗入水道而引起尿血。针对尿血的中医治疗，辨证属下焦热盛为主者，宜清热泻火，凉血止血，小蓟饮子加减，予小蓟、生地黄、藕节、蒲黄、栀子、竹叶、当归、滑石、甘草等；阴虚火旺者，宜滋阴降火，凉血止血，以知柏地黄丸"壮水之主，以制阳光"，酌加墨旱莲、大蓟、小蓟、藕节炭、蒲黄等；脾不统血者，宜补脾摄血，归脾汤加减，酌加熟地黄、阿胶、仙鹤草、槐花等养血止血；肾气不固者，宜补益肾气，固摄止血，无比山药丸加减，予熟地黄、山药、山茱萸、怀牛膝、肉苁蓉、菟丝子、杜仲、巴戟天、茯苓、泽泻、五味子、补骨脂等。

2. **腰痛** 早期肾癌可以表现为腰区或胁腹部隐痛，进展期肾癌由于肿瘤生长迅速、包膜牵拉，或伴有急性出血、囊性变，或肿瘤侵犯邻近脏器、神经等，而出现持续而明显的腰痛，中医学认为腰为肾之府，乃肾之精气所溉之域。其发病机制中，肾虚是关键，外邪常因肾虚而客。以肾气亏虚为本，风、寒、湿、热、瘀血、气滞为标。外感腰痛多实证，内伤腰痛多虚证，或虚实夹杂证。外感腰痛经久不愈，可转为内伤腰痛，由实转虚，内伤腰痛复感外邪则内外合邪，虚实相杂，病情因此加重而变复杂。内伤腰痛以瘀血为主者，宜活血化瘀，行气止痛，身痛逐瘀汤加减，予当归、川芎、桃仁、红花、没药、五灵脂、地龙、香附、牛膝等；肾虚为主者，应根据阴虚及阳虚之不同，分别采用滋补肾阴、温补肾阳之法，左归丸、右归丸加减；兹肾为先天、脾胃后天，若肾虚日久，不能温煦脾土，常致脾气亏虚，甚则下陷，治宜补肾为主，佐以健脾益气，升举清阳法，酌加补中益气汤以助肾之升举；若阴阳俱损，病情复杂，可选用杜仲丸，以兼顾肝肾之阴阳。外感腰痛以寒湿为主者，宜散寒行湿，温通经络，甘姜苓术汤、渗湿汤加减，予干姜、甘草、白术、茯苓等；以湿热为主者，宜清热利湿，舒筋活络，加味二妙散加减，予黄柏、苍术、防己、萆薢、当归、牛膝、龟板等。临证中，对腰痛明显，或伴有可触及局部肿块者，可外敷蟾酥膏，具有活血化瘀，消肿止痛的功效。患者疼痛缓解、生活质量提高，亦是一种保护正气的方法。

3. **贫血** 研究发现，贫血患者血清铁和血清转铁蛋白下降、单核巨噬细胞系统内含铁血黄素沉积增多，提示贫血可能与铁进入肿瘤细胞有关。此外，贫血还可能与大量肾组织破坏，导致促红细胞生成素减少有关。中医认为贫血可归属于"血虚"范畴。心主血、脾统血、肝藏血，因此，血虚与心、脾、肝三脏关系密切。辨证属心血虚者，宜养血宁心，安神定志，养心汤加减，予人参、黄芪、五味子、甘草、当归、川芎、柏子仁、酸枣仁、远志、肉桂、半夏；肝血虚者，宜补血养肝，柔筋明目，四物汤加减，予熟地黄、当归、川芎、芍药；脾血虚者，归脾汤加减，予白术、人参、黄芪、当归、甘草、茯苓、远志、酸枣仁、木香、龙眼肉、生姜、大枣。盖脾为后天之本，气血生化之源，且血为气之母，气为血之帅，两者常互因互用，是故血虚均伴有不同程度的气虚症状，所以补血不宜单用血药，而应适当配伍补气药，以达到益气生血的目的，正如吴鹤皋说："有形之血不能自生，生于无形之气故也。"所以益气生血是血虚证的重要治法。

4. **高血压** 高血压可能与肾癌组织分泌肾素、肿瘤内部动静脉短路或肿瘤直接侵犯肾动脉有关。中医认为高血压与肝、脾、肾三脏有关，其中尤以肝脏为主。多为本虚标实，实指风、火、痰、瘀之实；虚指气、血、阴、阳之虚。辨证为肝阳上亢者，宜平肝潜阳，滋养肝肾，天麻钩藤饮加减，予天麻、钩藤、石决明、山栀子、黄芩、川牛膝、杜仲、益母草、桑寄生、夜交藤、朱茯神；气血亏虚者，宜补养气血，健运脾胃，归脾汤加减，予白术、人参、黄芪、当归、甘草、茯苓、远志、酸枣仁、木香、龙眼肉、生姜、大枣；肾精不足者，根据阴虚、阳虚之不同，分别治以补肾滋阴和补肾助阳法，左归丸（熟地黄、山药、枸杞子、山茱萸、川牛膝、菟丝子、鹿胶、龟板胶），或右归丸（熟地黄、附子、肉桂、山药、山茱萸、菟丝子、鹿角胶、枸杞子、当归、杜仲）加减；痰浊中阻者，宜燥湿祛痰，健脾和胃，半夏白术天麻汤加减，予半夏、白术、天麻、茯苓、橘红、甘草；瘀血阻窍者，宜祛瘀生新，通窍活络，通窍活血汤加减，予赤芍、川芎、桃仁、红枣、红花、老葱、鲜姜、麝香。

（五）中医综合治疗

中医辨证施治主要以汤药煎剂为主，但还可根据临床具体情况，结合针刺、艾灸、外治法等综合治疗手段，可进一步提高疗效。在肾癌的治疗上，针刺、艾灸、外敷对于缓解腰痛以及放化疗、分子靶向药物等毒副反应都有较好疗效。

1. 针刺疗法

（1）取穴：昆仑、太溪、陷谷、太冲、太白、合谷、外关、郄门、后溪等。

（2）操作手法：每次取穴 3～5 个，毫针刺 0.3～0.5 寸，用平补平泻手法或补法，每次留针 20～30 分钟，每日 1 次。

2. 艾灸疗法

（1）取穴：神阙、关元、肾俞、命门、腰阳关等。

（2）操作手法：每次 3～7 壮或 10～15 分钟，每日 1 次。

3. 外敷疗法

（1）适应证：肾癌导致的疼痛，尤其是腰部肿块疼痛，或肾癌骨转移的局部疼痛。

（2）处方：蟾乌凝胶膏（曾用名：蟾乌巴布膏）。

（3）用法：局部外敷痛处，每 1～2 日更换，或遵医嘱。

三、中医治疗肾癌的知识拓展

刘嘉湘治疗肾癌时常用六味地黄丸作为基础方加减，临证时抓住腰痛，腰膝酸软，耳鸣，眩晕，夜尿频，或伴口干、盗汗等肾阴亏虚的主症，不必俱悉。临证重用生地黄、熟地黄，乃温清并用，平调寒热；若症见颧红、烘热汗出、五心烦热等阴虚火旺证，可酌加知母、黄柏滋肾阴，清相火；若症见面色㿠白、畏寒、肢冷、小便清长、大便溏薄等肾阳不足证，可酌加附子、肉桂、淫羊藿、仙茅、肉苁蓉、补骨脂等温肾壮阳，并酌情加用益气健脾的生黄芪、党参、白术、茯苓等药物，同时可配伍女贞子、菟丝子等益肾精，补肾阴，效仿张景岳"善补阳者，必于阴中求阳，则阳得阴助，而生化无穷"之古意。扶正同时也要兼顾祛邪，佐以土茯苓、龙葵、蜀羊泉等清热利湿，化瘀散结药，使扶正与祛邪相得益彰。遣方用药亦注重顾护中焦脾胃之气，常以大枣调和脾胃、鸡内金消食助运。此外，刘嘉湘治疗肾癌重视现代药理学研究，如扶正药木馒头有补肾固精，活血解毒消肿作用，其提取物 β-谷甾醇等有一定抗肿瘤作用；祛邪药白花蛇舌草有清热解毒抗肿瘤功效，又能通过刺激网状内皮系统增加白细胞吞噬功能而提高免疫功能，即"扶正"是为祛邪创造必要的条件，"祛邪"也是为了保存正气，有利于消散癥积，促进机体恢复健康。刘嘉湘治疗肾癌谨守病机、审证求因、标本兼顾、扶正祛邪、病症结合，故临床能收获较好疗效。

参考文献

[1] 刘嘉湘.实用中医肿瘤手册 [M].上海：上海科技教育出版社，1996：131-134.

[2] 刘嘉湘.中医扶正法在肿瘤治疗中的应用 [J].医学研究通讯，1973（3）：54-58.

[3] 刘嘉湘.扶正治癌　融汇中西　继承创新 [J].中国中西医结合杂志，2019，39（1）：10-12.

[4] 赵丽红.刘嘉湘用温补法治疗肿瘤经验 [J].黑龙江中医药，1993（5）：4-6.

[5] 陈湘君.中医内科学 [M].上海：上海科学技术出版社，2004：265-266，329-330，396-397，480-481.

恶性淋巴瘤

一、概述

恶性淋巴瘤起源于淋巴造血组织，主要发生于淋巴结，也可发生在淋巴结外和非淋巴组织。分为霍奇金淋巴瘤和非霍奇金淋巴瘤。霍奇金淋巴瘤目前认为是单中心起源，经淋巴管沿相邻淋巴结区播散，通常情况下播散方式呈连续性而非跳跃性。大部分非霍奇金淋巴瘤发展迅速，除淋巴细胞分化良好型外，较易发生远处扩散，它的扩散方式与霍奇金淋巴瘤不同，又可以表现为通过淋巴管道向相邻淋巴结或淋巴组织扩散，也可通过血液循环向远处组织扩散。其扩散方式与病理类型及原发部位有一定的相关性，如 T 淋巴母细胞性淋巴瘤常原发于纵隔，易出现骨髓及脑膜受侵。

在我国尚未发现淋巴瘤高发区或高发人群，40 岁为发病年龄高峰。霍奇金淋巴瘤发病率低于非霍奇金淋巴瘤。死亡率随年龄增加而上升，男性稍多于女性，且男性死亡率普遍高于女性。2019 年中国疾病预防控制中心及其合作团队在 *Journal of Hematology & Oncology* 发表的文章统计了中国 2004—2017 年的恶性淋巴瘤发病率，为 3.83/10 万。

恶性淋巴瘤致病因素尚不明确，但有研究表明多种因素与本病发生有关，包括 EB 病毒感染、丙型肝炎病毒感染、基因突变、免疫因素、细菌感染、分子生物学结构异常、环境因素、药物因素、染色体异常等。

（一）常见临床表现

恶性淋巴瘤以淋巴结肿大为首发症状，包括浅表淋巴结和深部淋巴结肿大。多数患者以浅表淋巴结的肿大为首发症状，在深部淋巴结中纵隔是恶性淋巴瘤的好发部位，其次腹膜后淋巴结、肠系膜淋巴结亦常见。除淋巴结肿大外，部分患者有全身症状，包括皮肤瘙痒、盗汗、食欲减退、发热、消瘦等。淋巴结外病变中最常见的属胃肠道，也见于肝、脾、肺、胸膜、心肌、心包、皮肤等。

了解恶性淋巴瘤的临床表现特征，对合理选择临床诊断技术和治疗方法具有重要的意义。霍奇金淋巴瘤与非霍奇金淋巴瘤在临床特征上有着根本的区别。霍奇金淋巴瘤通常首发于淋巴结，特别好发于颈部淋巴结。病变常从一个或一组淋巴结开始，很少开始即为多发性。晚期可侵犯血管，累及脾、肝、骨髓和消化道等处。非霍奇金淋巴瘤好发于淋巴结外组织，较早出现经血循广泛扩散，易出现骨髓受侵。根据形态学特征、组织学特点、瘤细胞的免疫表型以及分子遗传学变化，分为弥漫性大 B 细胞性淋巴瘤、滤泡性淋巴瘤等 20 余种类型，各类型之间病理学差异显著。

霍奇金淋巴瘤的病理特点单一，而非霍奇金淋巴瘤病理上虽为一组疾病，但形态学上表现异常多样及复杂，形态学特征、肿瘤所起源的淋巴细胞的种类、瘤细胞所对应淋巴细胞分化的阶段均不相同。

（二）西医诊断依据

1. **影像学检查**　X 线、超声、CT、MRI 等影像学检查对了解肿瘤侵犯的部位和程度、临床分期，制定治疗计划以及判断预后、动态观察疗效等均有重要的意义，同位素扫描同样适合于检查转移及治疗的情况。

2. **病理学检查**　淋巴活体组织检查是恶性淋巴瘤最可靠的检查手段。凡是无明显原因的进行性无痛性淋巴结肿大，都应及早切除肿大淋巴结进行病理检查，即使肿大淋巴结经抗炎、抗结核等治疗后暂时缩小，如果再次增大，也应进行病理活检。

3. **血清肿瘤标志物检测**　恶性淋巴瘤没有特异的肿瘤标志物，红细胞沉降率、乳酸脱氢酶以及免疫学表型检测等实验室检查对了解病情、判断机体预后也有一定的价值。

4. **基因诊断**　常见基因有 *Bcl-2*、*Bcl-6*、*C-myc* 等。

5. **鉴别诊断**　恶性淋巴瘤需与急性淋巴结炎、慢性淋巴结炎、急性化脓性扁桃体炎、淋巴结结核、结节病、坏死性淋巴结炎、巨大淋巴结增生、淋巴结转移性病变相鉴别。其诊断主要依靠临床表现、影像学和病理学检查。

（三）西医学治疗原则

1. **重视首次治疗**　首次治疗的成败对于恶性淋巴瘤的转归非常重要，因此在治疗前必须充分了解患者的病理类型、临床分期等各种因素，综合考虑后制定最准确恰当的治疗方案，以期达到最好的治疗结果。一般认为，首次治疗完全缓解并给予一定的巩固治疗，是患者获得根治的一个重要因素。

2. **综合治疗的原则**　恶性淋巴瘤应采取以手术、放化疗为主的综合治疗，中医药和生物反应调节剂的治疗在其中亦不可或缺。综合治疗应做到最大限度降低肿瘤负荷、重建骨髓和免疫功能、强化肿瘤治疗减灭残存瘤细胞、提高免疫功能使病情巩固。

3. **放化疗**　治疗恶性淋巴瘤以化疗为主，放疗也应用广泛，无论是局限期患者还是进展期患者均适用。

4. **手术治疗**　对于胃肠道、泌尿生殖系统、脾脏以及其他原发于淋巴结外的恶性淋巴瘤可以以手术作为治疗手段。

5. **精准治疗**　近年来靶向治疗的应用也使恶性淋巴瘤的治疗更趋于精准化。局限期霍奇金淋巴瘤的治疗原则是化疗、放疗联合，进展期患者以全身化疗为主，一线方案如 ABVD 方案等。非霍奇金淋巴瘤因分型较多，治疗方案截然不同，涵盖化疗、放疗、免疫治疗、手术治疗等。

二、恶性淋巴瘤的中医治疗

中医药治疗在淋巴瘤的综合治疗中发挥重要作用，中医药治疗尤其是扶正治癌在病程中可以贯彻全程。

中医没有对恶性淋巴瘤的直接论述，但是根据恶性淋巴瘤的部分临床表现如淋巴结肿大等，对应的常见病证可见于对"失荣""阴疽""恶核""上石疽""瘰疬"等的论述中，如《灵枢·寒热》："寒热瘰疬在于颈腋者，皆何气使生？岐伯曰：此皆鼠瘘寒热之毒气也，留于脉而不去者也……鼠瘘之本，皆在于脏。"《证治准绳·疡医》记载"痈疽肿硬如石，久不作脓者是也"中的"石疽"，与恶性淋巴瘤的临床表现相似。

（一）病因病机

中医对恶性淋巴瘤的病因病机也早有认识。明代陈实功的《外科正宗·杂疮毒门》云："失荣者，因六郁不遂，损伤中气，郁火相凝，隧痰失道，停结而成。"提出其发病的主要病机在"痰"，而发病条件则离不开"郁"。清代祁坤《外科大成·失荣》亦云："失荣症……此由先得后失，六欲不遂，隧痰失道，郁火凝结而成，乃百死一生之症。"同样阐述了这样一个道理。中医理论认为"无痰不成核"，恶性淋巴瘤发病的主要病机在于"痰"。脾为生痰之源，肺为贮痰之器，肾主水而司气化，因此，该病与肺、脾、肾脏气失调密切相关。又因津聚成痰的原因多关乎"郁"，而肝主疏泄，故肝失调达也是该病发生的重要病机。然而邪之所凑，其气必虚，在所有疾病的发生、发展当中，"虚"又是致病的重要前提。

（二）辨证论治

根据恶性淋巴瘤不同的发病条件，分条辨述如下：寒痰凝滞，寒主收引凝滞，寒邪偏胜，则水液气化不利，而生恶核。气郁痰结，情志不随，气机失畅，肝失调达，气不能推动水液，日久则成痰毒，化为恶核。痰郁互结，痰已成，又欠气机条畅，痰郁相互搏结，而成恶核。痰热相搏，热毒偏胜，炼液成痰，化为恶核。气虚血瘀，气为血之母，气虚则新血不生，旧血不行，久则血瘀停聚，则生恶核。肝肾亏虚，肝主疏泄，肾主气化，若肝肾亏虚，则气不能行，水不能化，最终形成恶核。脾肾两虚，脾虚后天精微生成乏源，肾虚先天之本亏空，由虚致瘀而成肿核。由此可见，恶性淋巴瘤形成的病因病机较为复杂，且呈现多层次、多阶段的复杂病理过程，是一种脏腑失调、痰郁相

中篇·临床篇

第二十章　恶性淋巴瘤

持，整体属虚、局部为实而虚实夹杂的全身性疾病。常见的临床证型辨治如下。

1. 寒痰凝滞型

主要证候：颈项、耳下或腋下多个肿核，皮色如常，坚硬如石，不痛不痒，不伴发热，畏寒怕冷，面色少华，伴有神疲乏力，倦怠，大便溏，小便清长，舌淡苔薄，脉沉细弱。

治法：温化寒痰，补养气血。

方药：阳和汤加减。熟地黄、鹿角胶、白芥子、炮姜、肉桂、麻黄、法半夏、露蜂房、僵蚕、甘草、陈皮等。

2. 气郁痰结型

主要证候：颈项、耳下或腋下多个肿核，不痛不痒，皮色不变，伴有平素烦躁易怒，胸闷腹胀，两胁窜痛，纳呆气短，大便干结，小便短赤，舌暗红，苔薄黄，脉弦。

治法：疏肝解郁，化痰散结。

方药：柴胡疏肝散加减。柴胡、枳壳、白芍、陈皮、半夏、厚朴、香附、甘草、浙贝母、僵蚕、夏枯草、海藻、生牡蛎等。

3. 痰瘀互结型

主要证候：颈项或体表肿核硬实，经久不消，或胁下有癥块，推之不移，隐隐作痛，伴有口干苦，纳呆食少，舌暗，或有瘀斑，苔白腻，脉弦涩。

治法：化痰软坚，化瘀散结。

方药：海藻玉壶汤加减。海藻、昆布、浙贝母、青皮、陈皮、制半夏、当归、川芎、夏枯草、生牡蛎、鸡内金等。

4. 痰热相搏型

主要证候：颈部及其他体表肿核红肿疼痛，伴有口苦，口吐黄痰，小便黄，大便秘结，舌红，苔黄腻，脉数。

治法：清热解毒，化痰散结。

方药：甘露消毒丹加减。茵陈蒿、黄芩、石菖蒲、滑石、象贝母、藿香、连翘、白蔻仁、射干、车前草、夏枯草、僵蚕、生牡蛎、大黄等。

5. 气虚血瘀型

主要证候：颈项等处多个核肿，核肿较硬，不痛不痒，皮色不变，伴有少气懒言，食少纳呆，大便无力，小便清长，舌质胖，边有齿痕，舌色偏暗，苔薄白，脉细。

治法：益气养血，活血散结。

方药：香贝养荣汤加减。香附、浙贝母、党参、黄芪、当归、白芍、川芎、茯苓、炒白术、夏枯草、山慈菇、炒谷麦芽等。

6. 肝肾亏虚型

主要证候：颈项肿核累累，质地坚硬，五心烦热，口干咽燥，腰膝酸软，头晕耳鸣，两胁窜痛，舌红苔少，脉细数。

治法：滋肝补肾，软坚散结。

方药：大补阴丸加减。熟地黄、生地黄、黄柏、知母、生鳖甲、柴胡、白芍、僵蚕、山慈菇、夏枯草、玄参、生牡蛎等。

7. 脾肾两虚型

主要证候：颈部或其他体表肿核质地中等，伴有神疲乏力，腰膝酸软，胃纳差，夜尿频多，夜寐欠安，舌淡红，有齿痕，脉细弱。

治法：健脾益肾，软坚散结。

方药：补中益气汤加减。生黄芪、炒白术、陈皮、制半夏、地黄、山茱萸、补骨脂、夏枯草、僵蚕、炒谷麦芽等。

（三）辨治特点

1. 病机虚实夹杂，治当扶正与祛邪并举　恶性淋巴瘤的病机为虚、痰、郁，故补虚、祛痰与解郁为辨证论治的关键，临床种种症状与不同预后，皆源于此。恶性淋巴瘤患者，或由于内伤七情，痰毒内结，耗损肝肾，或由于正气虚损，若正气为内因，或外因所伤，就有可能化为癌瘤。肿瘤的发生虽十分复杂，但总的来说仍不外乎内因、外因两方面，而正气虚又起着主导作用。肿瘤形成以后，不断耗伤气血，日久正气亏虚，而肿瘤在体内能否被控制或恶化、扩散及转移，也取决于邪正斗争的结果。

2. 根据西医治疗调整辨治主次　中医药治疗可以贯穿西医治疗的所有阶段。在西医无法进一步治疗的情况下，可以单独运用中医药治疗。对于行手术、化疗的恶性淋巴瘤患者，当发挥中医药扶正固本、辨证论治的优势开展中西医综合治疗，以起到减毒增效的作用。对于无法采用西医治疗或选择单独中医药治疗的患者，当从整体观念出发，遵循辨证论治原则，根据辨证分型分别以温化寒痰、疏肝理气、化痰散瘀、益气养血、清热化痰、滋肝补肾、健脾益肾之法以指导用药。要点是抓住三个关键字"虚""痰""郁"，将扶正贯穿抗癌治疗全程，再根据具体病情施以化痰、解郁及其他之法。

（四）主要症状的辨治

恶性淋巴瘤的主要症状有发热、疼痛、淋巴结肿大、皮肤瘙痒等，淋巴结肿大主要以外治法、皮肤瘙痒以辨病用药为主，在此主要详细分析发热。

发热是恶性淋巴瘤常见症状之一。其中霍奇金发热可为持续性或间歇性，有时有明显周期性。表现为几日内体温逐渐上升，持续数日后逐渐下降，间歇数十日左右，体温又逐渐上升，如此周而复始，以后间歇期逐渐缩短。恶性淋巴瘤发热多提示预后不良。发热的病因病机为人体气血阴阳不足，脏腑功能失调，根据不同时期可分为实证、虚证或虚实夹杂证。

如高热不退，面赤汗出，烦躁不安，口干舌燥，神昏谵语，便秘尿黄，舌红，苔黄，脉数，为热毒炽盛。治当清热解毒，可采用黄连解毒汤、清瘟败毒饮、白虎汤、竹叶石膏汤或清营汤加减，药用水牛角、生地黄、玄参、淡竹叶、麦冬、黄连、银花、连翘等。

如低热或潮热，伴有心烦易怒，喜叹息，口苦咽干，舌红，苔黄，脉弦数，为肝经郁热。治当疏肝清热，可采用丹栀逍遥散、小柴胡汤加减，药用柴胡、当归、白芍、茯苓、甘草、丹皮、黑山栀等。

如以低热多见，午后至夜间加重，手足心热，骨蒸盗汗，舌质红，苔少或无苔，脉细，为阴虚发热。治当养阴清热，可采用青蒿鳖甲汤、清骨散、当归六黄汤加减，药用青蒿、鳖甲、生地黄、知母、丹皮、当归等。

如身热，多于劳累后发作明显，伴倦怠、气短懒言，舌淡胖，边有深齿痕，脉细无力，为气虚发热。治当甘温除热，可采用补中益气汤加减，药用黄芪、党参、炙甘草、当归、升麻、柴胡、白术、大枣等。

（五）中医综合疗法

针灸

（1）取穴原则：循经取穴为主，随症取穴为辅。

（2）辨证配穴：寒痰凝滞证，取三阴交、丰隆、足三里、阴陵泉，毫针刺，泻法，可加灸法。气郁痰结证，取太冲、足三里、阳陵泉、曲泉、悬钟、三阴交，毫针刺，泻法，不灸。气虚血瘀证，取足三里、三阴交、阴陵泉、血海、内关，毫针刺，补法，配合灸法。肝肾阴虚证，取太溪、三阴交、中都、阴谷、太冲、劳宫，潮热、盗汗者，加鱼际、劳宫。如兼肝火旺盛，可加太冲、阴陵泉。平补平泻法，不灸。痰瘀互结证，取丰隆、足三里、阳陵泉、血海、阴陵泉，泻法，不灸。痰热相搏证，取合谷、内关、曲池、尺泽，泻法，不灸。

（3）随症配穴：颈部恶核，可加外关、天井。如气郁化火，症见口干口苦、急躁易怒，可加悬钟、三阴交。胸闷呕恶，加内关。如见神疲畏寒，可加灸命门、气海。如见高热不退，可加关冲，点刺出血。腹胀便秘，加上巨虚、丰隆、阳溪、昆仑、八风、偏历。

（4）治疗频率：留针半小时，每日治疗1～2次，可用电针。

（5）注意事项：体质虚弱、精神紧张者，尽量让患者取卧位施针，以防晕针。

三、中医治疗恶性淋巴瘤的知识拓展

（一）恶性淋巴瘤治疗用药思路

在恶性淋巴瘤的临证中，"痰""郁（瘀）""虚"为三个关键点。"痰"分为寒痰、

热痰、痰瘀互结，治寒痰用炮姜、南星、乌头、附子温化寒痰，治热痰用鱼腥草、葶苈子、薏苡仁、败酱草，可配合生大黄清热逐痰。痰瘀互结属顽痰，可用生南星、露蜂房、僵蚕、生半夏、守宫、土鳖虫攻坚破积，直达巢囊。"痰"的产生与肺、脾、肾三脏相关，因此在治痰的同时勿忘兼调三脏，方能事半功倍。提及"郁（瘀）"，总不外乎气血失畅而致病，故与肝关系密切，治疗时使用疏肝理气之法，适当佐以活血剂，气行血运，则郁、瘀自除。再谈"虚"，人体脏腑虚损、阴阳气血失调，易致癌瘤产生，恶性淋巴瘤因之病理学差异大、病位多变，可以说与全身脏腑均可产生关系，但正气乃先天之本、后天之源所共生，因此虚与脾、肾更为密切。张景岳在论述积聚中讲到，"脾肾不足及虚弱失调之人多有积聚之病"。司运化之脾为后天之本，主藏精之肾为先天之本，脾肾亏损则正气虚弱，而后邪气踞之。

人是一个有机的整体，阴阳失衡、脏腑失调、六气失常、七情失和、邪毒浸淫等都能导致疾病。因经络或脏腑功能失调，使正气虚衰，则发为瘤病。恶性淋巴瘤是一类本虚标实，虚实夹杂的疾病。正邪交争强者胜，所以扶正应贯穿本病治疗始终。有文献对恶性淋巴瘤的用药规律进行研究，其中补虚药、清热药和化痰平喘药使用频次最高，且补虚药为第一位，清热药次之，化痰平喘药第三，活血化瘀第四，足可见扶正之重要性。在淋巴瘤晚期治疗中，更是要扶助正气，并以胃气为先。疾病晚期，邪气盛而正气衰，脏腑戕害，如一味攻邪，必不能长久。化源伐竭，病必不治，若胃气尚存，还可存一线生机。

（二）软化汤

刘嘉湘在治疗恶性淋巴瘤痰瘀互结证中多用软化汤，组成为：望江南30 g，白花蛇舌草30 g，夏枯草30 g，海藻30 g，牡蛎30 g，野菊花30 g，白茅根30 g，紫丹参30 g，全瓜蒌30 g，昆布15 g，山药15 g，桃仁9 g，南沙参15 g，王不留行子12 g，蜂房12 g。本方多用望江南、白花蛇舌草、夏枯草、海藻、蜂房等软坚散结药物以及全瓜蒌、白茅根等清热化痰之品，稍佐王不留行子、桃仁活血开瘀，山药、南沙参入脾、胃经，使后天之本得以照顾，充沛后天之气血来源。寥寥数十种药物，涵盖化痰、祛瘀、扶正三法，甚是精妙。在临证施治当中，刘嘉湘在祛邪同时必不忘扶助正气，由此可见扶正对于治疗恶性淋巴瘤乃至恶性肿瘤的特殊意义。

（三）中西医结合治疗之路

恶性淋巴瘤的治疗以中西医结合治疗为主，手术前后、放化疗期间的中医辨证治疗存在特殊性。术前中医治疗以扶正培本，理气解郁，化痰软坚为主。术后中医治疗以扶正健脾为主。放疗期间易出现耗气伤阴之证，中医治疗以益气养阴，清热解毒。化疗期间根据不同毒副反应分别论治，如血象下降明显者宜补益肝肾，活血生血，胃肠反应明显者宜降逆止呕。西医治疗恢复期的患者，经过多重治疗，正虚更甚，临床以扶正健脾为主，配合化痰软坚散结。

当前采用中西医结合治疗已成为恶性淋巴瘤综合治疗的重要组成部分，但仍需要借鉴循证医学之法，提高临床研究循证医学证据，为中医药治疗恶性淋巴瘤提供有效治疗方案。

参考文献

[1] Liu WP, Liu JM, Song YQ, et al. Mortality of lymphoma and myeloma in China, 2004—2017: An observational study [J]. Hematol Oncol, 2019, 12(1): 22.

[2] 林桐榆，朱军，高子芬 . 恶性淋巴瘤诊断治疗学 [M]. 北京：人民卫生出版社，2013.

[3] 李进 . 肿瘤内科诊治策略 [M]. 上海：上海科学技术出版社，2017.

[4] 孙燕 . 临床肿瘤内科手册 [M]. 北京：人民卫生出版社，2017.

[5] 陈信义，李冬云 . 恶性淋巴瘤的中西医结合治疗对策 [M]. 北京：化学工业出版社，2008.

[6] 李家庚，屈松柏 . 中医肿瘤防治大全 [M]. 北京：科学技术文献出版社，1994.

[7] 李忠 . 临床中医肿瘤学 [M]. 沈阳：辽宁科学技术出版社，2002.

[8] 刘嘉湘 . 实用中医肿瘤手册 [M]. 上海：上海科技教育出版社，1996.

[9] 李杰 . 名老中医肿瘤辨治枢要 [M]. 北京：北京科学技术出版社，2017.

[10] 石学敏 . 针灸治疗学 [M]. 北京：中国科学技术出版社，1990.

[11] 徐振晔 . 中医治疗恶性肿瘤 [M]. 北京：人民卫生出版社，2007.

[12] 潘敏求 . 中华肿瘤治疗大成 [M]. 石家庄：河北科学技术出版社，1996.

[13] 黄金昶 . 肿瘤专家论坛 [M]. 北京：中国医药科技出版社，2017.

第二十一章

癌　痛

一、概述

疼痛是肿瘤患者最为畏惧的症状，也是肿瘤医师治疗最棘手的问题。疼痛明显降低患者的生活质量，间接造成生存率下降。疼痛是癌症患者最常见的症状，在临床首次确诊时，约50%的患者诉说有疼痛症状。在治疗过程中，约有30%的患者出现疼痛。至终末期，几乎90%的患者有过疼痛的经历，其中近40%的患者因疼痛未得到充分治疗而影响其生活质量。

引起癌痛的原因十分复杂，归纳起来主要有：① 直接由肿瘤引起，如肿瘤侵犯纵隔或胸腔可引发胸痛，发生远处转移如骨转移可引起局部骨骼的疼痛，发生腹膜后淋巴结转移可引起腹痛，发生肝转移引起肝区疼痛等。由肿瘤直接造成的疼痛占70%。② 间接由肿瘤引起，如肺癌引起的阻塞性肺炎出现的胸痛以及副瘤综合征引起的疼痛等，占疼痛发生原因的10%。以上两种称为感受伤害性疼痛。③ 由肿瘤的诊断和治疗引起，如胸部放疗可引起局部肺组织和纵隔的放射性损伤而产生疼痛，术后疼痛，以及某些化疗药物引起的周围神经炎所造成的疼痛，创伤性检查所造成的疼痛。以上属神经病理性疼痛，约占疼痛发生原因的20%。④ 和肿瘤无关的疼痛，如患者对疼痛特别敏感，或焦虑、失望、恐惧造成疼痛阈值降低而产生的疼痛。

（一）常见临床表现

临床上以疼痛为主症，根据疼痛程度可以分为：① 微弱疼痛，似痛非痛，常与其他感觉复合出现，如酸、麻、沉重、不适感等。② 轻度疼痛，疼痛局限，程度轻或仅有隐痛。③ 中度疼痛，疼痛程度较为剧烈，但尚能忍受。④ 剧烈疼痛，疼痛难以忍受，甚至有自伤、自杀行为。根据癌痛的病程长短分类：① 急性疼痛，其特点是近期发作，病程短暂，有明确的发生时间，并能确认原因，如化疗引起的胃炎、腰椎穿刺造成的头痛。急性疼痛可伴有或不伴有明显的疼痛行为，如呻吟、痛苦表情，或因挣动而需固定，以及心情焦虑或全身交感神经功能亢进的体征，包括出汗、血压升高和心动过速。② 慢性疼痛，是指疼痛持续 1 个月或更长时间，超过急性疾患或损伤的一般病程，或合并慢性病变，在数月或数年内间断复发的其他慢性疼痛性疾病。

（二）西医诊断依据

1. **病史**　疼痛的临床诊断主要根据患者的主诉。需要全面询问病史，包括疼痛的范围、性质、特点、程度，以及疼痛加重、诱发及缓解的因素。

2. **影像学检查**　B 超、MRI、CT 和全身骨显像等，有助于了解疼痛相关部位的情况。

3. **病理学检查**　细胞病理学检查有助于肿瘤的诊断。

4. **血清肿瘤标志物检测**　不同肿瘤可以进行相关的血清肿瘤标志物的检测，有助于肿瘤的临床疗效和病情变化的观察。

5. **疼痛评估**　临床需要对疼痛进行分级，目前国内主要采用以下几种方法对疼痛和程度进行评估：① 数字等级量评估（NRS），从 0～10 表示从不痛到剧烈疼痛的不同等级，让患者自己标记一个数字，表示疼痛的程度。② 视觉类比量表（VAS），在 0～100 mm 水平线上，左端为"0"表示不痛，右端为"100"表示最痛。患者在横线上做标记代表自己的疼痛程度。可用标尺计算毫米数来进行比较。

同时，还应根据患者的症状、体征以及医师的全面检查来判断，注意是近期出现的疼痛，还是经治疗好转后再次发生的疼痛，后者常提示肿瘤有局部复发的可能。在治疗过程中发生的局部疼痛应使医师了解到是否应改变目前已制定的治疗计划。

（三）西医学治疗原则

1. **药物治疗**　药物治疗是目前治疗疼痛的主要方法，WHO 癌痛三阶梯止痛治疗方案是国际上广泛接受的治疗方案，医师应对止痛药物的作用机制、不良反应以及各种止痛药物与其他药物联合应用时相互可能发生的作用有全面的了解。根据 WHO 癌痛三阶梯止痛治疗指南，遵循癌痛药物止痛治疗的五项原则。

（1）口服给药：口服为最常见的给药途径，对不易口服患者可用其他给药途径。

（2）按阶级给药：根据患者疼痛程度，有针对性地选择不同强度的镇痛药物，轻度疼痛可选用非甾体抗炎药；中度疼痛可选用弱阿片类药物，也可合用非甾体抗炎药物；重度疼痛可选用强阿片类药，也可用非甾体抗炎药物。

（3）按时给药：按规定时间，间隔规律性给予止痛药，按时给药有助于维持稳定有效的取药浓度，目前控缓释药物临床使用日益广泛。强调以控缓释阿片药物作为基础用药的止痛方法，出现爆发疼痛时，可给予即释阿片类药物进行滴定，调整药物的用量。

（4）个体化给药：按照患者病情和癌痛缓解药物剂量，制定个体化用药方案。使用阿片类药物时由于个体差异，阿片类药物理想标准用药剂量，应根据患者的病情使用足够剂量药物，使疼痛得以缓解。

（5）注意具体细节：对使用止痛药的患者要加强监护，密切观察其疼痛缓解程度和机体反应情况。注意药物联合应用的相互作用，并及时采取必要措施，尽可能减少药物的不良反应，提高患者的生活质量。

2. 放疗　放疗对部分癌性疼痛有良好的止痛效果，如骨转移引起的局部疼痛，椎体和椎间孔转移压迫或浸润脊神经引起疼痛，脑转移可使脑压升高而引起头痛，均可通过局部放疗得以缓解。放射性核素内照射因能杀伤骨内转移的癌细胞而达到止痛效果。

3. 抗肿瘤治疗　抗肿瘤治疗无论是化疗，还是靶向治疗和免疫治疗等，均可直接抑制原发肿瘤，从而抑制或消除肿瘤对神经的直接侵犯，缓解疼痛。化疗对敏感肿瘤如小细胞肺癌造成的各种原因的疼痛都有一定的缓解作用，但化疗止痛的缓解期往往较短。

4. 双磷酸盐治疗　双磷酸盐制剂因能与骨盐形成稳固的结合，并且抑制破骨细胞的溶骨性破坏，也能减轻骨转移引起的疼痛。

此外，外科姑息性切除局部肿块有助于缓解肿瘤对神经的压迫，如肺癌侵犯胸壁时可考虑局部肿块切除，结合术后放疗可收到较好的止痛效果。在一些特殊情况下，对经药物治疗无效的患者，可考虑通过神经阻滞或通过外科切断相关神经的方法，达到止痛的效果。

虽然癌痛有多种不同的治疗方法，但对于应用放疗或全身化疗止痛无效的患者，或经抗肿瘤治疗后因医源性原因引起的疼痛，药物止痛仍然是最有效和安全的方法。

二、癌痛的中医治疗

癌性疼痛属于中医"痛证"的范畴。癌性疼痛发生于多系统，以肝、骨骼、肺、胃肠等脏器为多见。其疼痛多数为剧烈，常呈持续性，严重影响患者生存质量。本病多发于中晚期癌症患者。关于疼痛的论述最早见于《黄帝内经》，如《素问·举痛论》："经脉流行不止，环周不休……客于脉外则血少，客于脉中则气不通，故卒然而痛。""脉泣则血虚，血虚则痛。"《素问·玉机真藏论》："大骨枯槁，大肉陷下，胸中气满，喘息不便，内痛引肩项。"《难经·五十难》："病有积、有聚，何以别之？然：积者，阴气也；聚者，阳气也。故阴沉而伏，阳浮而动。气之所积名曰积，气之所聚名曰聚。故积者，五脏所生；聚者，六腑所成也。积者，阴气也，其始发有常处，其痛不离其部，上下有所终始，左右有所穷处；聚者，阳气也，其始发无根本，上下无所留止，其痛无常处，谓之聚。故以是别知积聚也。"《难经·五十六难》："肺之积，名曰息贲，在右胁下，覆大如杯。"《诸病源候论·水肿病诸候》"积者阴气，五脏所生，其痛不离其部，故上下有所穷已。聚者阳气，六腑所成，故无根本，上下无所留止，其痛无有常处。此皆由寒气搏于脏腑，与阴阳相击上下，故心腹痛也。"《证治要诀·噎膈证治》："脾积在胃脘，大如覆杯，痞塞不通，背痛心疼。"

（一）病因病机

中医学认为本病发生主要由于正气虚弱，经脉失养和癌毒内蕴，阻滞气机，气滞血瘀所致，其发病机制主要有：正气虚损，气血、阴阳失调，经脉失于调养，经络受损，经气不利，则疼痛由生。经气失输，癌毒之邪客于机体，阻滞经脉，经气受阻而失于流畅，不通则痛。血行受阻，癌毒内蕴，留而不去，阻滞血脉，血脉瘀滞，脉络阻滞，不通则痛。

（二）辨证论治

癌痛的病因十分复杂，不同部位的肿瘤会引起相应部位的疼痛，不同部位疼痛的性质和特点各有不同，必须详加辨证，同时必须结合肿瘤的情况全面分析，综合考虑。在中医临床辨证中，癌痛病机虽然复杂，但是究其病机根本不外乎"不通则痛"和"不荣而痛"，常见证型概括如下。

1. 气滞血瘀型

主要证候：疼痛常以胀痛为主，时轻时重，疼痛部位常攻窜不定，矢气、嗳气则舒，疼痛发作常与情绪有关者，苔薄，脉弦或弦紧。本型常见于消化道肿瘤。

治法：理气导滞，调畅气机。

方药：木香顺气丸加减。木香、枳壳、槟榔、青皮、八月札、绿萼梅、七叶一枝花、川芎。

2. 瘀血内阻型

主要证候：疼痛较剧，固定不移，或有明显压痛，疼痛常呈持续性，舌质暗或紫，或舌有瘀斑，苔薄，脉弦。本型多见于肝脏、骨骼等恶性肿瘤。

治法：活血化瘀，消肿止痛。

方药：血府逐瘀汤加减。桃仁、红花、川芎、丹参、枳壳、地鳖虫、炮山甲、石见穿、八月札、柴胡、白芍、甘草。

3. 气血虚损型

主要证候：神疲肢软，面色㿠白，头晕目眩，疼痛绵绵不已，喜按，按之痛减，舌质偏淡，苔薄，脉濡。本型多见于晚期肿瘤邪毒未尽，气血亏损者。

治法：补气养血。

方药：八珍汤加减。党参、生白术、茯苓、当归、白芍、丹参、熟地黄、炙甘草、生黄芪、黄精。

（三）辨治特点

根据疼痛的性质，中医常把疼痛分为胀痛、刺痛、冷痛、灼痛、重痛、酸痛、绞痛、空痛、隐痛和走窜痛等。对癌痛而言，刺痛、重痛、灼痛和隐痛比较常见，中医治疗癌痛需要注意辨证，避免头痛医头，脚痛医脚，临床上常见的癌痛可以分为五类：胀痛、刺痛、重痛、灼痛和隐痛。胀痛多见于气机阻滞证，疼痛特点是胀痛、走窜痛、痛无定处，脉象多弦。刺痛多见于血脉瘀阻证，疼痛特点是如针刺之状，且多固定、拒按，舌暗有瘀血、瘀斑。重痛多见于痰饮水凝证，疼痛特点是疼痛重着，常见胸脘痞满、腹胀身困、头晕嗜睡、苔腻。灼痛多见于火热炽盛证，疼痛特点是痛处不移，多伴有发热和出血。隐痛多见于虚证，包括阳气亏虚和阴血亏虚，癌痛在疾病的某一个阶段表现为虚象，而出现气、血、阴、阳的不足，主要表现为疼痛绵绵不休。因此，癌痛的治疗必须辨证。临床上癌痛常出现虚实夹杂、寒热错杂的情况，只有谨守病机，法随证出，方随法立，方可获效。

（四）癌痛治疗相关副作用的辨治

癌痛是肿瘤患者的常见症状，严重影响患者的生活质量，对患者的心理也造成极大的伤害，控制癌痛尤为重要。临床上止痛药的应用十分普遍，特别是阿片类药物的应用，虽然有较好的止痛效果，但是会造成诸多不良反应，中医在减轻止痛药的毒副反应中具有良好的疗效，下面将临床常见止痛药的毒副反应的中医辨证治疗分述如下。

1. **便秘**　便秘是止痛药起因的最常见的副作用，从中医辨证分析，可以分为实秘和虚秘两大类，实秘主要是邪毒内结，阻滞气机，或热毒内结，气机受阻所致；虚秘主要是邪毒内结，津亏热结所致。

若伴有腹胀腹痛，口干口臭，面红心烦或有身热，小便短赤，舌红，苔黄燥，脉滑数，为肠胃积热，可用火麻仁、川大黄、枳实、厚朴、莱菔子、白芍、甘草等清热润肠。

若排便不爽，伴有肠鸣矢气，腹中胀痛，嗳气频作，纳食减少，胸胁痞满，舌苔薄腻，脉弦，兼有气机郁滞，可用木香、乌药、川大黄、枳实、沉香、槟榔、柴胡、白芍等顺气导滞。

若大便艰涩，伴有腹痛拘急，胀满拒按，胁下偏痛，手足不温，呃逆呕吐，舌苔白腻，脉弦紧，多有阴寒积滞，可用附子、大黄、细辛等温里散寒，通便止痛。

若大便并不干硬，仍排便欠畅，用力努挣则汗出短气，便后乏力，面白神疲，肢倦懒言，舌淡苔白，脉弱，多为脾肺气虚，可用炙黄芪、火麻仁、陈皮、党参、白术、甘草、茯苓、当归、枳实等益气润肠。

若伴有面色无华，头晕目眩，心悸气短，健忘，口唇色淡，舌淡苔白，脉细等症状，考虑精血亏虚，可用熟地黄、当归、火麻仁、桃仁、党参、白芍、炙甘草等养血润燥。

若便干如羊屎，伴有形体消瘦，头晕耳鸣，两颧红赤，心烦少眠，潮热盗汗，腰膝酸软，舌红少苔，脉细数，此为阴津不足，可用生地黄、石斛、玄参、当归、杏仁、生地黄、麦冬、火麻仁、生甘草等滋阴通便。

此外，中医外治法对于止痛药引起的顽固性便秘也有较好的疗效，可用经典方剂大承气汤保留灌肠，伴腹痛加乌药，腹胀加莱菔子，呕吐加芦根。加水煎至 150 mL，温度 40～50℃，保留灌肠 30 分钟，肛管插入深度 10 cm 以上，每日 1 次，7 日 1 个疗程。或用神阙穴敷贴法，用生大黄粉、厚朴粉、冰片适量，用温水调成糊状，贴敷于局部固定，12～24 小时更换 1 次，连敷 7 次为 1 个疗程。

2. 恶心呕吐　胃主受纳和腐熟水谷，其气主降，以下行为顺，若邪气犯胃或胃虚失和，气逆而上，则发生呕吐。《圣济总录·呕吐》谓："呕吐者，胃气上而不下也。"

如见胃脘痞闷或胀满，按之不痛，频频嗳气，或见纳差、呃逆、恶心、呕吐，苔白腻，脉缓或滑，为胃失和降，可选用旋覆花、代赭石（先煎）、生姜、姜半夏、党参、炙甘草、大枣、麦芽等和胃降逆，健脾益气。

如见恶心呕吐，伴有口臭，反酸，小便黄，大便干，舌苔黄，脉滑者，多为热毒内蕴，可选用大黄、枳实、厚朴、甘草、茯苓、陈皮、竹茹等轻下热结，通腑泄热。

（五）中医综合疗法

1. 针灸疗法

（1）取穴：可以根据不同的肿瘤取穴，肺癌取支沟、期门，肝癌取尺泽、期门，肠胃肿瘤取足三里、上巨虚，妇科肿瘤取三阴交、太冲。

（2）操作手法：采用泻法，留针 20～30 分钟。

2. 外敷疗法

（1）处方：蟾乌巴布膏，具有活血化瘀，消肿止痛的功效，可用于肺癌、肝癌、胃癌等多种肿瘤引起的疼痛。

（2）用法：贴敷于疼痛处，1～2 日更换 1 次。效果明显，可连续应用。

三、中医治疗癌痛的知识拓展

癌痛已被 WHO 和我国卫生行政管理部门列为急需解决的重点问题之一，有效的控制癌症疼痛，对癌症的治疗效果、患者的生活质量和生存期的延长都十分有益。癌症疼痛的治疗应用"三阶梯"止痛法，部分患者的疼痛得以减轻，但因服用止痛药而引起恶心、呕吐、便秘、头昏、嗜睡，甚至耐药及身体和精神依赖等毒副作用，对患者造成极大的痛苦，严重影响其生活质量。因此，探索研究和推广中药治疗癌痛的方法十分必要。

刘嘉湘认为癌症疼痛的发生主要是邪毒内蓄，气滞血瘀，不痛则痛，根据其临床表现可辨证为不同证型。局部灼热，疼痛固定不移，触之加剧，属邪毒内蓄型；疼痛部位固定，如针刺样，舌质暗，舌有瘀斑，属血瘀型；痛无定处，攻窜胀痛，属气滞型。上述三种证型往往混杂互见，不能绝对分开，故活血化瘀、理气止痛、解毒消肿药物常常配合应用。癌痛的治疗可以内服给药，也可以采用局部外敷的方法，中药外治具有简便易行、毒副作用小、发挥药效快等优点。《医学源流论》曰："使药性从皮肤入腠理，通经贯络，较之服药尤有力，此致妙之法也。"外敷可采用药性较猛、渗透性强的药物，弥补内服药的不足，使药物直达病所。

从20世纪60年代开始，刘嘉湘着手中药外敷治疗癌性疼痛的研究。他对癌性疼痛的治疗是基于中医对肿瘤形成的认识，邪毒内蓄，气滞血瘀，痰湿胶结而成癥结，随着肿瘤的增大和邪毒的浸淫，又可导致气机不畅，血行瘀滞，经络壅阻，不通则痛，为癌性疼痛的病机特点。由蟾酥、川乌、重楼、红花、莪术、三棱、细辛、丁香、肉桂、关白附、乳香、冰片等20味中药组成方剂，经临床反复实践，于1980年制成外敷的含药布质蟾酥消肿膏。1981—1984年，临床治疗各种癌症疼痛187例，总有效率为91.44%，显效率为54%，有效病例起效时间为10～30分钟，平均镇痛时间为3～6小时。1984年上海市卫生局组织10家医院对332例肺、肝、胃等多种癌症疼痛患者，以随机分组与表面包装相同的伤痛舒进行双盲对照的前瞻性治疗观察，结果表明，蟾酥膏镇痛效果显著，蟾酥膏组177例，总有效率达92.65%，有效病例一般在15～30分钟起效。1993年又组织三家医院以自身对比方法观察蟾酥膏与西药镇痛剂的疗效（镇痛剂的用法及用量按WHO推荐的"三阶梯"给药原则），有效率为93.2%，（与对照组的90.9%有效率相比，无显著差异，$P > 0.05$），显效率为75%，其中Ⅱ度疼痛显效率79%，Ⅲ度疼痛显效率79.0%，无成瘾性，对心、肺、肝、肾、胃肠道等器官均无任何毒副作用。"蟾酥膏"是新型外用镇痛制剂，避免了国内外口服麻醉止痛药引起的胃肠道反应和成瘾性等毒副作用，是一种具有中医特色的新型镇痛剂，是当时唯一专治各种癌症疼痛的外用药，为国内首创，达国际先进水平，1985年获国家卫生部重大科技成果甲等奖。1995年将氧化锌剂蟾酥膏改制为巴布剂蟾酥膏，采用自身对比方法观察巴布剂蟾酥膏与氧化锌剂蟾酥膏的止痛效果，巴布剂的缓解率达92.50%，优于氧化锌剂的87.50%，但无显著差异（$P > 0.05$）。蟾酥膏（现名蟾乌巴布膏）转让上海中药制药三厂生产至今30余年，取得良好的社会效益和经济效益。

参考文献

［1］汤钊猷. 现代肿瘤学［M］.3版. 上海：复旦大学出版社，2011：700.

［2］刘嘉湘. 实用中医肿瘤手册［M］. 上海：上海科技教育出版社，1996：42.

［3］林洪生.恶性肿瘤中医诊疗指南［M］.北京：人民卫生出版社，2014：109.

［4］刘嘉湘，郁诗玲，徐振晔，等.蟾酥消肿膏治疗晚期恶性肿瘤疼痛187例疗效观察［J］.辽宁中医杂志，1985（4）：30-31.

［5］刘嘉湘.蟾酥膏用于恶性肿瘤止痛的临床观察——附332例随机双盲治疗对照观察［J］.中医杂志，1988（3）：30-31.

［6］刘嘉湘，许德凤，范忠泽.蟾酥膏缓解癌性疼痛的临床疗效观察［J］.中医杂志，1993（5）：281-282.

第二十二章

癌性胸腹水

恶性胸腹腔积液，又称癌性胸腹水，是指恶性肿瘤引起的液体积聚在胸膜腔内，是中晚期癌症常见的并发症之一。病因多由于肿瘤细胞浸润胸腹膜表面，使毛细血管通透性增加，或由于淋巴管、静脉阻塞引起静脉压增高而形成。当积液量较少时，患者可无明显症状，但往往增加迅速，不易控制。当患者产生中到大量的胸腹水时，则会产生明显的临床压迫症状，如气急、胸闷、心悸、纳差、腹胀等，严重影响患者生活质量，消耗患者的营养、体力及精神状态，甚则引起明显的脏器功能障碍，危及生命。

一、恶性胸腔积液

（一）概述

人体的脏层和壁层胸膜之间存在的一个潜在间隙称为胸膜腔，正常人的胸膜腔内可存在 3～15 mL 的浆液性液体，在呼吸运动时起到润滑的作用。每日会有 500～1 000 mL 的液体在胸膜腔中形成与吸收，由肿瘤直接或间接引起的胸膜腔内液体病理性的形成增加和（或）吸收减少，即为恶性胸腔积液。临床上癌症患者一旦出现胸腔积液即意味着病变已局部或全身播散，即使接受外科及综合治疗也不能有效地控制胸腔积液的生成。其中最常见于肺癌，占恶性胸腔积液的 24%～42%，其次为乳腺癌、恶性淋巴瘤、卵巢癌、恶性胸膜间皮瘤、食管癌等，此外，有 5%～10% 的恶性胸腔积液找不到原发肿瘤部位。

恶性胸腔积液属于渗出液，其形成的主要机制是由于肿瘤直接累及胸膜、刺激胸膜，使脏壁层毛细血管通透性增加，或生成可增加毛细血管通透性的细胞因子，使大量液体渗出，以及肿瘤浸润引流淋巴管或淋巴结，使淋巴管出现梗阻、淋巴液流体静压升高，影响淋巴液的回流，降低吸收速度。

在所有渗出性胸腔积液导致的死亡中，恶性胸腔积液位居第二，仅次于肺炎旁胸腔积液。患者一经确诊为恶性胸腔积液，其中位生存时间为 3～12 个月。患者的生存期与基础疾病有关，一定程度上源于原发肿瘤对治疗的反应程度。肺癌合并胸腔积液生存期相对较短，对化疗反应较好的淋巴瘤、卵巢癌、乳腺癌等合并胸腔积液生存期相对较长，来源不明的恶性胸腔积液生存期居中。

1. **常见临床表现**　约有25%的患者在出现恶性胸腔积液的初期可无明显症状，或仅有咳嗽、胸背部不适等。但恶性胸腔积液一旦形成，往往不易吸收，生长迅速，可短时间内出现明显进展及压迫症状，患者随即出现胸闷、胸痛、憋喘等，甚则影响呼吸及循环系统，最终大多数患者即使在静息状态下也会出现呼吸困难。且恶性胸腔积液会消耗人体的大量营养物质，使患者快速进入恶病质状态，严重影响生活质量和生存期，危及生命。

2. **西医诊断依据**　目前，恶性胸腔积液诊断的金标准是通过诊断性胸水穿刺进行胸水细胞学检查，或在胸膜活检组织中观察到恶性肿瘤的病理证据。X线、B超、CT、MRI、PET-CT等均可用于发现、观察疗效和评估病情。CEA、CA125等肿瘤标志物也可以用于筛查以及病情监测，具有一定的参考价值。当考虑患者为恶性胸腔积液时，应进行胸水检查：常规检测项目包括有核细胞计数和分类、总蛋白、葡萄糖、乳酸脱氢酶及肿瘤细胞学等。

3. **西医学治疗原则**　由于出现胸腔积液的患者基本处于肿瘤中晚期阶段，已经失去根治机会。因此，治疗恶性胸腔积液的关键在于以最小的创伤减少胸腔积液，减轻或消除呼吸困难，预防复发，改善患者生存质量，延长生存期。其治疗方案的选择取决于多种因素，包括患者的年龄、症状和体力状态、原发肿瘤类型及对全身治疗的反应、胸水引流后肺复张程度等。目前西医的主要治疗手段有胸腔穿刺和胸腔闭式引流、胸膜固定术、化疗、放疗、胸腔内注射纤维蛋白溶解剂、热疗、循环胸腔热灌注、胸膜切除术等。

无症状的患者无需治疗，如果患者存在恶性胸腔积液导致的症状，则应接受治疗。对于胸腔积液增长速度较慢的患者，可重复行治疗性胸膜腔穿刺术。如果患者预期寿命短（＜3个月）且体能状态差，则尤其适合这种方案。对于大多数复发性恶性胸腔积液以及肺扩张不能的患者，首选的初始处理方式是留置胸腔引流管，此方法创伤最小且不需要住院。在留置胸腔引流管引流2～12周后，27%～70%的患者可能会形成自发性的胸膜固定。对于引流数日到数周后没有形成自发性胸膜固定的患者，可以通过胸导管注入胸膜硬化剂。针对基础肿瘤的全身性抗肿瘤药物治疗和（或）放疗有可能控制某些恶性肿瘤引起的胸腔积液，但对于全身性治疗效果较差的肿瘤类型，通常疗效欠佳。

中医及中西医结合治疗是临床可选择的综合治疗方法。尤其是在恶性胸腔积液的姑息治疗中，中医药可以通过内服、外用相结合的方法，以扶正治癌为核心思想，在缓解临床症状，改善生存质量，延长患者生存期等诸多方面具有较好的临床疗效。

（二）恶性胸腔积液的中医治疗

本病属于中医"悬饮""支饮"等范畴，在《金匮要略·痰饮咳嗽病脉证并治》中有云："饮后水流在胁下，咳唾引痛，谓之悬饮。"首次提出了痰饮的概念，并点明了治疗以"温药和之"的原则。

1. **病因病机**　本病的产生多因感受外邪、饮食不节、劳欲过度，导致正气不足，气血失和，宣降失司，痰凝气滞，血瘀毒聚，进而使肺、脾、肾三脏功能失调，三焦气化不利，以致水饮停聚而成饮。正常的生理状态下，人体内水液的输布主要依靠三焦的气化功能。《素问·灵兰秘典论》曰："三焦者，决渎之官，水道出焉。"若三焦的气化功能出现障碍，必定会导致体内的水液运化不利，停留于体内，日久积而成饮。《素问·经脉别论》记载："饮入于胃，游溢精气，上输于脾，脾气散精，上归于肺，通调水道，下输膀胱，水精四布，五经并行，合于四时五脏阴阳，揆度以为常也。"这就是水液的生成、输布和排泄的过程。从中可以看出，肺、脾、肾三脏在水液吸收、运化、排泄过程中的重要作用，任何一个脏器出现问题都有可能导致水饮的形成。其中以脾的运化失司最为重要，因脾虚不能上输津液于肺，使外邪入侵，下不能助肾制水，必然导致水饮停滞，最终波及五脏。又因饮为阴邪，故其主要病理性质属于阳气不足，本虚标实，虚实夹杂，是一种全身属虚，局部属实的疾病。

2. **辨证论治**　因此在恶性胸腔积液的治疗上要重视局部，更应重视整体，尤重视针对全身阳气和肺、脾、肾三脏的调治。《素问·至真要大论》云"诸病水液，澄澈清冷，皆属于寒。"《高注金匮要略·痰饮咳嗽病脉证治》曰："悬饮阴冷似清水，以杜水饮生成之源。药宜辛甘温暖……至于下药多寒，寒则中气愈虚，而水愈积，故不愈。"因此悬饮的患者往往以阳虚为主，故而在治疗上要注重温养无形之阳。恶性肿瘤导致胸腔积液的治法以温助肺、脾、肾三脏阳气为主，以达通调水道之功。临床上在辨证基础上常选用温化之剂，温阳化饮，助阳气气化。但不可独以温阳之药补之，此类患者多为久病体弱，邪气深入，痰浊瘀血等有形之邪壅塞脉络，治疗中亦应兼顾攻化有形之邪，攻逐水饮，临床上常选用葶苈大枣泻肺汤、十枣汤等，但此类药物多药性苦寒，药力峻猛，易伤正气，临床使用时应紧守扶正祛邪的理念，慎之又慎，攻补有度。

有明确原发病灶的参照主病章节的中医分证论治，进行加减治疗。总体辨证治疗以扶正祛邪为原则，扶正重在健补脾肾，以及益气养血；祛邪重在利水化痰，以及清热、利湿、行气、化瘀等治法。具体辨证分型如下。

（1）肺热气滞，痰饮内结

主要证候：胸部胀闷，持续疼痛，呼吸气促，咳嗽痰多，发热口苦，腹胀纳呆，舌质红，苔黄腻，脉滑数。

治法：清化痰热。

方药：清气化痰丸合半夏甘遂汤加减。黄芩、全瓜蒌、半夏、胆南星、陈皮、苦杏仁、枳实、猪苓、葶苈子、大枣。

（2）肺脾两虚，痰饮停聚

主要证候：面色淡白，身乏无力，胸闷气急，咳嗽频频，痰白量多，饮食减少，食后胀满，或伴四肢浮肿，或面部轻浮，或大便稀薄，或小便量少，舌苔白腻，脉濡数。

治法：益气健脾，解毒逐水。

方药：椒目瓜蒌汤合十枣汤加减。川椒目、防己、桑白皮、葶苈子、党参、白术、陈皮、半夏、猪苓、苏子、生姜、大枣。

（3）痰瘀毒聚，水道不利

主要证候：咳嗽频频，痰白量多，伴有血迹，胸闷气急，呼吸不畅，胸胁隐痛，或肩背疼痛，舌质暗淡或有瘀斑，苔白腻，脉细涩。

治法：化痰逐瘀，泻肺利水。

方药：控涎丹合三子养亲汤加减。甘遂、白芥子、莱菔子、苏子、葶苈子、桑白皮、大枣、生姜。

（4）脾肾两虚，湿滞饮停

主要证候：咳嗽频频，痰涎壅盛，胸闷心慌，动则喘甚，面色少华，形寒怕冷，小便量少，舌质淡白，苔白或腻，脉细无力。

治法：温补脾肾，利水逐饮。

方药：金匮肾气丸合苓桂术甘汤加减。附子、桂枝、白术、熟地黄、山药、山茱萸、猪苓、泽泻、麻黄、杏仁、甘草。

3. **辨治特点**　恶性胸水常常作为肿瘤的局部表现出现，所以在治疗上应主要遵循原发肿瘤的辨证施治，同时加用治疗恶性胸水的药物，在临床上选用药物时遵循"温药和之"的原则，大都以苓桂术甘汤、葶苈大枣泻肺汤、己椒苈黄丸三方综合加减而成。

（1）苓桂术甘汤：《金匮要略·痰饮咳嗽病脉证并治》中云："心下有痰饮，胸胁支满，目眩，苓桂术甘汤主之。""夫短气有微饮，当从小便去之，苓桂术甘汤主之，肾气丸亦主之。"苓桂术甘汤方由茯苓、桂枝、白术、甘草四味药组成。方中白术益气健脾，补益中土以制水，则水无泛滥之虞，《本草通玄》谓："白术，补脾胃之药，更无出其右者……土旺则能胜湿，故患痰饮者，肿满者，湿痹者，皆赖之也。"《本经疏证》中记载："桂枝盖其用之之道有六：曰和营，曰通阳，曰利水，曰下气，曰行痰，曰补中。"桂枝甘温通阳，既可温扶脾阳以利水，又可温肾阳、逐寒邪以助膀胱气化，而行水湿痰饮之邪，为治疗痰饮病、蓄水证的常用药。甘草补益中气，固守其中，合桂枝并能辛甘化阳，合白术则能培脾土之虚。茯苓味甘淡，甘则能健脾补中，淡则能利水渗湿，为治饮病之要药，配桂枝可治水气内停，配白术可健脾利水化湿。全方共奏温阳化饮，健脾利水之功，乃"温药和之"的具体体现。

（2）葶苈大枣泻肺汤：《金匮要略·痰饮咳嗽病脉证并治》亦云："支饮不得息，葶苈大枣泻肺汤主之。"葶苈大枣泻肺汤中葶苈子苦寒开泄肺气，取"导水必自高源"之意，有泻下逐痰利水之功，《药性论》中写到，葶苈子乃肺家气分药，能大泻肺经水邪，泻肺之力尤强。李时珍言："肺中水气郁贲满急者，非此不能除。"此外，现代药理研究表明，葶苈子可以通利组织间隙的液体，改善循环，促进肺和胸膜对水液的吸收。恶性肿瘤患者素体正气亏虚，故佐以大枣甘温安中而缓和药性，可使泻不伤正。

（3）己椒苈黄丸：《金匮要略·痰饮咳嗽病脉证并治》云："腹满，口舌干燥，此肠间有水气，己椒苈黄丸主之。"己椒苈黄丸中防己、川椒目辛宣苦泄，渗透水气，可导水从小便而出，配合泻肺利水之葶苈子，全方共奏攻坚逐饮，化气利水之功。方中尚有攻下之大黄一药，但癌性胸水的患者一般均属肺癌晚期，正气亏虚较为明显，大黄攻逐泻下力量过强，恐伤正气，且此三方合用方中已有泻下逐痰利水之葶苈子，故一般不采用大黄。上述三方相合共白术、茯苓、桂枝、甘草、葶苈子、大枣、防己、川椒目八味药，其中辛温通阳之桂枝尤为重要，其在上可通心阳，在中可暖脾阳，在下可温肾阳，与其他药物相合，共奏健脾利水，温阳化饮之效。

4. 中医综合疗法 中医辨证施治主要以汤药煎剂为主，但还可根据临床具体情况，结合外治法、胸腔注射等手段，可进一步提高疗效。中医外治法对于缓解胸水有较好疗效。

（1）外敷疗法：药用逐水膏（生大黄 3 g，大戟 3 g，冰片 5 g，三七 3 g，血竭 3 g，山慈菇 5 g，月石 3 g，莪术 3 g，麝香 0.3 g，黑膏药肉 50 g）。

将黑膏药肉溶化，余药研成细末，混匀，调入黑膏药内，均匀摊涂在 15 丝厚无毒塑料薄膜上，厚约 0.5 cm，将膏药贴在肿瘤所在部位的体表，在膏药上用热水袋加温，每日 2 小时左右，以助药力迅速透入，7 日换药 1 次。当贴敷部位的皮肤出现米粒样小水泡时，可揭掉膏药，1～2 日即自愈，可继续贴敷。

（2）胸腔灌注：康莱特注射液，临床常用量为 100～200 mL，加生理盐水 60 mL 稀释后注入胸腔，每周 1～2 次。

二、恶性腹腔积液

（一）概述

腹水是指腹腔内游离液体的过量积聚，是一种疾病的临床表现。任何病理状态下导致腹腔内液体量超过 200 mL 即称为腹水。常见于各类肝脏疾病的终末期、慢性心力衰竭、恶性肿瘤、腹膜感染、慢性肾病、营养不良等。与恶性肿瘤相关的腹水约占全部腹水患者的 7%。

恶性腹腔积液又称恶性肿瘤相关性腹水，可见于多种恶性肿瘤，最常见的肿瘤为卵巢癌和消化道肿瘤，如结肠癌、胃癌、肝癌、胰腺癌等，约占所有恶性腹水的80%，其次为子宫内膜癌、腹腔间皮瘤、乳腺癌、恶性淋巴瘤、恶性黑色素瘤，以及各种癌症的腹膜转移。其发生机制与恶性胸腔积液基本相似，故不再赘述。一般有如下六种常见途径可以产生恶性腹腔积液：腹膜转移、多发肝转移引起的门静脉高压、腹膜转移合并多发肝转移、肝细胞癌合并肝硬化、淋巴瘤引起的乳糜性腹水，以及少数因恶性肿瘤阻塞肝静脉引起的布加综合征。

1. **常见临床表现**　恶性腹腔积液通常发生于复发性和（或）晚期恶性肿瘤患者中，具有量大、顽固、反复出现的特点。一般此类患者的肿瘤负荷较大，除了上皮性卵巢癌的患者以外，中位生存期一般仅为1～4个月。通常的首发症状为腹部进行性膨隆，患者可能无疼痛或伴有腹部不适等主诉。但随着液体量逐渐增加和腹部压力升高，患者会逐步出现呼吸和消化功能障碍，出现腹痛、腹胀、胸闷、早饱、呼吸困难等症状，严重消耗患者体力和营养，导致死亡。

2. **西医诊断依据**　恶性肿瘤患者出现腹腔积液时，首先选择的检查手段为腹部彩超检查，此外，CT、MRI等也可以提示腹腔积液。一旦确定患者出现腹水并倾向于恶性时，应行诊断性穿刺，通过腹水细胞学检查明确病理，但其阳性率仅为40%，有时需多次送检方可检出。此外，还可考虑进行组织活检，从中获得恶性肿瘤的病理证据。若患者的CEA、CA125等肿瘤标志物同期出现进行性升高，也具有一定的提示性。

3. **西医学治疗原则**　对于非卵巢癌引起的腹膜转移癌，治疗性穿刺放液为主要治疗方法。研究表明，约90%的患者经穿刺放液后症状均可得到改善。通常需要每7～14日进行1次腹腔穿刺放液，临床实际操作可根据患者的症状进行调整，同时可选择进行腹腔内给药。但如果未能成功控制原发肿瘤，在穿刺放液的部位非常容易形成种植转移灶，并出现局部粘连，使得放液困难，最终患者可能发生肠梗阻，危及生命。另外，还可以选择的治疗方式有热疗及外科治疗等。对于卵巢癌的患者而言，首选治疗方式为手术减瘤后再进行化疗，一半以上的晚期卵巢癌患者在初始治疗后可完全缓解，但只有10%～30%的患者能够保持长期无进展。

在恶性腹腔积液的姑息治疗中，中医药治疗可以很好地辅助患者减轻症状，以扶正治癌为主导思想，通过内服、外用的方法，控制恶性腹水的增长，改善生存质量，延长患者生存期，甚至可消除恶性腹水，具有较好的临床疗效。

（二）恶性腹腔积液的中医治疗

恶性腹腔积液属于中医"鼓胀""水蛊""蜘蛛蛊"等范畴，其描述始见于《黄帝内经》，《灵枢·水胀》记载："鼓胀何如？岐伯曰：腹胀身皆大，大与肤胀等也，色苍黄，腹筋起，此其候也。"《景岳全书·肿胀》篇说："单腹胀者，名为鼓胀，以外虽坚满而中空无物，其象如鼓，故名鼓胀。又或以血气结聚，不可解散，其毒如蛊，亦名蛊胀。

且肢体无恙，胀惟在腹，故又名为单腹胀。"

1. **病因病机** 《金匮要略》中明确指出了本病的发病机制为积聚日久，正气不足，气血失和，痰饮内聚，瘀毒聚积，损伤肝、脾、肾三脏之气，使肝、脾、肾三脏功能失调，三焦决渎无权，水湿内聚，血溢于脉外，气血水相互为患而成腹水。虽病机复杂，但不外虚、实两端，其虚是脾气虚弱，肝肾亏损，气血不足，是为本虚；其实是气滞血瘀，水饮停聚，是为邪实，成为虚实相杂之证。先贤也认识到恶性腹腔积液的产生与恶性肿瘤相关，如《医门法律·胀病论》谓："凡有癥瘕、积块、痞块，即是胀病之根。日积月累，腹大如箕，腹大如瓮，是名单腹胀。"

2. **辨证治疗** 鼓胀临证以腹部胀大，甚则青筋显露，脐心凸起，面色苍黄或黧黑为特征。被历代医家列为"风、痨、鼓、膈"四大顽症之一，说明其治疗较为困难，预后不良。一般其病程较长，但在病变过程中，也有缓急之分，故在辨证上要辨清虚、实、缓、急。如鼓胀在一段时间内不断进展，则为缓中之急，多以阳证、实证为主。若迁延数月，则为缓中之缓，多以阴证、虚证为主。另外，应分清肝、脾、肾三脏之侧重。初期治疗原则以攻补兼施为主导，必要时可短期选用峻下逐水之药，后期则需慎用攻下利水之药，或运用较为缓和的利水之法，避免损失患者过多的精微物质，注重扶助正气。尽快恢复肝、脾、肾三脏的生理功能是本病治疗的关键，不可通利过猛，导致变证的发生，出现危象。

《景岳全书·肿胀》认为："凡病肿胀者，最多虚证，若在中年之后，及素多劳伤，或大便溏滑，或脉息弦虚，或声色憔悴，或因病后，或因攻击太过而反致胀满等证，则皆虚损之易见者也。诸如此类，使非培补元气，速救根本，则轻者必重，重者必危矣。若虚在脾肺者，宜四君子汤、归脾汤之类主之。若脾虚兼寒者，宜理中汤、温胃饮、五君子煎。若脾虚兼痰者，宜六君子煎。若肾虚兼痰者，宜金水六君煎。若虚在肝肾者，宜六味地黄汤。"所以辨证治疗以扶持正气为主，同时跟进祛邪。扶正以健补脾肾为要，祛邪多以行气利水，消瘀化积为法。有明确原发病灶的参照主病章节的中医分证论治，进行加减治疗。具体辨证分型如下。

（1）气滞湿阻型

主要证候：腹大胀满，胀而不坚，胁下痞胀，食后作胀，或觉胀痛，或伴嗳气，大便溏薄，小便短少，舌质淡白，舌苔腻，脉细或濡。

治法：疏肝理气，健脾利水。

方药：柴胡疏肝散合胃苓汤加减。柴胡、枳壳、芍药、川芎、香附、白术、茯苓、猪苓、泽泻、桂枝、苍术、厚朴、陈皮。

（2）湿热蕴结型

主要证候：腹大坚满，脘腹撑急疼痛，烦热口苦，渴而不欲饮，或面目皮肤发黄，小便黄短，大便秘结，舌红，苔黄腻，脉弦数。

治法：清热利湿，攻下遂饮。

方药：中满分消丸合茵陈蒿汤加减。黄芩、黄连、知母、茯苓、猪苓、泽泻、厚朴、枳壳、半夏、陈皮、茵陈蒿、大腹皮、姜黄、干姜。

（3）气虚血瘀型

主要证候： 脘腹作胀，腹大有水，青筋暴怒，饮食减少，食后胀满，甚则气急心慌，或伴腹痛，四肢浮肿，小便量少，舌质淡暗，舌背色暗，苔薄白腻，脉细弦涩濡。

治法：健脾利水，行气化瘀。

方药：四君子汤合调营饮加减。党参、白术、茯苓、猪苓、当归、川芎、赤芍、延胡索、大黄、瞿麦、槟榔、葶苈子、桑白皮、甘草。

（4）脾肾阳虚型

主要证候： 腹大胀满不舒，入暮尤甚，面色苍白或苍黄，胸闷纳呆，神疲懒言，肢冷或下肢水肿，小便短少不利，大便稀溏，舌淡暗，或淡紫胖大，有齿痕，苔白水滑，脉沉细无力。

治法：温养脾肾，化气行水。

方药：附子理中丸合五苓散加减。熟附子、党参、白术、干姜、茯苓、猪苓、桂枝、泽泻、大腹皮、白芍、甘草。

（5）肝肾阴虚型

主要证候： 面色紫黑，形体消瘦，或有潮热低热，胸闷心慌，动则气喘，腹大有水，腹筋怒张，肋下痞块，或脘腹包块，或伴腹痛，四肢浮肿，小便量少，舌质暗红，苔薄或少苔，脉细数。

治法：滋养肝肾，化瘀利水。

方药：六味地黄丸或一贯煎合膈下逐瘀汤加减。生地黄、北沙参、麦冬、枸杞子、淮山药、茯苓、猪苓、泽泻、丹皮、当归、川芎、赤芍、延胡索。

3. 中医综合治疗 恶性腹腔积液在口服中药辨证治疗的基础上，可结合中医外治手段进行治疗，可取得一定的疗效。

（1）大黄芒硝粉外敷：大黄10 g，芒硝150 g，研粉装入透气纱布带中，均匀外敷于腹部，待水液析出，药物结块即可，每日1～2次。

（2）外敷方：生黄芪、莪术各40 g，薏苡仁30 g，牵牛子、桃仁、红花各50 g。热证者，加黄芩、防己各40 g；寒证者，加桂枝、猪苓各40 g。将上药水煎浓缩呈稀粥状，约150 mL。洗净腹壁，将浓缩药液敷于肋弓下缘至脐下2寸处，上盖纱布，干后即可穿衣。2日更换1次，一般敷3～5次。

（3）神阙穴外敷方：生水蛭5 g，蜈蚣（带头足）5条，牵牛子、甘遂各10 g，枳实30 g，薏苡仁20 g。将上药共研细末，黄酒调成糊状，以神阙穴为中心，平敷于腹上，厚2 mm，4日内换药1次，1剂用2次，4剂为1个疗程。

参考文献

［1］中国恶性胸腔积液诊断与治疗专家共识组.恶性胸腔积液诊断与治疗专家共识［J］.中华内科杂志，2014，53（3）：252-256.

［2］Egan AM, McPhillips D, Sarkar S, et al. Malignant pleural effusion［J］. QJM, 2014, 107(3): 179-184.

［3］Roberts ME, Neville E, Berrisford RG, et al. Management of a malignant pleural effusion: British thoracic society pleural disease guideline 2010［J］. Thorax, 2010, 65(Suppl 2): ii32.

［4］Conrado AF, De AIRLB, Gabriela CM, et al. Use of indwelling pleural catheters for the definitive treatment of malignant pleural effusion［J］. Jornal Brasileiro de Pneumologia, 2017, 43(1): 14-17.

［5］刘嘉湘.实用中医肿瘤手册［M］.上海：上海科技教育出版社，1996.

［6］Runyon BA, Montano AA, Akriviadis EA, et al. The serum-ascites albumin gradient is superior to the exudate-transudate concept in the differential diagnosis of ascites［J］. Annals of Internal Medicine, 1992, 117(3): 215-220.

［7］Becker G, Galandi D, Blum HE. Malignant ascites: Systematic review and guideline for treatment［J］. European Journal of Cancer, 2006, 42(5): 0-597.

［8］Muhammadw S, Siddiqui IP, Muhammada S. Management of ascites due to gastrointestinal malignancy［J］. Annals of Saudi Medicine, 2009, 29(5): 369.

［9］Cannistra, Stephen A. Cancer of the ovary［J］. New England Journal of Medicine, 2004, 351(24): 2519-2529.

附

医 案 举 隅

案一　养阴法治原发性肺癌案

冯某，男，58岁，中医师。病历号176394。

患者于1967年8月因发热、咳嗽、痰中带血、胸痛，在辽宁省朝阳市医院拍摄胸片，示左下肺肿块，拟诊左下肺癌。1967年9月18日赴北京首都医院就诊，拟诊左下肺癌，决定住院行开胸探查手术，1个月后入住该院，检查于痰中找到鳞状细胞癌细胞，因心肌劳损及肺功能差，不适合手术治疗而出院。回朝阳以养阴清肺，软坚化痰，清热解毒中药治疗，症状改善，6个月后改服中药"抗癌片"，停服中药汤剂。1971年7月初出现头痛，右眼复视，逐渐视物模糊，右眼球不能外展。7月11日胸片示"左肺下叶有浓密实质块状阴影"。1971年8月23日去上海市胸科医院就诊，胸片示"左下肺块影较前扩大"，诊为左下肺癌，伴脑转移。1971年9月25日来龙华医院就诊。诉近1个月来咳嗽、气急加剧，痰难咯，偶见痰血，舌强不利，头痛，右眼不能外展，唇及头皮麻木，两手握力减弱，舌质红，苔薄，脉象细弦。证属肺阴不足，痰热恋肺，清肃失司，痰毒淫脑，治以养阴清肺，解毒化痰。南沙参12g，北沙参12g，杏仁9g，瓜蒌皮15g，蒟蒻30g，生南星15g，香白芷15g，苦参15g，黄药子30g，干蟾皮12g，金银花15g，地龙12g，白花蛇舌草30g，血余炭15g，鸡内金12g。每日1剂，水煎服。药后头痛及咳嗽均见减轻，痰咯较畅，痰血未作。

1971年10月11日上海市胸科医院会诊，经X线体层摄片，查痰找到鳞状细胞癌细胞，神经科检查，确诊为"左下肺鳞癌伴有颅内转移"，不能手术，用环磷酰胺200mg，静脉注射，隔日1次，共10次，治疗后全身无力，胃纳减退，白细胞下降至3.4×10⁹/L，因副反应较大，未再继续化疗，坚持来龙华医院中药治疗。1971年11月12日复诊，诉口干、咽燥、咳嗽、痰多、头痛轻作，仍感唇及头皮麻木，舌质红，苔薄，脉细弦，复查胸片示"左下肺块影未见缩小"。证属热毒内盛，阴液耗伤，治宗原意。仍以养阴清肺，软坚解毒。南沙参30g，北沙参30g，天冬12g，玄参15g，百部 12 g，鱼腥草 30 g，山海螺 30 g，葶苈子 30 g，生薏苡仁 30 g，八月札 15 g，瓜蒌皮 15 g，赤芍 15 g，银花 30 g，苦参 15 g，白芷 15 g，夏枯草 15 g，海藻 12 g，石上柏 30 g，白花蛇舌草 30 g，白毛藤 30 g，生牡蛎 30 g，干蟾皮 12 g，生南星 30 g。每日 1 剂，水煎服。另天龙粉 1.5 g，每日 3 次，吞服。服药后，诸恙均瘥，2～3 个月胸片复查，左下肺病灶稳定，1978 年 11 月 24 日胸片复查示与 1968 年胸片比较，左下肺肿块影基本消失，除稍有咳嗽及右眼复视外，均无不适。治疗中，曾做免疫功能测试 2 次，淋巴细胞转化率分别为 60% 和 71%。从中医药治疗迄今已 26 年余，现已 84 岁，仍存活。

按：肺癌是一种全身属虚，局部属实的疾病。中医认为肺为娇脏，喜润恶燥，邪毒蕴肺，极易耗伤肺气，灼伤肺阴，造成阴虚内热的病理变化。故肺癌患者以阴虚及气阴两虚为多见。肺癌不外乎气滞、血瘀、痰凝、毒聚。方中用沙参、天冬、玄参养阴润肺；鱼腥草、山海螺、白花蛇舌草、石上柏、金银花、白毛藤、苦参等清热解毒；夏枯草、海藻、生南星、生牡蛎、干蟾皮软坚化结；八月札、瓜蒌皮理气宽胸。全方补虚扶正，祛邪除积，标本兼顾，治疗阴虚型肺癌疗效显著。

案二　益气养阴法治肺癌案

李某，男，47 岁。住院号 64091。

患者于 1982 年 12 月偶尔发现右胸壁有蚕豆大小硬块，在河南医学院第一附属医院行肿块活检，诊断为转移性腺癌。1983 年 1 月摄胸片发现右下肺块影，直径约 3.5 cm，并予 MVP 方案化疗 1 个疗程，复查病灶未见明显缩小。1983 年 10 月 25 日至龙华医院门诊，诊断为右肺腺癌，伴右锁骨上淋巴结、右胸壁转移而入院。入院时，咳嗽、少痰，右胸隐痛，神疲乏力，舌质偏红，边有齿印，脉细。体检：右锁骨上可触及 0.5 cm×0.5 cm 大小的淋巴结 3 枚，质硬，右侧胸大肌旁见手术瘢痕，10 月 29 日胸片示右下肺 4 cm×4 cm 大小块影。诊断为原发性肺腺癌伴右锁骨上淋巴结及右胸壁转移。

患者年近五旬，正气渐衰，劳累过度，气阴耗损，邪毒乘虚淫肺，清肃之令失司，气机失畅，肺气贲郁，津液失布，为湿为痰，痰毒胶结，日久成积，痰毒蕴热，耗伤肺气，灼伤津液。治以益气养阴为主，辅以化痰软坚，清热解毒。生黄芪 30 g，北沙参 30 g，天冬 15 g，玄参 15 g，石上柏 30 g，石见穿 30 g，白花蛇舌草 30 g，山豆根 15 g，杏仁 9 g，瓜蒌 15 g，生南星 30 g，夏枯草 15 g，海藻 15 g，昆布 12 g，生牡蛎 30 g。每日 1 剂，水煎服。药后症状渐减。1984 年 2 月 20 日复查胸片，右肺病灶较前缩小，右锁骨上淋巴结消失，以后原方略有出入续进，每 3 个月复查胸片，病灶均稳定，精神好转，纳寐均佳，无不适之感，体重增加，生活状态评分（Karnofsky 标准）由 75 分上升至 80 分。治疗后免疫功能显著提高，巨噬细胞吞噬率由 12% 提高到 73%，E 玫瑰花环形成率由 56% 上升至 58%，环磷酸腺苷（cAMP）由 29% 上升至 40.4%，环磷酸鸟苷（cGMP）由治疗前 9.8 下降至 2.1，血清唾液酸由 0.237 g/L 下降至 0.225 g/L。提示患者免疫功能提高，肿瘤恶性程度下降。出院后继用益气养阴法为主治疗，全身情况良好，恢复工作，随访至 1995 年 5 月，存活 13 年，后失访。

按：原发性肺癌中医辨证分型气阴两虚占多数，益气养阴法为治疗肺癌主要方法。本例免疫指标测定显示中医益气养阴法具有提高免疫功能的作用。本例为肺癌Ⅳ期患者，经中医治疗后症状改善、病灶稳定、长期生存，说明中医药具有明显改善症状、稳定病灶、延长生存期的作用。

案三　温阳补肾法治肺癌案

冯某，男，68 岁。住院号 71006。

患者有慢性咳嗽病史 40 余载，逢冬遇寒即发。1984 年 3 月出现咳嗽、发热，摄胸片示右下肺阴影。经抗菌治疗后热退，咳嗽仍作，痰少。因素有咳喘史而未予重视。1985 年 7 月 22 日因咳嗽，右肺块影而诊断为右肺癌而至龙华医院住院治疗。入院后，痰中找到鳞癌细胞（涂片号 85-505）。诊断为原发性右肺鳞癌，伴纵隔淋巴结转移。入院时，面色㿠白，咳嗽，痰薄清稀，畏寒肢冷，时有低热，背部督脉之位寒意彻背，脉象浮取则细，沉取则无力。刘嘉湘认为此证属阳实之体，阳气失于温煦肌卫，卫阳不固，感受寒邪，证属本虚标实。若祛邪而不温阳，则阳虚而何以祛邪；若温阳而不祛邪，则阳气虽复而外邪亦一时难出，故宜标本兼治，施以助阳解表法，使正气内强，祛邪外出，投以仲景麻黄附子细辛汤出入。生麻黄 6 g，熟附块 6 g，北细辛 2.4 g，法半夏 9 g，广陈皮 9 g，苦杏仁 9 g，炙甘草 6 g。上方 3 剂，背部微微汗出，汗液黏腻如油，背部寒意略减，但仍面㿠肢冷，咳痰清稀，动则气急，苔薄白而淡，脉细转沉。外袭寒邪有驱散之势，体内阳虚尚无恢复之象，虑过于发表有耗伤阳气之弊，原方改生麻黄为炙麻黄，增补骨脂 12 g，菟丝子 12 g 以温肾纳气。

上方服用 2 周后，形寒肢冷十减五六，唯胸闷如塞，胸膺不舒，心悸不宁，胸背牵掣不休，大便不畅，语言低沉，面色㿠白，舌淡苔薄，脉象依然沉细。此为阳微阴盛，痰浊上泛，弥漫胸膈，胸阳被遏，失于宣展，治宜通补兼用，取《金匮》枳实薤白桂枝汤出入。生晒参 9 g（另煎），薤白头 9 g，全瓜蒌 30 g（打），江枳壳 9 g，川桂枝 9 g。上方服 2 周后，胸闷心悸十减七八，然形寒肢冷则有增无减，并小便清长，夜尿频频，背部寒冷，重衣厚被而不温，午后时有两颧潮红，手心烦热，舌淡苔薄，脉沉细。病久及肾，肾阳亏损于下，虚阳外浮于上，非温补肾阳而不收功，投以《金匮》肾气丸出入。熟附块 15 g，山茱萸 9 g，淮山药 15 g，云茯苓 15 g，福泽泻 6 g，牡丹皮 6 g，肉桂心 5 g 后入，大熟地 15 g。上方服用半个月后，尿频有减，背部寒冷也明显减轻，午后稍有颧红，舌脉象如前。

药已中病，上方随症加减服用近 2 个月，病情稳定，然背部寒冷从未消失，脉象仍较沉。以后形寒肢冷又加重，至气温最高达 30℃时，身穿毛衣覆盖厚被，仍感背部彻冷如浇冷水。即使以热水袋热敷背部仍不温，面色㿠白，语言低沉，蜷缩而卧，苔薄，脉沉细。一派命门火衰之证，非药不对症，而病重药轻也，故非温阳重剂而药病不愈。熟附块 30 g，山茱萸 12 g，淮山药 12 g，牡丹皮 6 g，肉桂心 5 g（后入），熟地黄 24 g，砂仁 3 g（后入），鹿角霜 9 g，台乌药 9 g，干姜 3 g，灵磁石 30 g（先煎），怀牛膝 12 g。上方取附、桂、姜同用，并投以血肉有情之品鹿角霜，集大辛大热之品为一方，配以熟地黄、丹皮，并以灵磁石、牛膝为辅，浩浩荡荡、直达病所。药性之温热，在治肿瘤方中确系鲜见。患者上方进服后无明显口干伤阴之症。1 周后背部彻冷渐减，小便日趋正常，以后减附子为 15 g，去干姜，服之 3 周后病情稳定而出院。患者住院期间多次复查胸片，病灶稳定，未发现远处转移，免疫功能检查，巨噬细胞吞噬率由 35% 提高到 48%，E 玫瑰花环形成率由 48% 提高到 63%，免疫功能明显改善。

按：根据"热病重舌，杂病重脉"，辨证过程中，抓住患者脉沉一症，参以畏寒肢冷、小便清长、面色㿠白、舌淡等症。辨证为阳虚之证，随之病变由表及里，由上而下，最后针对一派命门火衰征象，治则紧扣病机，大胆果断使用温热药，直至附块使用 30 g，并与桂、姜同用，温热之强，可想而知，使病情转危为安，取得满意疗效。本例肺癌在治疗过程中，无一味所谓抗癌的清热解毒药，说明中医治疗肿瘤必须以辨证为主，本案如只注重辨病而妄投寒凉之品，势必使已虚之阳更为衰微，犯"虚虚之戒"而病情不能收拾。

本案最后取《金匮》肾气丸收功，乃取其阴中求阳法。该方为阴中求阳之典型。药物配伍严密，刚柔相济，补泻结合，熟地黄配附子为补而不腻，附子配熟地黄为温而不燥，两药相配药效持久而不衰，正如张景岳所说："善补阳者，必于阴中求阳，则阳得阴助而生化无穷。"

案四 养阴法治晚期肺癌案

陈某，男，68 岁。住院号 70112。

患者 1984 年 6 月咳嗽，痰中带血，未予重视，于 11 月 29 日摄胸片示右肺下叶背段肿块，支气管镜检查诊断为右肺下叶鳞癌伴纵隔淋巴结转移。因对手术有顾虑而于 1984 年 12 月 22 日来龙华医院住院治疗。咳嗽，痰多色白，黏腻难咯，纳差，口干，舌红苔薄，脉细。证属痰毒内蕴，久郁化火，耗伤肺津。治以养阴清热，化痰软坚。南、北沙参，夏枯草，天、麦冬各 12 g，玄参 15 g，芦根 30 g，生牡蛎、猫爪草、山海螺、石上柏、白花蛇舌草各 30 g，杏仁 9 g，谷、麦芽各 15 g。上方连续服用，痰中带血，加白茅根、生地榆凉血止血；痰黄稠，合用千金苇茎汤。1 个半月后复查胸片，肺部阴影稳定；又 1 个半月，再次复查胸片，肿块阴影密度明显降低；经过半年治疗，肺部肿块由原来 8 cm×7 cm 大小缩小至 5 cm×5.5 cm，肿瘤缩小 50%，治疗后免疫指标 E 玫瑰花环形成率由入院时 26% 提高至 67%，补体 C3 由入院时 1.3 g/L 降至 0.39 g/L，症状稳定，于 1985 年 7 月 3 日出院。

按：本例中医治疗历时 7 个月余，治疗后症状稳定，病灶缩小，免疫功能得到改善，疗效显著。提示中药治疗，疗程宜长，应长期服用，方能见效，故服用中药贵在坚持，持之以恒。

案五　温肾纳气法治肺癌案

彭某，男，66 岁。

患者 1984 年 4 月 7 日初诊，诉发热、咳嗽 2 个月。外院胸片发现右上肺阴影，经抗炎治疗，稍有吸收。1984 年 3 月 15 日行纤维支气管镜（TBB）检查示右上肺叶开口已完全阻塞，内有菜花样肿块。病理示（右上肺）鳞癌。诉咳嗽，痰多黄稠，气急，午后低热，舌淡红，苔薄白，脉细。证属气阴两虚，邪毒蕴肺，治拟益气养阴，宣肺清热，解毒散结。生黄芪 24 g，北沙参 15 g，麦冬 12 g，杏仁 9 g，百部 9 g，鱼腥草 30 g，银花 15 g，石上柏 30 g，石见穿 30 g，黄芩 9 g，生薏苡仁 30 g，夏枯草 12 g，海藻 12 g，生牡蛎 30 g，白花蛇舌草 30 g，生山楂 15 g。服药 1 个月余，症状改善，黄痰除，热退。以上方为基本方随症加减。服药 2 年余，胸片复查病灶稳定，但咳嗽、气急时作时止。

1986 年 8 月 9 日二诊，诉咳嗽，气急，舌淡红，苔薄白，脉细。治拟温肾益气，解毒散结。生黄芪 30 g，党参 12 g，生白术 12 g，茯苓 15 g，杏仁 9 g，鱼腥草 30 g，生薏苡仁 30 g，石上柏 30 g，石见穿 30 g，白花蛇舌草 30 g，生南星 15 g，干蟾皮 12 g，藤梨根 30 g，夏枯草 15 g，海藻 15 g，金银花 15 g，生牡蛎 30 g，八月札 15 g，菟丝子 15 g，木馒头 15 g，鸡内金 9 g。7 剂后症状稍减，原方加山茱萸 12 g。再服 14 剂，述动则气促，上方加蚕蛹 12 g。服 14 剂后，气急缓解，予上方续服。门诊随访多年，病情一直稳定，胸片复查示病灶稳定。

按：肺癌多因正气内虚，邪毒侵肺，肺失宣肃，肺气壅滞，气滞血瘀，水湿停留，聚湿生痰，气血痰湿邪毒凝聚，日久成块。本例初期病在肺，属气阴两虚，肺失宣肃，痰毒内结，故予益气养阴，宣肺解毒消肿法，药后症情改善，病灶稳定。病久由肺及肾，故咳嗽时作，动则气喘。正如张介宾说："五脏之伤，穷必及肾。"叶天士《临证指南医案》也说："气短以息，身动即喘。此下元已虚，肾气不为收摄。"故于 8 月 9 日起改用温肾纳气，解毒散结法，药用菟丝子、木馒头温阳补肾固精，逐渐加入山茱萸补益肝肾，蚕蛹、补骨脂温补肾阳，以助纳气。并用清热解毒，化痰散结之品，诸药合用，药达病所而奏效。

案六 益气活血法治肺癌脑转移案

舒某，男，73 岁。门诊号 03958。

患者自 1981 年 10 月起常有左侧肢体抽搐伴有短暂意识丧失，小便失禁，口角歪斜。同年 11 月至华山医院就诊，检查示左侧鼻唇沟变浅，舌向左侧偏歪，肌力 50，左肌张力大于右侧，膝反射左侧大于右侧，右侧巴宾斯基征阳性，霍夫曼征阳性。1982 年 2 月华山医院脑 CT 扫描报告，5 cm、7 cm 层面上顶见颞区有范围较大的低密度区，压迫脑室系统向左移位。增强后顶区有一个高密度阴影，内有囊腔。诊断为右顶区占位，恶性肿瘤可能。患者于 1982 年 2 月 18 日来龙华医院初诊，见右下肢跛行，右手有时抽搐，抬举受限，舌淡红，舌体胖，苔薄滑腻，脉细软。证属中气虚弱，痰瘀互结，清阳受扰，络脉痹阻。治以益气化瘀，软坚消肿。生黄芪 30 g，当归 9 g，赤芍、白芍各 12 g，瓜蒌皮 15 g，王不留行 15 g，夏枯草 15 g，海藻 15 g，生牡蛎 30 g，生南星 30 g，蒟蒻 30 g（先煎），蜂房 12 g，香白芷 12 g，补骨脂 12 g，薛荔果 15 g，9 剂，另 7011 药水口服。

二诊，服药后诸恙稍减，但夜尿较频，予原方加菟丝子 30 g。胸片发现左肺门旁一个较大阴影，密度较深，边缘清楚，但不光滑。诊断为左肺癌颅内转移。服上药年余后，抽搐明显减少，可自行千米之多，纳谷渐馨。1982 年 12 月 16 日脑电图检查（脑电图号 31639），示两半球明显不对称，右侧慢于左侧，有大量 Q 波，一些 δ 波，以右中央区后颞部明显。1983 年 12 月 3 日来诊时，行走如常人，左手能抬举到头上。舌质淡红，舌体胖，有齿痕，苔薄，脉细。再拟补阳还五汤加味。生黄芪 60 g，当归 9 g，白芍 12 g，王不留行 15 g，川芎 9 g，地龙 30 g，蜂房 12 g，七叶一枝花 15 g，鬼箭羽 15 g，菟丝子 30 g，锁阳 15 g，薛荔果 30 g，炮山甲 12 g，白蒺藜 15 g，白芷 12 g。1984 年 10 月 9 日家属代诊诉，服药后患者面色红润，可打 25 分钟太极拳。迄今为止，服用中药已达 3 年 10 个月之久。

案七 滋养肝肾法治脑瘤案

钟某，女，42 岁。门诊号 0001922。

患者于 1981 年 3 月 24 日因脑内占位病变接受开颅手术，病理报告为左颞脑膜瘤部分肉瘤变。1981 年 6 月 11 日来龙华医院诊治。1981 年 11 月 29 日华山医院脑 CT 扫描报告为"左中颅窝脑膜瘤残留"。初诊诉头痛阵作，有时难以忍受，间或头目昏眩，腰酸腿软，口干目糊，咽中常觉有痰，舌偏红，苔薄，脉细带数。证属肝肾阴虚，水不涵木，肝阳上亢，木火上扰。治以滋阴养肝，软坚化痰。生地黄 30 g，熟地黄 24 g，女贞子 15 g，枸杞子 9 g，生南星 15 g，蒟蒻 30 g，天葵子 30 g，夏枯草 12 g，海藻 12 g，生牡蛎 30 g，赤芍 12 g，丹皮 6 g，白蒺藜 15 g，象贝母 12 g。经用上方连续治疗，病情好转明显。

1983 年 9 月 29 日、1984 年 6 月 6 日两次 CT 检查示残留灶明显缩小。1984 年 10 月 6 日华山医院、1984 年 11 月 3 日华山医院两次 CT 复查均未见肿瘤复发。患者活动如常人，面色红润，食欲、睡眠均良好，生存已达 4 年 6 个月。目前依然在服药，以巩固疗效。

按：《黄帝内经》有："诸风掉眩，皆属于肝。""髓海不足，则脑转耳鸣。"本例运用补肾填精，滋水涵木法，在补益肝肾之阴的同时，酌加淫羊藿、肉苁蓉等温壮肾阳之品，旨在"阴中求阳"，使阴得阳升而泉源不竭。

痰凝胶结，也是形成脑瘤的一个重要因素，所以治疗脑肿瘤必用软坚化痰药，如蒟蒻、生南星、天葵子、夏枯草、海藻、生牡蛎、白蒺藜等。《本草求真》指出"南星专走经络，故中风麻痹亦得以之为向导"。《珍珠囊》亦有南星"去上焦痰及眩晕"之说。蒟蒻消肿解毒，化痰散结作用较强，近年来用于脑肿瘤，常常取得良好疗效。

案八　温阳散结法治脑膜瘤案

计某，女，40 岁。门诊号 51235。

患者于 1990 年 11 月起阵发性右眼发花，时伴头痛，未引起重视。1992 年 2 月 12 日因症状加重，至华山医院就诊，脑 CT 示左枕部及基底节区见一异常密度灶，大小约 2 cm×3 cm，考虑肿瘤性病变可能大。1992 年 2 月 22 日上海市第六人民医院 MRI 示左侧丘脑天幕上脑外占位性病变，脑膜瘤可能。1992 年 4 月 8 日初诊，诉头面部胀痛，右眼发花，右耳胀痛，面部浮肿，大便艰行，神疲乏力，面色苍白，舌质暗红，苔薄，脉细尺弱。证属肾阳虚衰，痰毒凝结。治拟温肾软坚，散结解毒法。生黄芪 24 g，生、熟地黄各 24 g，女贞子 12 g，蒟蒻 30 g（先），夏枯草 15 g，海藻 15 g，生牡蛎 30 g，白蒺藜 12 g，制南星 15 g，蜂房 12 g，水红花子 30 g，藤梨根 30 g，王不留行 12 g，瓜蒌仁 15 g，苁蓉 12 g，淫羊藿 12 g，鸡内金 12 g。上方服 7 剂后，精神转佳，诸症均减，唯时感头胀，原方加川芎 6 g。服药 21 剂，头胀明显减轻，上方续服。1992 年 7 月 13 日华山医院 MRI 复查示左枕天幕上方占位约 1.6 cm×1.6 cm，肿块较 1992 年 2 月 22 日 MRI 示缩小，仍守原法，原方加首乌 12 g，制南星改生南星 30 g，服药 5～6 年，病情稳定，后失访。

按：中医认为"脑为髓海"，脑为奇恒之腑，诸阳之会，肾为"先天之本"，"肾主骨，骨生髓"。当人体正气虚弱时，邪气易于侵入，恪于奇恒之腑，使清气不得上升，浊气不得下降，积于脑而发为肿瘤。本例乃肾虚阳衰，水湿不运，聚湿生痰，蕴毒瘀阻，闭塞清窍，扰乱清空，不通则痛。药用肉苁蓉、淫羊藿补肾助阳，两药温而不燥，免伤阴津；生熟地、女贞子滋补肝肾，为阴中求阳法，并用软坚散结，解毒活血消肿药。诸药合用 3 个月，脑部肿块即见缩小。本例以补肾阳顾其本，软坚治其标，辨证施治而获效。

案九　养阴法为主治鼻咽癌案

汪某，男，42岁。

患者于1970年4月患鼻咽癌，在上海肿瘤医院放疗后鼻咽部肿瘤消失。1971年4月19日因鼻出血至上海肿瘤医院检查，发现右鼻腔后端及鼻咽部均可见到新生物，经活检病理证实为"未分化癌"。X线摄片示"左上颌基部软组织增生，表面欠光滑"。1971年4月22日来龙华医院门诊。诉鼻出血、鼻塞，头痛，神疲，难寐，口干，舌光红，无津，脉细弦。证属热毒内炽，阴液耗伤，治以养阴生津，清热解毒。生地黄30 g，玄参15 g，天花粉24 g，石上柏30 g，黄芩9 g，山豆根12 g，苍耳草15 g，夏枯草12 g，海藻15 g，紫草根30 g，生牡蛎30 g，白芷9 g。每日1剂，水煎服。另吞服天龙粉1.5 g，每日3次。服药9日后，鼻出血止，鼻塞好转，头痛大减，寐安，口干大减。1971年5月7日至上海肿瘤医院复查，"右鼻腔顶部与后鼻孔可见新生物，表面粗糙"。上方已得效，继续服药治疗。1971年5月31日—6月28日，又在肿瘤医院行小剂量放疗，并用博来霉素治疗，均未见效。同年7月7日肿瘤医院检查示"右后鼻孔咽右侧仍有不规则新生物及糜烂性分泌物"。嘱患者仍回龙华医院中药治疗。诉鼻塞不通气，口干甚，舌光红，脉细。于原方中加蒟蒻30 g，川石斛12 g。治疗1个多月，于1971年8月16日及10月18日赴上海肿瘤医院复查，鼻腔及鼻咽部均未见新生物。继续原方治疗3年，疗效满意，未见复发转移，迄今已有19年，仍健在。

按：中医认为肺热痰火及肝胆热毒上扰为鼻咽癌发病的主要原因，方中生地黄、玄参、川石斛、天花粉养阴生津，石上柏、山豆根、苍耳草、紫草根清热解毒，黄芩清肺热，夏枯草、海藻、生牡蛎、蒟蒻化痰软坚，配合相得，故能起到良好疗效。

案十　养阴活血消肿法治鼻咽癌案

林某，男，47岁。

患者1979年3月10日来龙华医院门诊，诉两侧颈部不适半年，经外院活检诊断为鼻咽低分化鳞癌伴左右两侧颈淋巴结转移而进行放疗。症见口干欲饮，苔少质绛，舌有瘀斑，脉细数。此乃热毒内盛，灼伤阴液，非重剂养阴药不能抑其热毒之盛，治以养阴清热，化瘀消肿。北沙参、玄参、天花粉、苍耳草各30 g，天麦冬、八月札、黄精各15 g，赤芍12 g，王不留行9 g，生山楂、鸡内金各12 g。服上方1个月余，颈部肿块由3 cm×3 cm缩小至1.5 cm×1.5 cm，口干依然，舌暗红，苔少，脉细数。阴津难以骤复，瘀毒尚未尽除，再以养阴活血消肿法。北沙参、天花粉、苍耳草、石上柏、蒟蒻、半枝莲各30 g，玄参、八月札各15 g，天麦冬、赤芍各12 g，王不留行9 g，冰球子30 g，生山楂15 g，并予以天龙片，每次5片，每日3次，吞服。患者继续服用上方7年，全身情况良好，经检查未发现其他部位转移。

案十一　活血化痰法治腮腺癌案

丛某，女，71岁。门诊号134827。

患者左腮腺区有一肿块，逐渐增大及左侧面部瘫痪已2年。1970年4月20日在上海市第九人民医院住院活检，病理证实为"圆柱形腺癌Ⅱ级"。1970年5月30日至东方医院（门诊号69-126964）放疗，共25次，肿块由7 cm×8 cm缩小至5 cm×5 cm，但局部反应严重，皮肤破碎疼痛，停止放疗。患者家属要求手术，因肿块位置深，不宜手术，于1970年6月18日至龙华医院肿瘤门诊治疗。诉左侧肿块肿痛，口干，大便艰行，舌暗红，脉弦滑数。检查左侧面瘫，左腮腺区有一约5 cm×5 cm大小肿块，质硬固定，左下颌淋巴结约2 cm×1.5 cm，颈后正中有一肿块约1.5 cm×2 cm，质均硬，固定。证属痰毒内结，气血瘀滞，蕴热伤阴。治以软坚化痰，活血化瘀，养阴解毒。夏枯草30 g，海藻15 g，昆布12 g，王不留行30 g，桃仁12 g，生地黄12 g，丹参15 g，生鳖甲30 g，石见穿30 g，蜂房12 g，瓜蒌仁15 g，天花粉24 g，干蟾皮9 g，苦参15 g，生牡蛎30 g；天龙丸5粒，日服3次。

经服中药治疗后，左腮部肿块、左颌下及枕后淋巴结均见明显缩小。1970年8月26日复诊检查，左腮腺部肿块已缩小至1 cm×1 cm，质软，左颌下及枕后淋巴结均未能明显扪及。上方已获显效，继续原法治疗2个月。1970年9月22日复诊检查，左腮腺部位仅可扪及一个约花生仁（1 cm×1 cm）大小质软结节，带药返回当地继续治疗。1971年7月29日及1973年10月20日来院复查，全身情况良好，未见复发。服药治疗3年，取得显著效果。

按：本病属中医学"腮疮""流痰""石疽"等范畴。其病因热毒内结，气血瘀滞，痰湿积聚所致。方中以夏枯草、海藻、昆布、生鳖甲、生牡蛎等化痰软坚，佐以王不留行、桃仁、蜂房、丹参、干蟾皮活血化瘀，石见穿、苦参、天花粉、生地黄养阴清热解毒，共奏化痰软坚，消瘀散结之功。

案十二　健脾理气化痰法治食管癌案

梁某，男，51岁。门诊号1233243。

患者于1967年3月开始进行性吞咽困难，进食梗阻，仅能吃稀粥，呕吐痰涎，胸痛，日渐消瘦。1967年9月1日及6日在湖南医学院附属第一医院及湖南省商务厅职工医院做食管钡餐摄片检查，示"食管中下段后壁边缘不规则，充盈缺损，黏膜破坏，病变长达8.2 cm"，诊断为食管癌（髓质型）。1967年9月19日在北京医院做食管钡餐检查，示"食管中段病变长10 cm，充盈缺损，黏膜明显破坏"，诊断为食管癌（髓质型），转阜外医院及日坛医院就诊，均诊断为晚期食管癌转移，认为不宜手术及放疗。1968年3月6日来龙华医院肿瘤门诊时仅能食牛奶、粥汤等流质饮食，进食吞咽困难，呕吐痰涎，胸痛，苔薄白，脉小弦滑。属痰气瘀毒交结，阻于食管，气机失畅，乃成噎膈之证。治以理气化痰，消肿散结。八月札 30 g，枸橘 30 g，广木香 9 g，公丁香 9 g，干蟾皮 12 g，急性子 30 g，白花蛇舌草 30 g，苦参 30 g，丹参 15 g，生南星 9 g，生马钱子 3 g（切），蜣螂虫 9 g，夏枯草 15 g，紫草根 30 g，瓦楞子 30 g；天龙丸 5 粒，日服 3 次。

经上方治疗后，进食梗阻好转，渐可食稀饭。3 个月后，于 1968 年 6 月 20 日在湖南省商务厅职工医院行食管钡餐摄片检查示，"食管中段狭窄长约 6 cm，黏膜尚清晰完整，无明显充盈缺损，病变较前片明显好转"。原法已效，继续守方服药治疗，进食无明显梗阻。1968 年 8 月可食馒头、饺子等。1969 年 11 月 20 日食管梗阻摄片复查示"食管光滑，未见明显异常，病灶已消失"。1971 年 5 月 8 日在湖南医学院附属第二医院做食管钡餐复查，示"食管光滑，未见异常"。继续服药 1 年后，临床症状消失，进食同正常人，并恢复工作。20 年后退休，未见复发。

按：本例为晚期食管癌，属"噎膈"证，乃痰气瘀毒交结于食管所致。方中以八月札、枸橘、木香、丁香理气降逆；天龙、生南星、急性子、瓦楞子、夏枯草等化痰软坚；干蟾皮、马钱子、白花蛇舌草、紫草根、丹参、蜣螂虫等祛瘀通络，解毒消肿。药投病机，故取得临床治愈之效果。

案十三　益气健脾法治胃癌案

戚某某，女，58 岁。病历号 16940。

患者于 1969 年开始胃痛时作，1970 年 3 月间胃痛加剧，形体日见消瘦，大便色黑，头晕眼花。1970 年 9 月 12 日来龙华医院住院，1970 年 9 月 23 日及同年 12 月 26 日胃肠摄片均提示"胃幽门前区有小龛影约 0.5 cm×0.5 cm 大小（编号 23354）"，经内科治疗未效。于 1971 年 1 月 20 日行剖腹手术探查，"术中发现胃与腹膜、肝脏、大网膜、结肠等广泛粘连，胃体后壁肿块约 8 cm×6 cm×4 cm，浸润整个胃壁，有出血点，与胰腺粘连，胃大、小弯淋巴结均肿大，质硬，为癌肿转移"。行分离粘连，做胃大部分姑息切除术，于结肠前做胃与空肠吻合术。病理证实为"胃未分化癌，贲门切端仍有癌肿病变"。术后恢复良好。

1971 年 3 月 19 日出院，1971 年 4 月 23 日来院肿瘤门诊，诉上腹部闷胀，纳少，呕吐黄水，中上腹部又及肿块，但边界欠清，轻度腹水，舌苔薄白，脉象小弦。证属胃癌术后，余毒未净，脾虚气滞，肝胃不和，治以益气健脾，理气降逆，软坚散结。旋覆花 9 g，代赭石 15 g，党参 12 g，姜半夏 12 g，姜竹茹 12 g，陈皮 12 g，茯苓 15 g，广木香 9 g，公丁香 1.5 g，白花蛇舌草 30 g，夏枯草 12 g，姜川连 3 g，煅瓦楞 30 g，沉香曲 9 g（包煎）。药后自觉上腹部胀痛大减，胃纳略增，呕吐偶作，小便增多。药既合度，原方续服。1971年6月4日复诊，诉腹胀，纳差，上腹部有肿块隆起，大便日行4～5次，舌质淡，苔薄白，脉细软。证属脾虚运化无力，气机失畅，治以益气健脾，理气畅中。炒党参12g，炒白术9g，茯苓15g，陈皮9g，半夏9g，八月札30g，枸杞子15g，木香9g，红藤30g，菝葜30g，白花蛇舌草30g，藤梨根30g，野葡萄藤30g，夏枯草12g，海藻12g，生牡蛎30g，焦山楂12g，焦神曲12g，鸡内金12g。药后腹胀减轻，胃纳渐复，大便日行1次，上腹部未扪及肿块及腹水。嗣后又酌情加入当归、炒白芍、枸杞子、补骨脂等补血补肾之品。多次胃肠摄片均未见复发征象。超声波检查肝脏未探及占位病灶及腹部肿块，全身情况佳，能操劳家务工作，治疗迄今已28年，仍健在。

按：晚期胃癌多正虚邪实，正虚以脾胃气虚为多见，邪实为热毒内结，阻碍气机流通，故方中以党参、白术、茯苓健脾益气；白花蛇舌草、藤梨根、野葡萄藤、红藤、菝葜等清热解毒，活血消肿；夏枯草、海藻、生牡蛎等软坚化痰；八月札、枸橘、木香、陈皮理气畅中；扶正与攻邪熔于一炉，故取得显著疗效。

案十四　滋阴柔肝法治原发性肝癌案

梁某，女，47岁。病历号179446。

患者慢性肝炎病史11年，肝区隐痛时作，1972年1月因肝区胀痛逐渐加剧，1972年1月20日至中山医院检查，示肝在肋下5.5cm、剑突下6cm，质硬，有结节感，甲胎蛋白阳性，碱性磷酸酶17.3U/L，超声波检查及同位素扫描均提示肝右叶占位性病变，胸片见右侧横膈有局限性膨隆。诊断为原发性肝癌。1972年2月1日来龙华医院就诊，诉肝区胀痛，腰痛，口干，脉细弦，舌暗红。证属肝肾阴虚，气血瘀滞，治以滋阴柔肝为主，佐以理气化瘀，清热解毒。生地黄30g，北沙参30g，炙龟板12g，生鳖甲12g，八月札15g，川郁金15g，川楝子12g，莪术15g，赤芍12g，白芍12g，漏芦30g，延胡索15g，红藤30g，白花蛇舌草30g，夏枯草12g，生牡蛎60g，半枝莲30g，西洋参9g（另煎代茶）。甲胎蛋白复查4次均阳性。服药后肝区胀痛逐渐减轻，口干明显减轻。1年后，1973年4月15日检查，肝脏缩小至肋下刚触及，剑突下4.5cm，甲胎蛋白阴性，同位素扫描及超声波检查均未见明显占位性病变，全身情况良好，药已奏效，原方续服，并已恢复工作，以后多次检查均未发现肝癌复发和转移征象。1975年进行免疫测定，巨噬细胞吞噬率由28%（吞噬指数0.39）升高至43%（吞噬指数0.84），治疗迄今已存活30余年，恢复工作已27年，获得显著疗效。

按：肝癌属中医学的"肝积"。中医认为肝为刚脏，性喜条达，体阴而用阳。故肝有病变时，常可造成肝气失于条达，气滞而血瘀，气郁久而化火，耗伤阴血，以至肝失濡养，故以本方滋阴柔肝、理气化瘀、清热解毒、软坚化痰，而取得显著疗效。

案十五　理气化瘀法治胰腺癌案

马某某，女，50 岁。门诊号 134957。

患者因黄疸、上腹部痛于 1970 年 3 月 26 日在上海东方红医院（现瑞金医院）行剖腹探查，术中见胰头肿块与周围粘连，不能切除，仅作胆总管与十二指肠吻合术，病理证实胰头腺癌，术后黄疸已除，自觉上腹部有肿块扪及，腹部绞痛，每周发作 1 次，纳呆。1970 年 5 月 16 日来龙华医院门诊，诉上腹绞痛时作，纳呆，腹部有块，舌质淡红，苔薄白，脉弦滑。体检腹软，右上腹扪及约核桃大小质硬肿块。证属痰毒内结，气滞瘀阻，日久成积。治以理气化瘀，软坚散结。八月札 12 g，枸橘 12 g，川楝子 9 g，生香附 12 g，广郁金 9 g，红藤 30 g，龙葵 30 g，平地木 30 g，丹参 15 g，干蟾皮 12 g，夏枯草 30 g，炮山甲 12 g，石见穿 30 g，蒲公英 30 g，生山楂 9 g，鸡内金 12 g。

经上方治疗后，腹痛逐渐消失，胃纳转佳。1970 年 7 月 10 日在上海东方红医院做超声波检查示"右上腹肿块约 5 cm×5 cm 大小，同前检查"。继续服中药治疗，自觉无不适。1970 年 8 月 14 日在上海肿瘤医院做超声波检查，上腹部未见肿块。同年 8 月 20 日来我院复诊，腹部未扪及肿块，胃纳佳，活动如正常人。1970 年 10 月带药回当地继续服药巩固治疗，观察 3 年，未见复发。

按：胰腺癌属于中医学"癥积""腹痛""黄疸"等范畴，由气滞血瘀，湿热邪毒，积而成癥。本案用红藤、龙葵、石见穿等清热解毒，炮山甲、干蟾皮、夏枯草解毒软坚消积，八月札、香附、广郁金、川楝子、枸橘、丹参、生山楂理气活血，药对其症，故取得疗效。

案十六　健脾理气，解毒消积法治乙状结肠腺癌案

张某，女，23 岁。病历号 188333。

患者大便带血 1 年，近 2 个月便血增多，大便有凹陷，大便时伴有左下腹及肛门疼痛。1971 年 3 月 9 日至中山医院就诊，行乙状结肠镜检查，"距肛门 12 cm 9 点钟处有 3 cm×3 cm 大小菜花状肿块"。取活检病理切片证实为乙状结肠腺癌（病理号 S-985）。患者拒绝手术。

1971 年 4 月 9 日至龙华医院，诉大便带血，日行 3～4 次，伴左下腹及肛门疼痛，舌质淡，苔薄白，脉象小弦。证属脾气虚弱，湿毒蕴结下注于肠，气血瘀滞，凝结不通。治以健脾理气，清热解毒，化瘀散结。党参 12 g，白术 12 g，茯苓 15 g，白花蛇舌草 30 g，菝葜 30 g，红藤 15 g，苦参 15 g，野葡萄藤 30 g，乌梅肉 12 g，炮山甲 12 g，生枳实 12 g，瓜蒌仁 30 g，白毛藤 30 g，贯众炭 30 g，半枝莲 30 g，凤尾草 15 g，生山楂 15 g，八月札 15 g。水煎，每日 1 剂，分 2 次服，并将煎剂的 1/3 左右（约 200 mL）保留灌肠，每日 1～2 次。另吞服天龙粉 1.5 g，每日 3 次。治疗后，腹痛及肛痛均减，

大便减少，每日仅 1～2 次，已无便血，唯大便仍有凹陷迹。3 个月后，于 1971 年 7 月 27 日大便时从肛门内排除一约 4 cm×3.5 cm 大小菜花样肿块，经上海中医学院病理室行病理切片证实为乙状结肠息肉样腺癌（病理号 71-1369）。仍以原方中药继续内服及保留灌肠治疗，大便通畅，变粗，无便血，无腹痛及肛门疼痛等症状。治疗 5 个月，于 1971 年 8 月 4 日行乙状结肠镜检查，"距肛门 11 cm 左右后方，可见 0.3 cm 大小向肠腔内突出新生物，无出血"。继续中药治疗。无自觉症状，于 1971 年 10 月 9 日、1971 年 12 月 6 日及 1972 年 4 月 10 日、1972 年 7 月 29 日 4 次乙状结肠镜检查均示，"距肛门 11 cm 左右后方，可见原病变部位已被黏膜完全覆盖，无血迹"。以后每半年至 1 年做乙状结肠镜检查 1 次，均未见复发和转移征象。1978 年 4 月 27 日乙状结肠镜检查示"肠镜顺利放进 15 cm，均未见原发灶，未见乳头状隆起，可见苍白区，考虑为瘢痕"。全身情况佳，大便正常，无自觉症状，治疗迄今已 31 年余，恢复全天工作已 28 年。1982 年结婚并育一子，获得临床治愈。

按：肠癌属于中医"脏毒""长蕈""癥瘕""下痢"等范畴，肠癌一般又可分为湿热下注和脾肾阳虚两型，但临床上以虚实夹杂为多见，因脾虚运化失司，湿毒蕴结，下注于肠，导致局部气血运行不畅，湿毒瘀滞凝结成积。故以健脾理气，清热解毒，化瘀散结方药，并采用内服与保留灌肠并用的方法，使药物与癌灶直接接触，更好地发挥了治疗作用，从而取得临床治疗的显著效果。

案十七　温阳行气法治肾癌术后复发并转移性腹水案

郑某，男，60 岁。门诊号 50127。

患者 1990 年 9 月 5 日初诊，诉 1982 年行右肾癌切除手术，1989 年 5 月发现右肾窝实质占位，伴有腹水。上海市第三人民医院予丝裂霉素（MMC）、5-FU 化疗 1 次（用量不详），B 超诊为复发性右肾癌转移，大量腹水。诉腹胀，纳少，乏力，舌淡红，苔薄，脉细。证属脾肾两虚，水湿内停，邪毒蕴积，治拟温肾健脾，利水解毒。党参 12 g，生白术 15 g，猪苓、茯苓各 20 g，大腹皮 15 g，八月札 24 g，土茯苓 30 g，白毛藤 30 g，龙葵 30 g，猫人参 60 g，乌药 9 g，川椒目 9 g，陈葫芦 30 g，胡芦巴 15 g，泽泻 30 g，淫羊藿 15 g，车前子 30 g（包煎），鸡内金 12 g。

1990 年 9 月 26 日二诊述，1990 年 9 月 20 日上海市第六人民医院 B 超示"右肾窝实质性肿块（10.5 cm×5.0 cm），右肾癌复发，中量腹水"。自觉神疲乏力，右腰部隐痛，口干，大便艰行，小便量多，舌质紫暗，苔薄，脉细弦。上方加赤芍 15 g，半枝莲 30 g，瓜蒌仁 15 g。1990 年 10 月 17 日三诊诉，腰酸，舌淡红，苔薄，脉细。上方加桑寄生 15 g，木馒头 30 g，菟丝子 12 g，淮山药 30 g，服药 4 个月余。1991 年 2 月 27 日四诊，上海市第六人民医院 B 超示"右肾窝肿块 6 cm×4 cm"，与 1990 年 9 月 20 日（10.5 cm×5.0 cm）比实质不均，质块影有缩小，腹水阴性。现大便日行 2～3 次，量少，舌暗红，苔薄，脉细。原方去瓜蒌仁，加煨益智仁 15 g。以后随症加减，病情一直稳定。

按：本例患者 1982 年曾行肾癌手术，正气已经受损，且年逾花甲，肾气渐衰，肾阳亏虚，脾阳不振，水湿内停，久而成毒。张景岳曰："夫所谓气化者，即肾中之气也，即阴中之火也。阴中无阳，则气不能化，所以水道不通，溢而为肿。"故方中用胡芦巴、淫羊藿、菟丝子、木馒头温振肾阳，党参、白术健脾益气，以温肾健脾为主，佐以理气散结，解毒利水中药，通达三焦，条畅气机，有利水肿之消退。其中八月札、乌药理气散结，猪苓、茯苓、大腹皮、猫人参、泽泻、陈葫芦、川椒目、车前子利水消肿，并以白毛藤、土茯苓、龙葵、半枝莲解毒消肿，扶正以助祛邪，祛邪而使正安。

案十八　软坚化痰，活血解毒法治霍奇金淋巴瘤案

何某某，女，26 岁。门诊号 137324。

患者于 1967 年 10 月发现右颈部有一肿块，经上海肿瘤医院活检病理证实为霍奇金淋巴瘤，行放疗后肿块消失。1969 年 1 月发现右胸骨旁有一肿块隆起，经放疗后肿瘤消失。1970 年 3 月又发现右锁骨下有一肿块约 3 cm×3 cm 大小，行放疗，但肿块仅略缩小，而未能消失。1970 年 4 月 7 日至龙华医院就诊，诉右肩臂酸痛，疲乏无力。查体右锁骨下有一硬块约 2 cm×2 cm，左腋下可扪及绿豆大小淋巴结 2 个，舌暗，苔薄白，脉弦滑。证属痰毒内结，气血瘀滞，日久成积。治以软坚化痰，活血化瘀，清热解毒。夏枯草 30 g，海藻 15 g，昆布 12 g，王不留行 30 g，望江南 30 g，白花蛇舌草 30 g，丹参 30 g，蜂房 12 g，炙鳖甲 12 g，淮山药 30 g，全瓜蒌 30 g，野菊花 30 g，生牡蛎 30 g，白毛藤 30 g；小金片 5 片，日服 3 次。服中药 3 周后，于 1970 年 4 月 23 日及 5 月 7 日两次检查，右锁骨下及左腋下均未扪及肿块，全身情况佳，于 1970 年 5 月底带药返回四川继续服药治疗，1972 年 6 月来信未见复发。

按：霍奇金淋巴瘤属中医学"痰核""瘰疬"范畴。本例为痰毒内结，气血瘀滞之证。故方中用夏枯草、海藻、昆布、望江南、生牡蛎、野菊花、炙鳖甲、全瓜蒌软坚化痰，以王不留行、紫丹参、蜂房、白毛藤、白花蛇舌草、野菊花活血化瘀，清热解毒，取得显著疗效。

案十九　益气活血法治右耻骨滑膜肉瘤案

金某某，男，38 岁。门诊号 185050。

患者于 1971 年摔跤后右大腿持续性疼痛，1971 年 11 月 30 日在青海省医院摄片示"右耻骨缺损"，诊断为耻骨转移性癌。行钴 60 放疗，治疗后痛减，但右耻骨处肿块不缩小。肾盂造影发现膀胱受压，左移，右肾较大，肾充盈不良，诊断为肾癌耻骨转移。

1972 年 2 月 24 日上海肿瘤医院拍骨盆片示"右耻骨上下支及其联合处均有溶骨性破坏，似恶性肿瘤"。1972 年 2 月 26 日来龙华医院门诊，诉右耻骨及骶髂骨痛较甚，右腿不能抬起，走路极为困难，需他人撑着走，不能下蹲，穿着裤袜不能自理，被抬来门诊，舌暗紫，苔薄，脉弦细。证属痰毒凝结，瘀阻经络。治以活血化瘀，软坚化痰。桃仁 12 g，王不留行 30 g，望江南 30 g，石见穿 30 g，赤芍 30 g，地鳖虫 12 g，夏枯草 30 g，海藻 15 g，生牡蛎 30 g，自然铜 12 g，寻骨风 30 g，骨碎补 30 g，川牛膝 12 g，车前子 30 g；天龙丸 5 粒，日服 3 次。

经重用活血化瘀为主，佐以软坚化痰之剂治疗，服药 7 剂，疼痛减去十之七八，右腿渐可活动，穿裤袜可以自理。继续服药治疗，可以自行来门诊复诊。形体渐胖，右腿可以自行抬举、屈伸、下蹲，进行上下楼梯等活动。1 个月后，因走路不慎被石块拌伤跌倒后，又感骶髂骨部剧痛，于 1972 年 3 月 28 日住华山医院（住院号 130205）行右半骨盆切除截肢术，病理证实为右耻骨滑膜肉瘤。1972 年 5 月 18 日出院，又来龙华医院门诊，诉右骨盆手术截肢端麻痛较甚，舌暗紫，苔薄，脉弦滑。证属痰瘀阻络。以原方药治疗，药后痛减，于 1972 年 10 月带方药回青海当地治疗。

按：本病属中医学"筋瘤""石疽""肉瘤""癥瘕"范畴，其病因多为痰凝、瘀血、热毒阻滞经络，日久成积。方中重用桃仁、王不留行、望江南、赤芍、地鳖虫、石见穿、川牛膝，佐以夏枯草、海藻、生牡蛎、自然铜、寻骨风等，共奏活血祛瘀，软坚化痰之功，取得显著的效果。

下 篇

实验（机制）研究篇

生命科学日新月异地发展，为中医药研究提供了科学理论和方法。60余年来，刘嘉湘带领团队在"扶正治癌"理论指导下，从多方面、多层次开展"扶正治癌"的研究和探索，在一定程度上揭示了"扶正治癌"的作用机制。这些研究表明，肿瘤的发生、发展和预后、转归，与宿主的状态有着十分密切的关系。在当时的医学科学背景下，治疗肿瘤的目的仍聚焦于局部肿块的消除，而忽略了在肿瘤发病中起到关键作用的机体内环境。刘嘉湘"扶正治癌"学术思想体系，注重局部的肿瘤与整体的宿主之间的关系，在肿瘤的治疗学中，有着方向性的引领和启示作用。

第二十三章

扶正治癌的实验研究

刘嘉湘"扶正治癌"学术思想体系在发展、成熟过程中，基础研究起到了重要的推动作用。刘嘉湘在 20 世纪 60 年代进行中医药防治恶性肿瘤工作中，就特别重视传统中医药与现代医学和其他科学技术的融合发展，早在 20 世纪 70 年代初期，敏锐地注意到癌症宿主的免疫调控是体现中医药"整体调控""以人为本""扶正"等核心理念的纽带，以肿瘤与宿主的免疫调控为切入点，分别从临床、动物实验和分子细胞层面，开展了"扶正治癌"对肿瘤宿主三个方面调控作用的研究：①"扶正治癌"对肿瘤宿主的免疫调控作用，及体液、细胞免疫过程中免疫衰老、免疫监视、免疫逃逸和分子水平的基因调控。②"扶正治癌"对肿瘤宿主免疫微环境的作用。③"扶正治癌"对肿瘤与宿主之间的调控作用，及肿瘤细胞在宿主体内的发生、发展、浸润转移与宿主细胞，如血管内皮细胞、红细胞、血小板等的相互作用。

在"扶正治癌"各种方药的实验过程中，刘嘉湘研究团队运用现代细胞分子生物学方法和现代免疫学技术，开展了大量研究，由浅入深地揭示扶正药物治疗肿瘤的机制，对"扶正治癌"的认识不断深入和完善。结果显示，"扶正治癌"不仅仅是对宿主的免疫功能产生作用，同时还影响到肿瘤宿主体内的微环境。其作用机制显示出多途径、多靶点等特点。

第一节　扶正治癌的治则研究

运用扶正法治疗恶性肿瘤，在辨证论治指导下，可以采取不同的扶正治法，如养阴法、益气温阳法、益气养阴法等，在治疗肿瘤的临床实践中均获得了较好疗效，所以"扶正治癌"的疗效体现于各个扶正治则的疗效中。因此，刘嘉湘研究团队，从 20 世纪 70 年代到 90 年代，充分应用当时国内先进的实验技术，开展了大量的实验研究。对扶正法的不同治则，以药效学为主进行了一系列系统的实验研究，冀以为"扶正治癌"的临床疗效作用提供切实可靠的实验依据。

一、养阴法的药效学研究

1. **体内抑瘤作用** 将艾氏腹水癌细胞株和小鼠 Lewis 肺癌细胞株分别接种到 C57BL/6 雌性小鼠体内，养阴组（由北沙参、天冬、玄参、黄精等组成，浓煎后胃饲）和对照组（生理盐水胃饲）分别给予小鼠进行治疗。结果表明，养阴法对艾氏腹水癌细胞的瘤重抑制率为 47.89%，对 Lewis 肺癌的瘤重抑制率为 32.09%，具有明显的抑瘤作用。此外，研究还发现经中药养阴生津方（由南沙参、北沙参、天冬、百合等组成，浓煎后胃饲）治疗后的瘤重抑制率为 47.17%，平均瘤重较对照组轻，具有显著性差别（分别是 1.27 g 和 2.47 g）；而化疗组［腹腔注射环磷酰胺（CTX）］治疗后，瘤重抑制率为 39.5%，平均瘤重比对照组轻，两组也有显著性差别（分别为 1.45 g 和 2.47 g）。在养阴清肺法对荷瘤小鼠抑瘤的作用研究中，发现中药组（由南沙参、北沙参、天冬、麦冬、玄参等养阴清肺中药浓煎后胃饲）小鼠的瘤重抑制率为 44.11%，平均瘤重比对照组轻（分别为 0.38 g 和 0.68 g），两组有显著性差别（$P < 0.05$）；荷瘤小鼠经腹腔注射 CTX 化疗后，瘤重抑制率为 48.5%，平均瘤重较对照组轻（分别是 0.35 g 和 0.68 g），两组有显著性差别（$P < 0.05$）。

2. **体内抗转移作用** 将小鼠 Lewis 肺癌细胞株接种到 C57BL/6 雌性小鼠后，分别用养阴生津方（由南沙参、北沙参、天冬、百合等组成，浓煎后胃饲）和生理盐水进行连续给药，然后观察小鼠肺部转移灶情况。结果显示，养阴组转移灶数量明显少于对照组，抗癌转移率达 26.7%，具有统计学意义（$P=0.017\,3$）。

3. **调节免疫功能** 将小鼠 Lewis 肺癌细胞株接种到 C57BL/6 雌性小鼠后，从 T 淋巴细胞转化率、T 细胞亚群、NK 细胞活性、LAK 细胞活性等方面观察养阴生津方（由南沙参、北沙参、天冬、百合等组成）对 Lewis 肺癌荷瘤小鼠免疫功能的影响。结果显示，养阴生津方组荷瘤小鼠 T 淋巴细胞转化率较对照组有明显提高；而化疗后 T 淋巴细胞转化率较对照组有所提高，但无统计学意义。在对 T 细胞亚群的观察中，养阴生津方的辅助性 T 细胞（L3T4 细胞）百分数较对照组有明显提高，化疗组较对照组则无明显改变；养阴生津方组抑制性 T 细胞（Lyt-2 细胞）百分数较对照组有所下降，但无显著性差异。养阴生津方组治疗后，荷瘤小鼠 NK 细胞活性较对照组显著增强，化疗组荷瘤小鼠 NK 细胞活性略有降低。养阴生津方对荷瘤小鼠 LAK 细胞活性的增强作用明显，化疗组治疗后 LAK 细胞活性也略有提高，但无显著性差异。

二、健脾温肾法的药效学研究

1. **体内抑瘤作用** 将艾氏腹水癌细胞株和小鼠 Lewis 肺癌细胞株分别接种到 C57BL/6 雌性小鼠体内，经健脾益肾方治疗后，发现温肾方药（由补骨脂、淫羊藿、锁阳、薜荔果等组成，浓煎后胃饲）对艾氏腹水癌细胞的瘤重抑制率为 36.61%，对 Lewis 肺癌的瘤重抑制率为 38.89%，具有明显的抑瘤作用。此外，在 T739 小鼠接种 LA795 小鼠肺腺癌细胞形成荷瘤模型，也发现健脾温肾方（由党参、黄芪、白术、淫羊藿、薜荔果、锁阳等健脾温肾药组成）对 LA795 细胞移植瘤具有显著的抑制作用，其抑制率达到 48.57%，且高于化疗组（CTX 腹腔注射）44.31%。

2. **体内抗转移作用** 将 LA795 小鼠肺腺癌细胞接种到 T739 小鼠右腋皮下建立肺转移模型，经健脾温肾方（由党参、黄芪、白术、淫羊藿、薜荔果、锁阳等健脾温肾药组成）浓煎后胃饲，并设空白对照组、化疗组（CTX 腹腔注射），研究发现荷瘤小鼠在第 14 日均全部发生肺转移，而健脾温肾方可以明显减少肺部转移灶，与空白对照组比较具有统计学意义，抑制率达 72.5%，并且高于化疗组的 68.75%。

3. **调节免疫功能** 在上述的研究模型中，还从 NK 细胞活性、巨噬细胞吞噬率、T 淋巴细胞转化率等方面来观察健脾温肾法对荷瘤小鼠免疫功能的调节作用，研究发现荷瘤小鼠各组 NK 细胞活性均有不同程度的下降，与生理盐水对照组相比，化疗组小鼠下降幅度十分明显，而健脾温肾方治疗组下降幅度相对缓慢，说明中药对维持荷瘤小鼠 NK 细胞活性之正常水平起着一定的作用。此外，研究还发现健脾温肾组有提高小鼠 T 淋巴细胞转化率的作用，以及可增强巨噬细胞的吞噬能力，而化疗组小鼠无明显提高 T 淋巴细胞转化率的作用。

三、益气养阴法的药效学研究

1. **体内抑瘤作用** 将小鼠 Lewis 肺癌细胞株接种到 C57BL/6 小鼠后，观察益气养阴方（由生黄芪、北沙参、生白术、天冬组成，浓煎后胃饲）对荷瘤小鼠瘤体生长的抑制作用，研究发现益气养阴组治疗后瘤重明显减轻，抑瘤率达 54.36%，抑瘤作用优于单纯化疗组（腹腔注射 CTX）36.10%，具有统计学意义。此外，在裸小鼠荷瘤模型的研究中，发现与生理盐水对照组相比，益肺抗瘤饮（益气养阴方，60 g/kg）组的瘤重明显降低，抑瘤率达 45.59%，而顺铂（DDP）组的抑制率为 42.95%，与益肺抗瘤饮组无显著差别，提示该方的抑瘤作用与 DDP 接近。

2. **体内抗转移作用** 将小鼠 Lewis 肺癌细胞株接种到 C57BL/6 小鼠后，构建肺转移模型，观察益气养阴方（由生黄芪、北沙参、生白术、天冬组成）对抑制肺转移灶数目的影响，研究发现益气养阴组的肺转移灶数目为 12.36，抑制率 55.43%，与荷瘤对照组比较，具有统计学意义（$P < 0.01$），提示益气养阴方可以明显抑制肿瘤的肺部转移。

使用上述实验研究模型，用益肺抗瘤饮进行灌胃给药，发现益肺抗瘤饮组的抗转移率达38.36%，具有统计学意义；而化疗组（腹腔注射CTX）抗转移率为26.28%，与益肺抗瘤饮组比较无统计学意义。此外，在B16黑色素瘤细胞肺转移模型中，同样发现益肺抗瘤饮组的肺转移抑制率为32.99%，DDP组治疗后的抑制率为36.43%，两者与对照组比较均有统计学意义，提示益肺抗瘤饮具有抑制癌转移的作用。

3. 调节免疫功能　为研究益气养阴方（由生黄芪、北沙参、生白术、天冬组成）是否具有调节免疫的作用，将小鼠Lewis肺癌细胞株接种到C57BL/6小鼠，经益气养阴方治疗后，评估了小鼠外周血中Thy-1细胞、L3T4细胞、Lyt-3细胞、NK细胞和LAK细胞的水平，研究发现经益气养阴治疗后的小鼠T细胞总数（Thy-1细胞）与荷瘤对照组比较有显著提高；与此同时，益气养阴方能明显提高荷瘤小鼠辅助性T细胞（L3T4）水平，提高NK细胞和LAK细胞的活性，以及明显降低抑制性T细胞（Lyt-3）的水平。此外，将S180实体瘤和小鼠Lewis肺癌细胞株分别接种于C57BL/6小鼠后，观察益气养阴中药对荷瘤小鼠细胞免疫功能的影响（包括巨噬细胞吞噬率、巨噬细胞毒活性、淋巴细胞转化率、NK细胞活性），证实益气养阴扶正中药对荷瘤小鼠细胞免疫功能有明显的促进作用，其中荷瘤小鼠经益气养阴方治疗后，巨噬细胞吞噬率、巨噬细胞毒活性、淋巴细胞转化率和NK细胞活性均明显高于对照组，具有统计学意义。

综合对上述三种常用扶正治则的研究表明，扶正方药治疗有明确的抑瘤、抗癌转移作用，并能调节细胞免疫功能的活性，且疗效均优于单纯化疗。因此，中医"扶正治癌"是一种有效治疗肿瘤的方法。

四、"扶正治癌"治则比较研究

在扶正法治疗恶性肿瘤的临床应用中，刘嘉湘研究团队始终强调要以辨证论治为原则，指导各种治则的灵活应用，这是获得疗效的前提和保证。在开展的动物实验中，也对一些扶正方药进行过拆方对比研究，仔细研究比较了治法内部或不同治法间的疗效差异，发现完整的扶正治法在药物拆开后疗效有所降低，在不同治法间疗效也存在差别。

1. 益气养阴方与清热解毒、软坚散结方的比较研究　将Lewis肺癌细胞株接种到C57BL/6小鼠后，随机分成四组：荷瘤对照组、益气养阴组（方由生黄芪、北沙参、生白术、天冬组成）、清热解毒组（方由石上柏、石见穿、白花蛇舌草组成）、软坚散结组（方由夏枯草、生牡蛎、海藻、瓜蒌皮组成），从瘤重抑制率、T细胞亚群、NK细胞杀伤活性、LAK细胞杀伤活性、脾细胞诱生IL-2、TNF水平等方面观察益气养阴法与清热解毒法、软坚散结法之间的疗效差别，结果如下。

（1）三种治法的抑瘤率差异

表23-1　治疗后荷瘤小鼠瘤重比较（$\bar{x} \pm S$）

组　别	n	瘤重（g）	抑瘤率（%）
荷瘤对照组	11	2.18±0.50	
益气养阴组	11	1.05±0.25	51.83
清热解毒组	11	1.55±0.46△	28.90
软坚散结组	11	1.73±0.39*	20.64

⊙ 注：与益气养阴组比较，△$P<0.05$，*$P<0.01$。

从表23-1可见，三组中药组的瘤重均有不同程度降低。而益气养阴组的抑瘤作用明显高于清热解毒组、软坚散结组，具有统计学意义（$P<0.05$，$P<0.01$）。

（2）三种治法对小鼠细胞免疫功能影响的差异

表23-2　三种治法对细胞免疫功能的影响差异（%，$\bar{x} \pm S$）

组　别	n	Thy-1	L3T4	Lyt-3	NK	LAK
荷瘤对照组	11	55.82±4.26	33.00±3.13	27.91±2.47	14.36±4.13	21.19±6.14
益气养阴组	11	70.64±3.96	40.36±2.80	21.73±2.05	24.09±2.28	31.09±6.55
清热解毒组	11	61.45±4.08*	35.09±2.66*	24.91±2.12*	23.31±3.17	27.51±4.80
软坚散结组	11	59.64±4.11*	35.27±2.10*	24.45±1.75△	22.82±3.78	25.60±4.70

⊙ 注：与益气养阴组比较，△$P<0.05$，*$P<0.01$。

从表23-2中可以看出，三组中药组均能提高荷瘤小鼠 Thy-1 细胞、L3T4 细胞水平以及 NK 细胞、LAK 细胞的活性。而益气养阴组在每一项指标上，都明显优于清热解毒组和软坚散结组，具有统计学意义（$P<0.05$）。

（3）三种治法对小鼠脾细胞诱生细胞因子影响的差异

表23-3　三种治法对小鼠脾细胞诱生细胞因子影响的差异（$\bar{x} \pm S$）

组　别	n	IL-2	TNF 杀伤百分率（%）
荷瘤对照组	11	18.54±5.65	20.43±5.91
益气养阴组	11	30.18±7.15	30.68±5.89
清热解毒组	11	20.01±7.01*	20.80±4.83*
软坚散结组	11	20.11±5.24*	20.59±5.29*

⊙ 注：与益气养阴组比较，*$P<0.01$。

由表 23-3 可见，三组中药组的 IL-2、TNF 水平均高于荷瘤对照组，但益气养阴组的效果明显优于清热解毒组和软坚散结组，差异显著。

刘嘉湘研究团队通过对益气养阴方、清热解毒方和软坚散结方之间疗效差异进行对比研究，结果发现在瘤体抑制率、增强细胞免疫功能及细胞因子水平等方面，益气养阴法的效果均优于清热解毒法和软坚散结法。

2. **益气法、养阴法、益气养阴法的比较研究**　刘嘉湘研究团队通过整体实验方法，研究了益气法、养阴法、益气养阴法的比较药效学作用。将 Lewis 小鼠肺癌细胞株分别接种于 C57/BL 小鼠后，随机分为益气组、养阴组和益气养阴组灌服药物，并与生理盐水组作对照，观察益气养阴中药对荷瘤小鼠细胞免疫功能的影响（包括巨噬细胞吞噬率、巨噬细胞毒活性、淋巴细胞转化率、NK 细胞活性），证实了益气、养阴和益气养阴等扶正中药对荷瘤小鼠细胞免疫功能有明显的促进作用，并对益气、养阴、益气养阴方药提高荷瘤小鼠细胞免疫监视功能的作用进行了观察比较，结果如表 23-4 所示。

表23-4　扶正中药对Lewis小鼠细胞免疫功能的影响（$n=14$, $\bar{x} \pm S$）

检测内容	治疗时间（日）	益气方组	养阴方组	益气养阴方组	对照组
巨噬细胞吞噬率（%）	14	12.17 ± 4.5	14.40 ± 1.82*	12.00 ± 0.82 △	7.5 ± 3.62
	21	27.80 ± 9.49*	26.40 ± 8.41*	28.00 ± 1.87*	42.5 ± 4.51
巨噬细胞毒活性（%）	14	25.18 ± 24.83 △	19.42 ± 8.66	31.96 ± 10.81 △	15.76 ± 2.41
	21	11.20 ± 8.19 △	8.38 ± 7.23	13.26 ± 4.31	5.76 ± 1.25
淋巴细胞转化率（cpm）	14	405.57 ± 202.46*	234.00 ± 199.56	113.88 ± 38.93	76.27 ± 16.45
	21	187.88 ± 66.97*	89.50 ± 30.26	206.60 ± 74.83*	89.50 ± 38.56
NK 细胞活性（%）	14	4.75 ± 2.57	12.12 ± 14.73	7.72 ± 3.04 △	2.61 ± 2.34
	21	17.93 ± 8.48*	13.00 ± 12.06	25.61 ± 3.61*	5.14 ± 4.72

⊙ 注：与对照组比较，△$P<0.05$，*$P<0.01$。

由表 23-4 结果可见，三组中药组在不同程度上提高了细胞免疫的功能，益气养阴方对 Lewis 肺癌荷瘤小鼠细胞免疫监视功能（包括巨噬细胞吞噬功能、淋巴细胞转化率等方面）的促进作用较单纯益气方药或单纯养阴方药更为显著。

3. **健脾法、温肾法、健脾温肾法与解毒法的比较研究**　在对健脾温肾法治疗肿瘤的动物实验中，刘嘉湘研究团队同样进行了拆方研究，比较了健脾温肾方、健脾方、温肾方以及单纯解毒方之间的疗效差异。将 LA795 小鼠肺腺癌细胞接种到 T739 小鼠，形成荷瘤模型，随机分入中药组、化疗组（CTX）、生理盐水对照组，其中中药组又分为健脾组（方由党参、黄芪、白术组成）、温肾组（方由淫羊藿、薜荔果、锁阳组成）、解毒组（方由石上柏、石见穿、石打穿组成）和健脾温肾组（方由党参、黄芪、白术、淫羊藿、薜荔果、锁阳组成），中药浓煎后胃饲。从抑瘤作用、NK 细胞活性、

T 淋巴细胞转化率以及瘤细胞内 cAMP、cGMP 水平等方面来观察健脾温肾法对癌症的治疗作用，同时进行不同中药之间的比较研究。结果见表 23-5、表 23-6、表 23-7、表 23-8。

（1）体内抑瘤作用

表23-5　荷瘤21日后各组的抑瘤情况（$\bar{x} \pm S$）

组　别	n	瘤重（g）	抑制率（%）	P
空白对照组	4	6.113 ± 0.448 9		
健脾组	4	5.287 5 ± 0.725 9	13.49	＞ 0.05
温肾组	4	4.47 ± 0.344 7	26.8	＜ 0.01
解毒组	2	3.945 ± 0.364 7*		
健脾温肾组	5	3.145 3 ± 0.439 2	48.57	＜ 0.01
化疗组	4	3.404 ± 1.209 7	44.31	＜ 0.01

⊙ 注：*动物在实验中死亡，数目少，不做统计学处理。

由表 23-5 可见，小鼠荷瘤后 21 日，温肾组、健脾温肾组和化疗组均有不同程度的抑瘤作用，其中健脾温肾组的抑瘤率达 48.57%，优于化疗组和其他各中药组。

（2）细胞免疫指标的变化

1）NK 细胞活性的变化：见表 23-6。

表23-6　荷瘤小鼠NK细胞活性比较（%，$\bar{x} \pm S$）

组　别	n	NK 细胞活性	P
正常组	10	14.06 ± 5.241	
空白对照组	5	3.943 5 ± 2.292 2	＜ 0.01
健脾组	5	10.44 ± 5.484 5	＞ 0.05
温肾组	5	9.973 2 ± 7.517 2	＞ 0.05
解毒组	5	3.386 8 ± 1.706 7	＜ 0.01
健脾温肾组	5	6.915 4 ± 2.737 9	＜ 0.05
化疗组	5	3.236 8 ± 1.029 6	＜ 0.01

由表 23-6 可见，正常小鼠 NK 细胞活性为 14.06%，荷瘤后各组 NK 细胞活性均有不同程度的下降。除对照组 NK 活力下降外，解毒组、化疗组下降幅度也十分明显，健脾组、温肾组、健脾温肾组下降幅度相对缓慢。说明后三组中药对维持荷瘤小鼠 NK 细胞活性之正常水平起着一定的作用。

2）T 淋巴细胞转化率：见表 23-7。

表23-7　荷瘤小鼠T细胞转化功能比较（cpm，$\bar{x} \pm S$）

组　别	n	T 细胞转化率	t	P
空白对照组	5	1 482.466 ± 841.66		
健脾组	5	2 817.06 ± 805.49	4.644	< 0.000 1
温肾组	5	2 693.533 ± 764.95	4.09	< 0.001
解毒组	5	2 601.87 ± 1 034.23	3.251 3	< 0.01
健脾温肾组	5	3 504.64 ± 1 207.42	5.262 5	< 0.000 1
化疗组	5	1 764.07 ± 1 343.38	0.671	> 0.05

表 23-7 显示，健脾温肾、健脾、温肾、解毒药均有不同程度提高小鼠 T 淋巴细胞转化率的作用，与对照组比较，有非常显著性差异。中药各组间又以健脾温肾组提高最明显。化疗组无明显提高 T 淋巴细胞转化的作用。

（3）对瘤细胞内核苷酸水平的影响：对瘤细胞内 cAMP、cGMP 的影响如表 23-8 所示。

表23-8　荷瘤小鼠cAMP、cGMP、cAMP/cGMP比较

指　标	组别	$\bar{x} \pm S$	T	P
cGMP（cpm/10^6）	空白对照组	0.085 ± 0.012 4		
	健脾组	0.094 8 ± 0.031 1	0.645 3	> 0.05
	温肾组	0.091 7 ± 0.005 9	0.976 8	> 0.05
	解毒组	0.095 4 ± 0.014 4	0.205 1	> 0.05
	健脾温肾组	0.076 9 ± 0.024 9	0.655 5	> 0.05
	化疗组	0.096 6 ± 0.024 9	0.931 6	> 0.05
cAMP（cpm/10^6）	空白对照组	0.442 25 ± 0.124 4		
	健脾组	0.635 3 ± 0.091 4	3.081 3	< 0.05
	温肾组	0.537 2 ± 0.087 2	1.687 1	> 0.05
	解毒组	0.515 ± 0.049 3	1.544	> 0.05
	健脾温肾组	0.662 2 ± 0.074 6	3.374 6	< 0.05
	化疗组	0.496 5 ± 0.078 2	1.125 3	> 0.05
cAMP/cGMP	空白对照组	5.004 9 ± 1.400 8		
	健脾组	6.906 6 ± 1.114 4	2.450 3	< 0.05
	温肾组	6.606 3 ± 2.071 9	1.387 3	> 0.05
	解毒组	7.157 8 ± 0.530 9	0.600 3	> 0.05
	健脾温肾组	7.157 8 ± 0.530 9	2.879 6	< 0.05
	化疗组	5.283 7 ± 0.813 4	0.784 9	> 0.05

由表 23-8 可以看出，健脾组、健脾温肾组可明显提高瘤细胞 cAMP 含量，使 cAMP/cGMP 值增高。

以上观察结果显示，健脾温肾方无论在抑瘤方面，还是在调节免疫及生化指标方面，疗效都优于其他方药，而无论健脾温肾方、健脾方还是温肾方，疗效都显著优于解毒方。

4. **总结**　通过对扶正法不同治则的比较研究，以及扶正法和祛邪法的对比研究，可以得出以下两个结论。

（1）扶正优于祛邪：在动物实验中，通过比较扶正法与祛邪法对荷瘤小鼠抑瘤作用和免疫功能影响的差异，可以看出扶正方药的效果要明显优于祛邪方药，这与临床上的实际结果也是吻合的，为"治疗肿瘤立足于扶正"提供了实验依据。

（2）扶正需要辨证：综合以上研究，结果表明，在扶正方内部的不同药物间，对荷瘤小鼠的影响是存在差异的，完整的扶正方药在拆开后疗效就有所降低。因此，在运用不同治法的过程中，应该是有选择的，也是有针对性的。这也符合辨证论治的原则，为临床治疗肿瘤须重视辨证提供了依据。

第二节　扶正治癌的机制研究

一、"扶正治癌"调节免疫功能

在体内发挥抗肿瘤作用的免疫效应细胞主要有 T 淋巴细胞、巨噬细胞、NK 细胞以及 LAK 细胞等。荷瘤机体免疫活性细胞的功能均受到不同程度的抑制，因此寻找提高免疫效应细胞活性的治疗方法，已成为人类治疗癌症的重要一环。在荷瘤动物模型中，发现荷瘤鼠的免疫功能确实处于低下水平，淋巴细胞和巨噬细胞均受到明显抑制。而扶正药物能够明显增加免疫效应细胞活性，提高机体免疫功能和抗肿瘤能力，这是治疗肿瘤的机制之一。如通过对小鼠接种 S180 实体瘤以后不同时期的观察比较发现，S180 小鼠在开始服用益气养阴方后第 3 周末各项细胞免疫指标较第 2 周末时有更明显的升高。第 2 周末益气养阴组小鼠的巨噬细胞毒、淋巴细胞转化率、NK 细胞活性与对照组相比，分别提高了 102.8%、49.2% 和 195.8%；而第 3 周末分别提高 130.2%、130.8% 和 398.3%。这说明益气养阴方具有提高荷瘤小鼠本已低下的细胞免疫的功能。

1. **增强 T 淋巴细胞的活性**　机体的抗肿瘤免疫主要是依靠细胞免疫进行免疫监视，监控并清除体内的突变细胞，因此在机体免疫功能低下时容易发生肿瘤。在细胞免疫中，T 淋巴细胞是最主要的效应细胞，其数量和活性与机体的抗肿瘤免疫直接相关。在小鼠以 Thy-1 作为总 T 细胞的标记，进一步的研究发现 T 淋巴细胞中影响抗肿瘤免疫主要有两种亚群，一种是辅助性 T 细胞（Th），它能够辅助免疫细胞间的相互作用，发挥正向调节的功能，在小鼠体内主要以 L3T4 作为标记；另一种是抑制性 T 细胞（Ts），它对细胞免疫起着抑制作用，在小鼠体内以 Lyt-3 作为标记。动物实验表明，扶正中药能够明显提高 Thy-1 细胞、增强 L3T4 细胞、减低 Lyt-3 细胞、升高 L3T4/Lyt-3 值，并增强杀伤性 T 细胞活性，从而达到增强细胞免疫功能，加强机体抗肿瘤能力的治疗目的。

（1）益气养阴法对荷瘤小鼠 T 淋巴细胞的影响：将小鼠 Lewis 肺癌细胞株接种到 C57BL/6 小鼠后，观察益气养阴方（由生黄芪、北沙参、生白术、天冬组成）对 Thy-1 细胞、L3T4 细胞、Lyt-3 细胞的影响。研究发现与荷瘤对照组相比，经益气养阴方治疗后，T 细胞总数（Thy-1 细胞）显著提高［由（55.82±4.26）% 上升至（70.64±3.96）%］；辅助性 T 细胞（L3T4 细胞）水平上升［由（33.00±3.13）% 上升至（40.36±2.80）%］；抑制性 T 细胞（Lyt-3 细胞）水平明显降低［由（27.91±2.47）% 下降至（21.73±2.05）%］。此外，研究还发现 NK 细胞［由（14.36±4.13）% 上升至（24.09±2.28）%］和 LAK 细胞［由（21.19±6.14）% 上升至（31.09±6.55）%］的水平也显著升高。

（2）金复康增强杀伤性 T 细胞（CTL）的功能，并有显著抑瘤作用：CTL 是 T 淋巴细胞的一组亚群，它能通过细胞毒作用直接杀伤肿瘤细胞，具有 MHC 限制性，是肿瘤免疫中的重要效应细胞。将小鼠 Lewis 肺癌细胞株接种到 C57BL/6 小鼠右腋皮下，经金复康进行灌胃治疗后，通过评估脾脏淋巴细胞中 CTL 细胞的杀伤活性，研究发现金复康对 CTL 杀伤活性具有显著的增强作用［由（20.18±0.92）% 上升至（26.86±1.60）%］，与此同时，皮下移植瘤的体积也显著小于生理盐水对照组，其抑瘤率为 33.10%，提示金复康可能通过增强 CTL 杀伤活性，进而发挥抗癌的作用。

2. 增强巨噬细胞的活性　巨噬细胞能发挥细胞毒作用，吞噬肿瘤细胞，因此它的数量和活性也与抗肿瘤相关。其活性可以从巨噬细胞吞噬率、巨噬细胞细胞毒活性等指标中得到反映。研究发现，各种扶正方药均能起到增强巨噬细胞功能的作用。

（1）养阴法对增强巨噬细胞功能的研究：将 Lewis 肺癌细胞株接种到 C57BL/6 雌性小鼠后，观察养阴生津方（由南沙参、北沙参、天门冬、百合等组成，浓煎后胃饲）对荷瘤小鼠巨噬细胞细胞毒活性的影响，研究发现养阴组荷瘤小鼠巨噬细胞的细胞毒活性显著升高（由 6.19% 上升至 9.25%），而在化疗组荷瘤小鼠中，巨噬细胞的细胞毒活性较中药组低，但高于对照组（分别为 7.29%、9.25% 和 6.19%）。

（2）益气养阴法增强巨噬细胞活性的实验：将 S180 实体瘤接种于 C57BL/6 小鼠后，用益气养阴方（方由黄芪、白术、天冬、麦冬等组成）进行治疗，评估益气养阴中药对荷瘤小鼠巨噬细胞吞噬率、巨噬细胞毒活性的影响。研究发现给药组小鼠的巨噬细胞吞噬率、巨噬细胞毒活性等免疫指标与对照组相比，分别上升 130.2%、130.8%，表明益气养阴方具有增强荷瘤小鼠体内巨噬细胞活性的作用。

3. **增强 NK 细胞、LAK 细胞的活性**　NK 细胞、LAK 细胞是重要的肿瘤杀伤细胞。NK 细胞即自然杀伤细胞，是一个异质性多功能的免疫细胞群，它具有抗肿瘤、抗感染和参与免疫调节等功能，其对肿瘤细胞的杀伤无 MHC 限制性，无需补体参与，也不要抗原致敏，是免疫监视中的重要免疫活性细胞。LAK 细胞是淋巴细胞在 IL-2 诱导下产生的一种广谱抗肿瘤效应的细胞，它不但对 NK 细胞敏感的肿瘤细胞具有杀伤作用，而且对 NK 细胞不敏感的实体瘤细胞也有杀伤作用。动物实验表明，扶正药物能够提高 NK 细胞、LAK 细胞的活性，从而增强机体抗肿瘤的能力。

（1）养阴法增强 NK 细胞、LAK 细胞活性的实验：将小鼠 Lewis 肺癌细胞株接种到 C57BL/6 雌性小鼠后，观察养阴生津方（由南沙参、北沙参、天门冬、百合等组成，浓煎后胃饲）对 Lewis 肺癌荷瘤小鼠 NK 细胞和 LAK 细胞活性的影响，研究发现经养阴生津方治疗后，荷瘤小鼠 NK 细胞活性较对照组显著增强［由（6.16±0.67）% 上升至（9.03±0.38）%］，化疗组荷瘤小鼠 NK 细胞活性略有降低［由（6.16±0.67）% 下降至（5.62±0.27）%］，但无明显差异。养阴生津方对荷瘤小鼠 LAK 细胞活性的增强作用明显［由（11.73±5.96）% 上升至（16.67±5.00）%］，化疗组治疗后 LAK 细胞活性也略有提高［由（11.73±5.96）% 上升至（13.54±4.05）%］，但无显著性差异。

（2）益气养阴法增强 NK 细胞、LAK 细胞活性的实验：将小鼠 Lewis 肺癌细胞株接种到 C57BL/6 小鼠后，观察益气养阴方（由生黄芪、北沙参、生白术、天门冬组成）对 NK 细胞和 LAK 细胞活性的影响，研究发现益气养阴组治疗后 NK 细胞活性明显升高［由（14.36±4.13）% 上升至（24.09±2.28）%］，与荷瘤对照组比较差异显著。此外，LAK 细胞活性也显著升高［由（21.19±6.14）% 上升至（31.09±6.55）%］，差异显著。

4. **增强红细胞免疫功能**　红细胞免疫是机体免疫系统的重要组成部分，在抗肿瘤免疫反应中占有重要地位。红细胞可以激活补体系统，激发 T 淋巴细胞免疫功能，增强 sIL-2R 表达，增加干扰素、免疫球蛋白，促进 NK 细胞、LAK 细胞杀伤肿瘤细胞的能力，对阻止癌细胞增殖和血行转移具有重要作用。

动物试验表明，荷瘤小鼠的红细胞免疫功能处于低下状态，导致红细胞免疫黏附肿瘤细胞的能力下降，并且这种状态还与机体红细胞免疫自我调控功能紊乱有关，荷瘤小鼠血清红细胞免疫黏附促进因子活性减弱，血清红细胞免疫黏附抑制因子活性增强，从而抑制了红细胞免疫功能。研究发现，扶正方可以增强红细胞消除循环免疫复合物的能力，消除复合物对 T 细胞免疫功能的抑制，同时增强血清红细胞免疫黏附抑制因子活性，提高红细胞免疫黏附功能，增强红细胞免疫黏附肿瘤细胞的能力，从而达到改善病情，治疗肿瘤的目的。

（1）对小鼠红细胞免疫黏附功能的影响：首先检测了红细胞 C3b 受体花环率，通过研究发现，荷瘤对照组红细胞 C3b 受体花环率明显低于正常对照组（分别为 8.6% 和 17.4%，$P < 0.01$）。益气养阴组红细胞 C3b 受体花环率明显高于荷瘤对照组（分别为 14.3% 和 8.6%，$P < 0.01$）。化疗组红细胞 C3b 受体花环率明显低于荷瘤对照组（分别为 4.9% 和 8.6%，$P < 0.01$）。此外，还对红细胞免疫复合物花环率进行了评估，荷瘤对照组红细胞免疫复合物含量明显高于正常对照组（分别为 13.2% 和 6.9%，$P < 0.01$）。益气养阴组红细胞免疫复合物含量明显低于荷瘤对照组（分别为 8.8% 和 13.2%，$P < 0.01$）。化疗组红细胞免疫复合物含量略高于荷瘤对照组（分别为 14.3% 和 8.6%），但无统计学差异。这些研究结果提示，益气养阴方能够显著提高荷瘤小鼠红细胞 C3b 受体花环率，降低红细胞免疫复合物花环率，增强红细胞免疫黏附功能。

（2）对红细胞免疫黏附肿瘤细胞能力的影响：研究发现荷瘤对照组肿瘤红细胞花环率明显低于正常对照组（分别为 16.6% 和 27.5%，$P < 0.01$），益气养阴组肿瘤红细胞花环率明显高于荷瘤对照组（分别为 23.5% 和 16.6%，$P < 0.01$），而化疗组肿瘤红细胞花环率明显低于荷瘤对照组（分别为 12.8% 和 16.6%，$P < 0.05$）。这提示荷瘤小鼠红细胞免疫黏附肿瘤细胞的能力受到明显抑制，经益气养阴方治疗后，可以增强荷瘤小鼠红细胞免疫黏附肿瘤细胞的能力，而化疗则使荷瘤小鼠红细胞免疫黏附肿瘤能力下降更明显。

（3）对血清红细胞免疫黏附促进因子活性变化的影响：通过对免疫黏附促进因子活性检测发现，荷瘤对照组血清红细胞免疫黏附促进因子活性明显低于正常对照组（分别为 66.7% 和 168.66%，$P < 0.01$），益气养阴方治疗组血清红细胞免疫黏附促进因子活性较荷瘤对照组明显升高（分别为 124.66% 和 66.7%，$P < 0.01$），化疗组血清红细胞免疫黏附促进因子活性（45.34%）较荷瘤对照组明显降低，$P < 0.05$。提示荷瘤小鼠血清红细胞免疫黏附促进因子活性下降，益气养阴方可以明显提高其活性，而化疗却使得促进因子活性更为下降。

（4）对血清红细胞免疫黏附抑制因子活性变化的影响：在血清红细胞免疫黏附抑制因子活性分析中，发现荷瘤对照组血清红细胞免疫黏附抑制因子活性明显高于正常对照组（分别为 55.93% 和 40.9%，$P < 0.05$），与荷瘤对照组比较，益气养阴方治疗组血清红细胞免疫黏附抑制因子活性明显降低（扶正方组为 42.68%，$P < 0.05$），化疗组血清红细胞免疫黏附抑制因子活性略有升高（化疗组为 63.74%，$P < 0.05$），但无显著性差异。提示荷瘤小鼠血清红细胞免疫黏附抑制因子活性增高，益气养阴方可以降低抑制因子的活性，而化疗使得抑制因子的活性略有升高。

总之，红细胞免疫与肿瘤免疫具有十分密切的关系，肿瘤细胞可旁路激活补体并黏附 C3b，红细胞通过其表面 C3b 受体介导可以黏附以激活黏附补体的肿瘤细胞，增强吞噬细胞对肿瘤细胞的吞噬杀灭作用。肿瘤患者循环免疫复合物（CIC）增多，而 CIC 将抑制 T 淋巴细胞对癌细胞的杀伤功能，红细胞通过 C3b 受体可携带免疫复合物至肝脾，并在超氧化物歧化酶（SOD）清除吞噬过程中产生大量过氧化阴离子（破坏膜的毒性物质）的协同作用下，加强吞噬细胞对其的消灭与清除作用。红细胞不仅具有增强NK细胞、淋巴因子激活杀伤细胞（LAK）杀伤肿瘤细胞的免疫功能，而且红细胞膜内SOD酶及过氧化氢酶对肿瘤细胞还有杀灭作用。红细胞在防止癌细胞在血液循环中的转移扩散方面也起着十分重要的作用。晚期肺癌患者红细胞免疫功能低下为继发性，经过益气养阴为主治疗后，红细胞免疫黏附肿瘤细胞能力提高，血清红细胞免疫黏附促进因子活性提高。因此，益气养阴方能够提高荷瘤机体红细胞免疫功能。

5. 调节相关细胞因子的活性 在免疫功能调节的过程中，IL-2 和 TNF 对免疫功能起着重要的上调作用。IL-2 和 TNF 可以刺激 T 淋巴细胞等免疫效应细胞的活化和增殖，促进后者发挥抗肿瘤效应；TNF 还能对肿瘤细胞产生直接的抑制作用。因此，升高这些细胞因子能够提高机体的免疫功能和抗肿瘤能力。动物实验表明，益气养阴方等扶正方药能够明显增强小鼠脾细胞诱发 IL-2、TNF 的能力，提高这些细胞因子的活性。这也是扶正法治疗肿瘤、提高免疫功能的机制之一。在养阴法的实验中也观察到，生存期较长、瘤重较轻、转移灶较少的中药组脾细胞产生 IL-2 的能力也较强。因此，可以认为脾细胞产生 IL-2 的能力可能和癌的生长、转移有关，养阴法治疗晚期肺癌的疗效可能与其提高外周血淋巴细胞产生 IL-2 水平有关。

（1）益气养阴法对 IL-2 和 TNF 的影响：在 C57BL/6 小鼠上构建荷瘤小鼠模型，观察益气养阴方（由生黄芪、北沙参、生白术、天冬组成）对脾细胞诱生 IL-2、TNF 的影响，并设荷瘤对照组做比较。发现益气养阴组与荷瘤对照组比较，IL-2 水平与 TNF 杀伤百分率均得到显著升高。

（2）金复康口服液对脾细胞诱生细胞因子的影响：同样在上述的研究模型中，用不同药物浓度的金复康进行灌胃给药，以 CTX 作为阳性对照药，研究发现经金复康各组治疗后，与荷瘤对照组比较，IFN-γ、IL-2、TNF 水平均有不同程度的提高，其中中浓度组（30 g/kg）的金复康效果最佳。化疗治疗后 IFN-γ 水平显著降低，IL-2 水平未见明显变化，TNF 含量有所升高。由此可见，金复康可提高荷瘤小鼠脾细胞诱生的 IFN-γ、IL-2、TNF 含量。

（3）金复康口服液改善免疫衰老小鼠的免疫功能：通过在 C57BL/6J 雄性小鼠上构建免疫衰老小鼠模型（连续 42 日颈背部皮下注射 D-半乳糖，每日 150 mg/kg，诱导免疫衰老模型），并同时用金复康口服液进行灌胃治疗。研究发现与空白组相比，模型组小鼠的胸腺指数和脾脏指数均明显下降（$P < 0.01$），经金复康治疗后，胸腺指数未发生明显变化（$P > 0.05$），而脾脏指数明显上升（$P < 0.01$）。

进一步对小鼠脾脏 T 淋巴细胞分析后发现，与空白组相比，模型组小鼠脾脏 $CD3^+CD28^+$、$CD3^+CD25^+$、$CD3^+CD45RA^+$ T 细胞的表达显著下降（$P < 0.01$），$CD4^+CD25^+$、$CD3^+CD196^+$ T 细胞的表达显著上升（$P < 0.01$），而经金复康治疗后，小鼠脾

脏 $CD3^+CD28^+$ 和 $CD3^+CD45RA^+$ T 细胞的表达明显上升（ $P < 0.05$ ）， $CD4^+CD25^+$ 及 $CD3^+CD196^+$ T 细胞的表达显著下降（ $P < 0.01$ ）。

在血清 SOD 活力和丙二醛（MDA）含量方面，与空白组相比，模型组中 SOD 活力显著降低，而 MDA 含量明显上升。经金复康治疗后，SOD 活力升高而 MDA 含量显著降低。

（4）金复康干预免疫衰老小鼠预防肿瘤发生的作用：在上述免疫衰老小鼠上构建皮下移植瘤模型，并设置金复康预防组和治疗组，发现生理盐水组与金复康预防组相比，瘤体质量无明显差异（ $P > 0.05$ ）。而与生理盐水组相比，金复康防治组的瘤体质量显著下降（ $P < 0.01$ ）。然而，通过对肺转移灶进行计数观察发现，与生理盐水组相比，金复康预防组和金复康防治组的肺转移灶数目均显著降低（ $P < 0.01$ ）。此外，金复康预防组和金复康防治组均能显著延长肿瘤的成瘤时间，以及荷瘤小鼠的生存期。

流行病学资料显示，恶性肿瘤的发生具有一个显著的特征，即患者普遍处于高龄（ ≥ 60 岁）；伴随着年龄增加，机体出现的显著变化是免疫衰老，因此免疫衰老在肿瘤的发生与发展中具有重要作用。免疫衰老导致免疫监视功能下降、免疫逃逸发生，免疫衰老可引起 T 细胞表面受体多样性减少、初始和记忆 T 细胞应对肿瘤抗原功能缺陷、免疫监视功能下降，导致难以对发生突变的细胞进行及时识别，从而对癌变细胞的清除效率下降；衰老的记忆 T 细胞及最终分化的 $CD8^+$ T 细胞分泌的炎症因子有助于慢性炎症的产生，这些都将促进肿瘤的发生与转移。刘嘉湘研究团队首先建立免疫衰老肺癌皮下移植瘤模型，并研究发现金复康具有延缓机体免疫衰老，阻止机体中枢免疫器官胸腺的萎缩，抑制相关免疫衰老细胞因子的分泌，结合前期临床研究，认为金复康具有延缓免疫衰老抑制肺癌转移的作用。进一步研究证实，金复康具有提高胸腺、脾脏指数，延长免疫衰老荷瘤小鼠的生存时间，减少转移灶数目的作用。综上，研究认为延缓免疫衰老、改善机体内环境是金复康临床应用中延长生存期、提高免疫水平及患者生活质量的重要机制之一。

二、"扶正治癌"抑制肿瘤增殖

刘嘉湘研究团队在 1970—1972 年间，对临床治疗肿瘤的部分中药及复方，以小白鼠移植性肿瘤 S180、S37、艾氏腹水癌和用美兰试管法对人体乳腺癌、胃癌等抗癌作用做了筛选实验。在对小鼠移植性肿瘤的筛选中发现，由南沙参、北沙参、天冬、麦冬、百部、生薏苡仁等药物组成的方药抑瘤率在 30%，该方具有养阴生津的功效，这表明扶正中药具有很好的抑瘤效果。

扶正药物的抑瘤作用，一方面与提高宿主的免疫功能，发挥间接抑制肿瘤的作用有关，另一方面，实验也证实扶正药物能直接抑制癌细胞的增殖，发挥抑瘤效应。

1. 益肺抗瘤饮对癌细胞生长病理学影响的实验观察　将 LAX-83 人肺腺癌细胞株

接种给裸小鼠，构建移植瘤模型，以 DDP 作为阳性对照，设立不同药物浓度的益肺抗瘤饮 3 组，经治疗后对瘤块进行苏木精-伊红（HE）染色和嗜银蛋白颗粒（AgNOR）染色，AgNOR 平均计数的增加与细胞增殖活跃有关，研究发现 DDP 和益肺抗瘤饮组小鼠瘤块中 AgNOR 的颗粒数和面积均显著低于生理盐水对照组，其中益肺抗瘤饮的药物浓度越高，抑制效果越明显。

在人肺腺癌 LAX-83 细胞的荷瘤小鼠模型中，也观察到了类似的结果，经 DDP 和益肺抗瘤饮治疗后的小鼠，肿瘤组织中 Ki-67 阳性细胞的比率均显著降低。上述结果提示中药组、化疗组治疗后，对肿瘤细胞的增殖起到了抑制作用。

2. 抑制有丝分裂，阻止进入合成期　癌细胞的过度增殖是其生物学特征之一，失去控制的过度增殖造成了癌症的进展、扩散和转移。因此，若能抑制癌细胞的有丝分裂，阻止其进入合成期，将有效控制癌细胞的过度增殖，从而发挥抑瘤效应，达到控制病灶，甚至消除瘤体的治疗目的。动物实验表明，扶正方药能够起到抑制癌细胞有丝分裂的作用。

在用人肺腺癌 LAX-83 细胞构建的荷瘤小鼠模型中，以 DDP 作为阳性对照，设立不同药物浓度的益肺抗瘤饮组，经治疗后对肿瘤细胞进行细胞周期分析，发现经益肺抗瘤饮治疗后，S 期细胞比例减少，G2/M 期细胞的比例增多，提示用药后处于增殖期的细胞减少。在 Lewis 肺癌细胞荷瘤小鼠模型中，用 3H-TdR 掺入连续放射自显影术，推算出细胞时相和周期，比较 DNA 合成，观察益肺抗瘤饮对 Lewis 肺癌细胞的作用，结果发现益肺抗瘤饮具有阻止 Lewis 肺癌细胞从 G2 期进入 M 期，抑制有丝分裂的作用。

除了动物体内研究之外，体外细胞实验研究同样发现，益肺抗瘤饮含药血清对人肺腺癌 SPC-A-1 细胞同样具有抑制作用。研究发现经益肺抗瘤饮含药血清处理后，处于 S 期的 SPC-A-1 细胞比例显著降低，而 G2/M 期的细胞数明显升高，提示益肺抗瘤饮具有抑制人肺腺癌 SPC-A-1 细胞增殖的作用，而这种抑制作用可能是通过抑制细胞 DNA 合成及延缓细胞有丝分裂等途径产生。

3. 抑制癌细胞 DNA、RNA 和蛋白质的合成　癌细胞的增殖分裂，需要大量合成 DNA、RNA 等遗传物质以及蛋白质，这是一切细胞分裂增殖的前提。如果 DNA、RNA 和蛋白质的合成受到抑制或阻断，将有效抑制癌细胞的增殖，甚至可以达到杀灭癌细胞的目的。研究表明，益肺抗瘤饮扶正方药可以抑制癌细胞 DNA、RNA 和蛋白质的合成，这也是扶正药物抑瘤作用的机制之一。采用同位素掺入法和流式细胞仪分析法，体外观察益肺抗瘤饮对 SPC-A-1 细胞及 SL-7 细胞 DNA、RNA 及蛋白质合成的影响。在 DNA 合成实验检测中，研究发现益肺抗瘤饮在不同的时相内，3H-TdR 掺入量均低于对照组，其中以第 2 小时、第 4 小时及第 12 小时差异显著，掺入抑制率在第 2 小时达高峰，为 35.07%，至第 12 小时的抑制率仍为高峰时的 99.75%。在 RNA 合成检测实验中，发现益肺抗瘤饮组 3H-TdR 掺入量在全部时相里皆低于对照组，至第 12 小时仍基本维持在这一水平上。3H-Leu 掺入蛋白质合成实验也发现类似的结果，益肺抗瘤饮与对照组相比，3H-Leu 掺入量在第 0.5 小时、第 1 小时两个时相均较低，至第 2 小时起差异有统计学意义，第 4 小时的抑制率达峰值，为 42.46%，第 12 小时抑制率进一步升高。

4. 调节癌细胞内环核苷酸的水平 细胞内 cAMP、cGMP 及两者的比例，在调节和控制细胞增殖的过程中起着极为重要的作用，它们的比值决定了它们在细胞功能中的最终反应，而 cAMP/cGMP 值降低则是许多肿瘤组织存在的普遍现象。一般认为 cAMP 对肿瘤细胞具有促进分化和抑制增殖的效应，通过各种途径提高细胞 cAMP 水平和 cAMP/cGMP 值，可以抑制肿瘤的生长，促进分化。

在接种 Lewis 肺癌细胞的 C57BL/6 小鼠模型中，经益气养阴方治疗后，用放免法（^{125}I-RCA）测定 Lewis 肺癌小鼠瘤灶组织的 cAMP、cGMP 含量。结果发现益气养阴组的癌组织内 cAMP 高于对照组，差异显著；cGMP 含量明显低于对照组（$P < 0.01$），提示益气养阴方有调节癌组织内 cAMP 和 cGMP 含量来影响瘤细胞分裂的作用。体外实验中，观察了养阴法对人肺腺癌 SPC-A-1 细胞内 cAMP、cAMP/cGMP 值的影响。研究发现当加入养阴生津药物后，SPC-A-1 细胞内 cAMP 含量从 0.19 pmol/10^6 细胞提高到 0.22 pmol/10^6 细胞（$P < 0.01$），cAMP/cGMP 值也从 5.62 提高到 7.23（$P < 0.05$）。因此，可以认为养阴法能够提高 SPC-A-1 细胞内的 cAMP 水平和 cAMP/cGMP 值，这可能是其抑制肿瘤增殖的主要机制之一。

5. 单味中药对人肺腺癌细胞增殖的影响 通过复方研究表明，扶正方能够直接抑制癌细胞的增殖。进一步研究扶正方药治疗肿瘤的作用机制，运用流式细胞仪分析法，对临床常用的单味中药进行研究，观察其对 SPC-A-1 人肺腺癌细胞核酸、蛋白质及细胞周期的影响，结果发现单味扶正药物可以直接抑制肿瘤的增殖，甚至比一些清热解毒类的药物效果更好。

运用流式细胞仪分析法，以 2BS 人胚肺正常二倍体细胞 DNA 含量、G0/G1 细胞峰的均值、蛋白质平均相对含量作为二倍体细胞的标准，计算 DNA 指数 [DI=（肿瘤细胞 G0/G1 峰值）/（正常细胞 G0/G1 峰值）]、增殖指数 [PI=（S+G2/M）/（G0/G1+S+G2/M）×100%] 和蛋白指数（PrI= 肿瘤细胞中蛋白质平均相对含量 / 正常细胞中蛋白质平均相对含量）。观察中药对人肺腺癌 SPC-A-1 细胞 DNA 和蛋白质指数的抑制作用。研究发现对照组 DI 和 PrI 分别为 2.807 和 0.832，以此为标准，能明显降低人肺腺癌 SPC-A-1 细胞 DI 的药物有南沙参、藤梨根、鳖甲、胡芦巴，能明显降低 PrI 的药物有女贞子、石上柏、鳖甲、胡芦巴，能使两者同时降低的药物有鳖甲、胡芦巴。由此可以看出，大部分扶正类药物均具有抑制 DNA 和蛋白质合成的作用。

通过对人肺腺癌 SPC-A-1 细胞的细胞周期分布情况进行分析，发现主要作用于

SPC-A-1 细胞 S 期，即降低 S 期细胞比例的药物有绞股蓝、北沙参、人参、太子参等；主要作用于 SPC-A-1 细胞 G2/M 期，阻滞细胞分裂的药物有北沙参、女贞子、绞股蓝、石见穿等；同时作用于 S+G2/M 期的药物有绞股蓝、北沙参、石见穿等。

通过分析 PI 指数，对照组 PI 为 35.9%，以此为基准，分析各单味药物对 SPC-A-1 细胞的抑制作用，抑制率＞ 20% 的药物有绞股蓝、北沙参、石见穿、人参（$P < 0.01$）；抑制率 10%～20% 的药物有太子参、麦冬、石上柏、黄芪、女贞子（$P < 0.01$）；抑制率＜ 10% 的药物有白术、南沙参、天冬、龟板、生地黄、党参（$P < 0.05$）。

通过以上实验发现，扶正药也具有较好的抑制肿瘤细胞增殖的作用，这提示我们用扶正法治疗肿瘤并不一定意味着传统意义上的补，一些补益药物亦有直接抑制癌细胞增殖的作用，即祛邪。因此，运用扶正法治疗恶性肿瘤是"以补为攻，补中有攻"。

6. 金复康口服液调控肺癌干细胞的研究 体外通过从 Lewis 肺癌细胞中分选出 Sca-1$^+$ 的干细胞亚群，用金复康进行干预后发现，金复康口服液单独或联合化疗均可显著抑制 Sca-1$^+$ 肺癌干细胞的增殖（$P < 0.05$），且该抑制作用呈现时间依赖性。此外，将 Sca-1$^+$ 肺癌干细胞在 NOD/SCID 免疫缺陷小鼠上构建移植瘤模型，同样用金复康口服液进行干预，以 DDP 作为阳性对照药。研究发现经金复康口服液干预的荷瘤小鼠，其肿瘤负荷和重量都比生理盐水对照组显著降低（$P < 0.05$）。而 DDP 干预和 JFK+DDP 干预的小鼠，其肿瘤负荷和重量比对照组降低更加显著（$P < 0.05$）。上述结果提示，金复康具有抑制肺癌干细胞增殖的作用。

三、"扶正治癌"调节神经内分泌功能

近年来发现，内分泌紊乱也是促进恶性肿瘤增殖的重要原因。由于神经内分泌网络的功能异常，导致激素分泌失调，严重影响体内的免疫功能和内环境，这与肿瘤的生长、增殖和扩散关系密切。因此，如何调节神经内分泌系统的功能，使正常的内环境得以恢复，控制肿瘤的生长，是治疗的一个重要方面，也是扶正法治疗肿瘤的机制之一。刘嘉湘研究团队进行了益肺抗瘤饮（益气养阴方）对神经内分泌影响的研究，通过在 C57BL/6 小鼠上构建荷瘤模型，用益肺抗瘤饮进行治疗，观察益肺抗瘤饮对 β-内啡肽（β-EP）、雌二醇（E_2）的影响。

研究发现经益肺抗瘤饮治疗后，荷瘤小鼠下丘脑 β-EP 含量较荷瘤对照组下降明显（分别为 200.87 pg/mL 和 406.1 pg/mL，$P < 0.01$），益肺抗瘤饮联合 CTX 化疗组（311 pg/mL）对荷瘤小鼠下丘脑 β-EP 含量有显著的降低作用，单用化疗（389.45 pg/mL）荷瘤小鼠下丘脑 β-EP 含量下降不明显。

雌二醇水平检测发现，益肺抗瘤饮组和益肺抗瘤饮加化疗组都能对荷瘤小鼠血清 E_2 含量有明显下降作用（三组分别为 24.47 pg/mL、26.09 pg/mL 和 39.28 pg/mL，$P < 0.01$），单用化疗组血清 E_2 含量（31.8 pg/mL）下降也有统计学意义。由此显示，

益肺抗瘤饮能够明显降低 β-EP、E_2，调节神经内分泌系统，进而影响免疫功能和机体的内环境，达到治疗肿瘤的目的。

四、"扶正治癌"抑制癌基因蛋白表达

现代医学研究已经明确，癌症是由于在基因水平上发生异常，使癌基因表达过多，抑癌基因表达减低，导致细胞过度增殖所形成的疾病。因此，癌症发生和进展过程的根本原因是基因的改变，表现为许多基因的丢失、失活、突变或过度表达。与肺癌有关的癌基因很多，其中显性基因有 C-myc、L-myc、N-myc、K-ras、H-ras、N-ras、C-erbB-2/neu 等，隐性基因有 rb 基因、P53 基因等。

研究采用人肺腺癌 LAX-83 细胞，在裸小鼠上建立移植瘤模型，用不同药物浓度的益肺抗瘤饮进行治疗，以 DDP 治疗作为阳性对照。经药物治疗后的瘤体，用石蜡片 ABC 法和放免法测定 P53、C-myc 等癌基因的表达情况。突变型 P53 表达增多和高度增生有关，与细胞分化有关，分化越差的恶性肿瘤，即恶性程度越高的肿瘤 P53 的表达率越高；C-myc 基因的过度表达，往往也提示蛋白质过度表达，促进肿瘤生长。研究发现益肺抗瘤饮组及化疗组在一定程度上减弱了 P53、C-myc 癌基因蛋白的表达。

此外，刘嘉湘研究团队还观察了益肺抗瘤饮对人肺腺癌 SPC-A-1 细胞 C-erbB-2、ras 癌基因蛋白 P21 表达的影响，研究发现人肺腺癌 SPC-A-1 细胞上癌基因表达蛋白 C-erbB-2 呈阳性，ras 癌基因表达蛋白 P21 也呈阳性，经含益肺抗瘤饮的培养液处理细胞后，发现 C-erbB-2 和 P21 蛋白的表达转为阴性。

C-erbB-2 和 ras 癌基因是恶性肿瘤重要的癌基因成员，它们的过度表达与肿瘤的高度增生密切相关，可促进肿瘤的生长。实验表明，益肺抗瘤饮可以减弱此两种癌基因的表达，从而抑制肿瘤的生长增殖。

五、"扶正治癌"诱导癌细胞凋亡

凋亡是由基因控制的细胞的自我消亡，细胞凋亡是一种生理性死亡，又称程序性死亡。肿瘤生长速度取决于瘤细胞的增殖与死亡速度之比。许多肿瘤的瘤细胞增殖速度较正常细胞慢，这些肿瘤能够持续长大是因为瘤细胞的寿命延长。从癌症治疗目的角度来看，抑制癌细胞的增生只能延缓癌的进展（不再继续长大），但不能治愈癌症，而诱导癌细胞的凋亡才能使癌缩小或消失。因此，研究诱导癌细胞的凋亡对癌症的治疗有更重要的意义。刘嘉湘研究团队对益肺抗瘤饮诱导癌细胞凋亡的作用进行了观察。

1. **益肺抗瘤饮诱导人肺腺癌 LAX-83 细胞凋亡的作用**　用人肺腺癌 LAX-83 细胞，在裸小鼠上构建移植瘤模型，用益肺抗瘤饮进行灌胃治疗，以 DDP 治疗作为阳性对照，PI（碘化丙啶）染色法和原位末端标记（TUNEL）法检测细胞凋亡情况。研究发现荷

瘤对照组中肿瘤细胞凋亡率为（10.13±1.38）%，表明LAX-83人肺腺癌移植瘤组织中存在肿瘤细胞凋亡，与DDP对照组无显著性差异（$P > 0.05$）；益肺抗瘤饮实验组中肿瘤细胞凋亡率为（17.51±3.56）%，与荷瘤对照组和DDP对照组均有非常显著性差异（$P < 0.01$）。表明益肺抗瘤饮有明显的诱导裸鼠人肺腺癌LAX-83细胞凋亡的作用。

此外，荷瘤对照组中肿瘤细胞坏死率为（14.06±5.71）%，DDP对照组坏死率高达（58.80±7.66）%，与荷瘤对照组相比有非常显著性差异（$P < 0.01$），表明DDP能明显促使裸鼠人肺腺癌LAX-83细胞坏死。益肺抗瘤饮实验组坏死率为（34.60±9.94）%，与荷瘤对照组比较，有非常显著性差异（$P < 0.01$），但低于DDP对照组，实验组与DDP对照组比较具有非常显著性差异（$P < 0.01$）。提示益肺抗瘤饮能促使裸鼠人肺腺癌LAX-83细胞坏死，但作用不及化疗药DDP。

凋亡细胞的形态学特征主要为染色质凝聚、核固缩断裂、细胞膜及细胞器保持完整，或形成凋亡小体。在透射电镜下观察肿瘤细胞的形态，荷瘤对照组肿瘤细胞，核仁巨大，细胞核形态、大小不规则，胞浆中有大量游离核糖体，部分线粒体肿胀。肿瘤细胞生长良好，未见凋亡细胞，但瘤局部有坏死。DDP对照组凋亡细胞偶见，细胞内普遍存在胞浆线粒体肿胀，未见明显坏死。实验组容易见到凋亡细胞，比DDP对照组多，可见典型的凋亡小体，仍可见胞浆线粒体肿胀。

2. 益肺抗瘤饮诱导人肺腺癌LAX-83细胞凋亡作用的机制研究　凋亡的调节不是单一的或几个基因的作用，而是多基因相互作用，凋亡的基因调节可能是重叠交错的复杂的调控系统。影响凋亡的基因按其表达产物对凋亡过程的作用分为两类：一类是存活基因，抗凋亡发生，如 *bcl-2*、*bcl-XL*、*wtP53* 等；另一类是致死基因，促进凋亡发生，如 *c-myc*、*mtP53*、*bcl-XS*、*bax*、*ICE*、*bak* 等。刘嘉湘研究团队从与凋亡密切相关的 *P53*、*bcl-2*、*bax* 和 *Fas* 基因着手，探讨益肺抗瘤饮诱导肿瘤细胞凋亡的机制。

通过对上述移植瘤进行免疫组化实验，结果初步表明，实验组能降低肿瘤组织中 *Bcl-2* 基因蛋白表达，增加 *Bax* 基因蛋白表达，与荷瘤对照组比较，有非常显著性差异（$P < 0.01$）。实验组和DDP对照组都能增加肿瘤组织中 *Fas* 基因蛋白的表达，与荷瘤对照组比较，均有非常显著性差异（$P < 0.01$），而且在光镜下观察实验组 *Fas* 蛋白染色在肿瘤细胞膜表面浓聚明显。实验组和DDP对照组肿瘤组织中 *P53* 基因蛋白的表达，与荷瘤对照组比较，两者无显著性差异（$P > 0.05$）。

六、"扶正治癌"抑制癌细胞浸润转移

癌细胞的浸润和转移是其最重要的生物学特征，是决定患者预后、生存期和治疗效果的重要因素。如何抑制癌细胞的浸润和转移，从而延长生存期，提高生存率，是目前癌症治疗中的重要课题。刘嘉湘研究团队在动物实验的体内观察中，发现扶正中药能够抑制癌细胞的远处转移，这是其延长生存时间的重要原因。近年来的研究表明，

癌细胞与血管内皮细胞的黏附是癌细胞浸润转移过程中的最重要一环，如果能抑制两者的黏附结合，能够明显降低癌细胞的浸润转移。因此，刘嘉湘研究团队进行了扶正中药抑制癌细胞浸润的体内观察，以及对癌细胞和内皮细胞黏附过程影响的体外实验、血清药理学实验。

1. **抑制肺腺癌LAX-83细胞浸润的体内观察** 将人肺腺癌（LAX-83）组织小块移植到裸小鼠肾脏的肾包膜下，然后用不同药物浓度的益肺抗瘤饮进行灌胃给药，以DDP作为阳性对照药。浸润标准：Ⅰ级，瘤组织呈活跃增殖，瘤细胞开始沿肾小管间隙侵袭。Ⅱ级，瘤组织向周围肾组织侵袭达10～20层细胞，或离原位瘤2～3个肾小管的距离，周围有炎细胞浸润，被侵袭的肾小管尚未见明显的变性。Ⅲ级，瘤细胞侵袭面积逐渐增大，有大量肾小管变性萎缩，管型多见，有的肾小球已受侵犯，侵袭面积在50%。Ⅳ级，瘤细胞侵袭性生长面积进一步增大。受侵袭的肾组织面积在50%以上，大量肾小管管型，大量肾小管、肾小球萎缩，瘤组织内出现坏死。研究发现不同药物浓度的益肺抗瘤饮和DDP均能不同程度地抑制肺癌浸润。

2. **益肺抗瘤饮对小鼠黑色素瘤B16细胞肺转移的抑制作用** 将小鼠B16黑色素瘤细胞株在C57BL/6小鼠上建立尾静脉注射肺转移模型，用不同药物浓度（30 g/kg、60 g/kg、120 g/kg）的益肺抗瘤饮进行灌胃给药，以DDP作为阳性对照药。研究发现经益肺抗瘤饮治疗后，中、高浓度组小鼠肺部转移灶抑制率分别为43.5%、41.8%，与空白对照组比较有显著差异（$P < 0.01$），提示益肺抗瘤饮有抗癌细胞转移的作用。此外，通过对肺转移灶周围T4、T8淋巴细胞浸润情况进行观察后发现，经益肺抗瘤饮治疗后，T4淋巴细胞在癌细胞周围明显增多，对T8淋巴细胞的改变不明显，相对提高了T4/T8比例，说明益肺抗瘤饮能提高细胞免疫功能，增强淋巴细胞对癌转移灶的浸润，从而抑制癌转移的发生。

七、"扶正治癌"对肿瘤转移过程中与宿主细胞及细胞外基质的影响

1. **益肺抗瘤饮对癌细胞与细胞外基质黏附作用的影响** 癌细胞与细胞外基质黏附是肿瘤转移的起始步骤，癌细胞通过自身膜表面的特殊受体与细胞外基质成分黏附，后者包括有层粘连蛋白（LN）、纤维连接蛋白（FN）及胶原等成分。肿瘤细胞表面的层粘连蛋白受体（LN-R）通过与瘤LN结合，黏附于Ⅳ型胶原，从而增强浸润转移的能力，降低LN-R有助于阻断肿瘤细胞的黏附过程，达到抗浸润作用。α5β1整联蛋白是一种特异性纤维连接蛋白受体（FN-R），它与致瘤性及肿瘤侵袭性呈负相关，与FN结合能够阻碍肿瘤细胞的解离和移动。E-钙黏附蛋白（E-cadherin）是一类介导同种细胞互相黏附的钙依赖性跨膜糖蛋白，参与形成和维护正常细胞间的连接。研究表明有强黏附力的瘤细胞致瘤性和游走性较小，侵袭能力也降低，增加E-cadherin表达可提高癌细胞之间的结合能力，抑制癌细胞的侵袭。CD44分子是一种多功能的跨膜透明质酸

受体，其中以表达内含子 V6 的 CD44 剪接形式尤为重要，它可增加肿瘤的浸润，并促进淋巴转移。为此，观察了益肺抗瘤饮对这些分子表达的影响作用。

将人肺腺癌（LAX-83）组织小块移植到裸小鼠肾脏的肾包膜下，然后用不同药物浓度（30 g/kg、60 g/kg、120 g/kg）的益肺抗瘤饮进行灌胃给药，以 DDP 作为阳性对照，14 日后，观察各组层粘连蛋白受体（LN-R）、α5β1 整联蛋白、E-cadherin、CD44V6、层粘连蛋白（LN）、纤维连接蛋白（FN）等指标。结果发现瘤细胞内 E-cadherin、CD44V6、α5β1 整联蛋白均呈阴性表达，LN-R 呈阳性反应，间质中 FN 呈阳性。而益肺抗瘤饮治疗后，E-cadherin、α5β1 整联蛋白为阳性表达，而 LN-R 转为阴性表达。提示益肺抗瘤饮可能通过抑制 LN-R 表达、增加 α5β1 整联蛋白表达、增加 E-cadherin 表达等途径达到抗浸润的作用。

2. 益肺抗瘤饮药物血清对癌细胞与内皮细胞黏附分子的影响　参与肿瘤细胞与内皮细胞黏附的黏附分子中，E-选择素（E-SLT）是其中的主要分子。它通过肿瘤细胞上寡糖基（Sialyl Lewis^x, SLe^x）的识别作用介导黏附过程，现已发现在高转移性人肺腺癌细胞系中有 SLe^x 分子的表达。因此，降低 SLe^x 分子的表达，可以抑制癌细胞对内皮细胞的黏附。为此，刘嘉湘研究团队还观察了益肺抗瘤饮对 SLe^x 表达的影响。

从血清药理学的角度研究益肺抗瘤饮对内皮细胞的影响，为此，在 SD 大鼠上制备了益肺抗瘤饮含药血清，然后加入 SPC-A-1 细胞内进行培养 18 小时，经研究发现 SLe^x 的水平在生理盐水组和中药组中，与空白对照组相比均有显著性升高。中药组与生理盐水组相比，中药组明显减少。表明生理盐水组具有增加 SLe^x 的表达作用，而益肺抗瘤饮则有减小 SLe^x 表达的作用。此外，在癌细胞和内皮细胞的复合培养体系中，用益肺抗瘤饮含药血清进行处理后发现，生理盐水组和空白对照组相比 SLe^x 表达没有统计学差异。中药组与空白对照组及生理盐水组相比，则显著下降。表明益肺抗瘤饮具有抑制癌细胞表达 SLe^x 的作用，从而达到抑制癌细胞对内皮细胞的黏附作用。

八、"扶正治癌"改变肿瘤细胞的生物学特性

细胞生物学研究表明，细胞膜具有稳定细胞形态、进行物质交换和传递信息的作用，对细胞的识别和控制细胞增殖方面有重要作用。由于癌细胞膜产生异常变化，因而癌细胞失去了接触抑制的性能，出现了无限生长、浸润、转移的生物学现象。有研究表明癌细胞浸润转移及恶性程度的生物学行为与其膜表面的糖脂、糖蛋白结构和功能异常有密切关系，如能使癌细胞表面糖蛋白的异常状态得到转化，就能控制癌细胞的浸润、转移，使癌细胞恶性程度降低并向正常方面逆转。凝集素受体（lectin）位于细胞膜表面，是一类能与特异性糖蛋白结合的蛋白质，具有凝集细胞和沉淀糖连接物的作用。研究表明肿瘤表面有多种凝集素受体，肺癌的腺癌 12 种凝集素受体均有不同程度的表达，这与癌细胞的恶性程度及癌细胞的侵袭转移能力密切相关。研究采用不同

药物浓度（6.25 μg/mL、25 μg/mL、50 μg/mL）的益肺抗瘤饮处理 SPC-A-1 细胞后，观察 BSL、ConA、DBA、LCA、PSA、PHA、PNA、RCA、SJA、UEA、WGA 受体的表达及生药对其的影响。研究发现凝集素受体 BSL、ConA、DBA、LCA、PSA、PHA、PNA、RCA、UEA 和 WGA 在 SPC-A-1 细胞上呈现出不同程度的阳性，而经益肺抗瘤饮处理后，发现低浓度组的益肺抗瘤饮对 SPC-A-1 细胞上凝集素受体无影响，而中、高浓度的益肺抗瘤饮都可将肺腺癌 SPC-A-1 细胞上凝集素受体有不同程度的转阴。

肿瘤细胞在宿主体内无休止的繁殖、生长、浸润转移，最终导致宿主死亡，这与肿瘤细胞的生物学特征有关。细胞生物学研究表明，细胞膜具有稳定细胞形态，进行物质交换和传递生物信息的作用，并且对细胞的识别和控制细胞增殖方面具有重要作用。由于癌细胞膜产生了异常的变化，因为癌细胞失去了接触抑制的能力，出现了无限生长、浸润转移的生物学现象。因此，也有学者把肿瘤称之为细胞膜疾病。如果能有效地使癌细胞膜表面的糖蛋白的这种异常变化状态得到逆转，就能控制癌细胞的浸润转移，就能使癌细胞恶性程度降低及向正常方向逆转。益肺抗瘤饮作为中药复方制剂，从药理学角度来分析，其中含有多糖类、皂苷类等多种物质，这些物质作用于癌细胞膜表面的作用，降低凝集素受体的阳性表达，从而抑制癌细胞的浸润转移，这种作用也是扶正治癌的机制之一。

选择性多聚腺苷酸化在基因表达调控中起重要作用，参与许多生物学过程。当真核细胞接收到各种外部信号时，基因产生不同的转录亚型，表现出不同的转录后翻译效率。中医药有可能通过干预选择性多聚腺苷酸化调控相关基因的表达，进而发挥抗肿瘤活性的作用。采用金复康干预 A549 细胞后，进行了全基因组选择性多聚腺苷酸化位点分析，研究发现金复康干预肺癌细胞后可显著下调肺癌细胞上 TMEM123 基因 3′UTR 的距离（$P < 0.001$），同时上调 TMEM123 基因的表达（$P < 0.001$）。提示金复康通过干预多聚腺苷酸化，修饰调控了肿瘤细胞上 TMEM123 基因的表达，进而发挥抗肺癌增殖的作用。

九、"扶正治癌"对肿瘤免疫逃逸的干预研究

复发与转移是导致肺癌术后患者死亡的最主要原因，有效干预复发与转移是改善患者总体预后的关键。由于缺乏有效的理论和技术模型支持肿瘤转移和复发的转化研究，导致临床上缺乏有效预防肺癌复发与转移的干预手段。中医药在预防肿瘤复发与转移，延长患者生存期上具有一定的优势。此外，研究也证实了中医药具有改善患者免疫功能的作用，然而中医药在预防肿瘤的复发与转移上作用机制一直不清，推测其可能参与调控患者免疫，抑制循环肿瘤细胞（CTCs），从而发挥防治肺癌复发与转移的作用。

1. **金复康对肺癌CTCs增殖和凋亡的作用和机制的研究**　用不同药物浓度（350 µg/mL、700 µg/mL）的金复康处理体外培养的 CTC-TJH-01 细胞后，观察金复康对 CTC-TJH-01 细胞增殖、凋亡及相关蛋白表达的影响。研究发现金复康可呈浓度依赖的方式显著抑制 CTC-TJH-01 细胞的增殖，并诱导 CTC-TJH-01 细胞发生 DNA 损伤相关的凋亡，其中 p-ATM、p-ATR、p53、p21、Fas 蛋白发生显著上调（$P < 0.05$），而 CDK4、Cyclin D、Cyclin E、PARP1、Survivin 蛋白的表达显著下调（$P < 0.05$）。这些结果表明金复康具有抑制 CTC-TJH-01 细胞增殖和诱导其凋亡的作用。

2. **金复康对肺癌CTCs侵袭和迁移的作用研究**　用不同药物浓度（350 µg/mL、700 µg/mL）的金复康处理体外培养的 CTC-TJH-01 细胞后，观察金复康对 CTC-TJH-01 细胞迁移和侵袭的影响，研究发现金复康可显著抑制 CTC-TJH-01 细胞的迁移和侵袭（$P < 0.05$）。

3. **金复康调控肺癌局部免疫微环境的研究**　为揭示金复康对肺癌局部免疫微环境的调整作用，采用 2LL-GFP-luc 肺癌细胞株在 C57BL/6 小鼠上建立肺原位移植瘤模型，并用金复康进行灌胃给药，以紫杉醇作为阳性对照药，以及采用 IDO 抑制剂 1-MT 进行干预，通过活体成像观察小鼠肺癌肿瘤生长情况。研究发现模型组的病灶随时间延长而显像的范围和密度逐渐增大。与模型组相比，金复康（$P < 0.001$）、紫杉醇（$P < 0.001$）及 1-MT（$P=0.016$）组均可抑制肿瘤的生长，其中紫杉醇的效果最为明显。此外，与模型组相对照，金复康组（$P < 0.0001$）明显延长了荷瘤小鼠的生存期，而紫杉醇（$P=0.1741$）和 1-MT（$P=0.3196$）对小鼠生存期则没有明显的延长作用。

通过对小鼠脾脏中的细胞毒性 T 淋巴细胞进行分析，发现与空白组的正常小鼠相比，其余给药组小鼠 CD8$^+$CD28$^+$ T 细胞的比例在各个时间点均有不同程度的下降，且随着给药时间的延长呈下降趋势。与模型组相比较，金复康组在给药后第 4 日（$P < 0.01$）、第 8 日（$P < 0.001$）及第 12 日（$P < 0.05$）均能对细胞毒性 T 细胞有显著的升高作用，1-MT 组仅在给药后第 12 日与模型组相比差异有显著性（$P < 0.05$）。

此外，对小鼠脾脏中的调节性 T 细胞（Tregs）进行分析后，发现与空白组的正常小鼠相比，金复康组、1-MT 组及模型组的小鼠 CD4$^+$CD25$^+$Foxp3$^+$ T 细胞的比例随着时间的延长呈上升趋势，尤以模型组最为明显。此外，与模型组相比较，金复康组在给药后第 4 日（$P < 0.05$）、第 8 日（$P < 0.005$）及第 12 日（$P < 0.01$）均能抑制 CD4$^+$CD25$^+$ T 细胞的表达，而 1-MT 组在给药后的第 4 日（$P < 0.05$）、第 12 日与模型组相比差异也有显著性（$P < 0.01$）。通过对肿瘤组织中 IDO 蛋白表达进行分析后，发现 1-MT 组和金复康高剂量组均能够抑制肺癌小鼠肿瘤 IDO 的表达。

免疫逃逸是恶性肿瘤转移的关键因素，而 Tregs 分泌的 IDO 抑制细胞毒性 T 细胞的杀伤作用，进而促进肿瘤细胞在肿瘤微环境中的耐药与免疫逃逸，是最终导致转移的关键环节。刘嘉湘研究团队首先建立了小鼠肺癌原位模型，并采用 IDO 抑制剂作为阳性药物，研究发现金复康具有下调 Tregs 水平抑制瘤体生长、延长生存期的作用；进一步研究发现金复康干预后，模型小鼠的细胞毒性 T 细胞比例上升，同时 IDO 的表达下调。因此，经过研究证实了金复康可能通过下调 Tregs 分泌 IDO，增强细胞毒性 T 细胞的比例，从而达到抑制转移、延长生存期。多项研究发现，IDO 是抑制免疫的重要因子，可以由多种细胞分泌，如 Tregs/MDSCs 等，而阻断 IDO 具有明显的抗肿瘤作用。因此，下调 IDO 可能是金复康防治肺癌的重要途径之一。

参考文献

［1］范忠泽，刘嘉湘.益气温阳合剂对小鼠 Lewis 肺癌作用的实验研究［J］.中西医结合杂志，1989，基础理论研究特集：63-64.

［2］李湧健，刘嘉湘.益气养阴方对荷瘤小鼠细胞免疫功能的调节作用观察［J］.中国免疫学杂志，1989，5（4）：248.

［3］张玲，刘嘉湘.健脾温肾法对晚期肺癌生长与转移影响的临床实验研究［D］.上海：上海中医学院，1989.

［4］凌昌全，刘嘉湘.益气养阴方对晚期癌症患者免疫监视功能影响的临床和实验研究［D］.上海：上海中医学院，1989.

［5］王明武，刘嘉湘.养阴法治疗晚期肺癌的作用机理探讨［D］.上海：上海中医学院，1991.

［6］刘建文，刘嘉湘.益肺抗瘤饮对癌转移及癌细胞与内皮细胞关系的影响［D］.上海：上海中医药大学，1994.

［7］韩明权，刘嘉湘.24 味中药对人肺腺癌细胞核酸和蛋白质及细胞周期的影响观察［J］.中国中西医结合杂志，1995，15（3）：147-150.

［8］刘建文，刘嘉湘.益肺抗瘤饮对癌细胞凝集素受体表达的影响［J］.中国中西医结合杂志，1996，1（16）：134-135.

［9］许玲，刘嘉湘.益肺抗瘤饮抑制肺癌细胞增殖的实验研究［J］.中国中西医结合杂志，1996（8）：486-488.

［10］程晓东，郭峰，刘嘉湘.中药扶正方对小鼠 Lewis 肺癌的疗效及其免疫学机理的研究［J］.中国中西医结合杂志，1997，17（2）：88-91.

［11］许玲，刘嘉湘.益肺抗瘤饮抑制肺癌转移及免疫功能的影响［J］.中国中西医结合杂志，1997，17（7）：401-403.

［12］刘建文，刘嘉湘.金复康抗癌转移的实验研究——对癌细胞与血管内皮细胞关系的影响［J］.中医中药专刊，1997（8）：207-210.

［13］何佩珊，刘嘉湘.益肺抗瘤饮对癌浸润转移及癌细胞黏附作用的影响［D］.上海：上海中医药大学，1998.

［14］朱惠蓉，刘嘉湘.益肺抗瘤饮对 Lewis 肺癌荷瘤小鼠神经内分泌免疫的实验研究［J］.上海中医药大学学报，2000，14（2）：44-46.

［15］孙钢，刘嘉湘.金复康抗肺癌作用及对杀伤性 T 细胞功能的影响［D］.上海：上海中医药大学，2000.

［16］孙建立，刘嘉湘.益肺抗瘤饮诱导裸鼠人肺腺癌移植瘤细胞凋亡的实验研究［D］.上海：上海中医药大学，2001.

［17］夏炎兴，刘嘉湘.扶正中药体内外抑瘤作用研究［J］.肿瘤，1989，9（2）：80-83.

［18］Liu JX. Prospects and guideline of combined usage of Western and oriental medicine progress of oriental medicine-proceedings of the sixth international congress of oriental medicine［M］.东京：第6回国际东洋医学会事务局，1992.

［19］Liu JX. Prospective study in treatment of 101 cases of advanced primary lung adenocarcinoma with TCM 'body-resistance supporting' the 10th asia pacific cancer conference［J］. International Academic Publishers, 1991: 343-345.

［20］施志明，刘嘉湘.健脾补肾治疗恶性肿瘤115例［J］.上海中医药杂志，1993（12）：1-3.

［21］Liu JX. Clinical observation on treatment of non-parvicellular carcinoma of the lung with Jin Fu Kang oral liquid［J］. Journal of Traditional Chinese medicine, 2000, 20(2): 96-100.

［22］凌昌全，韩明全，高虹.扶正类中药对氨基甲酸乙酯诱发肺腺癌的抑制作用［J］.中国中西医结合杂志，1992（3）：169-171.

［23］刘建文，刘嘉湘.益气养阴药对肺腺癌细胞膜凝集素受体作用的观察［J］.中国医药学报，1993（8增刊）：88-89.

［24］毕凌，金莎，郑展，等.肺积方对IDO诱导Lewis肺癌小鼠模型免疫逃逸的影响［J］.中国中西医结合杂志，2016，36（1）：69-74.

［25］田建辉，毕凌，张安乐，等.稳定表达人IDO基因的小鼠肺癌原位移植瘤模型的建立［J］.肿瘤，2015，35（5）：491-497.

［26］毕凌.金复康口服液干预IDO诱导乳癌免疫逃逸的实验研究［D］.上海：上海中医药大学，2015.

［27］Luo B, Que ZJ, Zhou ZY, et al. Feiji Recipe inhibits the growth of lung cancer by modulating T-cell immunity through indoleamine-2, 3-dioxygenase pathway in an orthotopic implantation model［J］. Journal of Integrative Medicine, 2018, 16(4): 283-289.

［28］Zhang AL, Zheng YH, Que ZJ, et al. Astragaloside IV inhibits progression of lung cancer by mediating immune function of Tregs and CTLs by interfering with IDO［J］. Journal of Cancer Research & Clinical Oncology, 2014, 140(11): 1883-1890.

［29］Que ZJ, Yang Y, Liu HT, et al. Jinfukang regulates integrin/Src pathway and anoikis mediating circulating lung cancer cells migration［J］. J Ethnopharmacol, 2020, 267: 113473.

［30］Que ZJ, Zhou ZY, Luo B, et al. Jingfukang induces anti-cancer activity through oxidative stress-mediated DNA damage in circulating human lung cancer cells［J］. BMC Complement Altern Med, 2019, 19: 204.

［31］Takao M, Takeda K. Enumeration, characterization, and collection of intact circulating tumor cells by cross contamination-free flow cytometry［J］. Cytometry A, 2011, 79A(2): 107-117.

［32］Gkountela S, Castro-Giner F, Szczerba BM, et al. Circulating tumor cell clustering shapes DNA methylation to enable metastasis seeding［J］. Cell, 2019, 176: 98-112.

附 篇

国医大师刘嘉湘传记

刘嘉湘，男，汉族，中共党员，1934 年 6 月生，主任医师，教授，博士生导师。国医大师，"全国中医药杰出贡献奖"获得者，首届中国中医科学院学部委员，国家中医药管理局全国中医药传承博士后导师，第三、四、五、六、七批全国老中医药专家学术经验继承工作指导老师，首届上海市名中医，上海中医药大学终身教授，上海中医药大学附属龙华医院终身教授，中央保健委员会会诊专家，享受国务院国家有特殊贡献专家政府特殊津贴。现任国家中医临床研究（恶性肿瘤）基地首席专家，全国中医肿瘤医疗中心主任，国家中医药管理局中医肿瘤重点专科主任，上海市中医肿瘤临床医学研究中心主任，世界中医药学会联合会肿瘤专业委员会副会长，中国中西医结合学会肿瘤专业委员会顾问，中华中医药学会肿瘤分会名誉主任委员，中国中医肿瘤防治联盟顾问。历任中华中医药学会肿瘤分会、中国中西医结合学会肿瘤专业委员会、中国抗癌协会肿瘤传统医学专业委员会、中国癌症基金会中医药肿瘤专业委员会等副主任委员，国家药品监督管理局药品评审委员会委员，国家科学技术奖励委员会特邀评审员，国家基本医疗保险药品目录专家咨询组专家，上海市中医药学会肿瘤分会主任委员，上海中医药大学专家委员会委员、学术委员会委员，《肿瘤》《中药新药与临床药理》《上海中医药大学学报》《实用中西医结合临床》《中国中西医结合外科杂志》《河南肿瘤学杂志》等多种杂志编委。

　　刘嘉湘系我国著名中医肿瘤专家，从事中医、中西医结合治疗肿瘤和内科杂病的临床、科研和教学工作 60 多年，诊治患者逾 50 余万人次。1972 年在全国率先系统提出"扶正治癌"的理论和方法，5 次主持完成"六五"到"十一五"国家重大攻关课题，及国家自然科学基金等多项国家、省部级课题，治疗晚期肺癌疗效达国内领先、国际先进水平，揭示扶正治癌方药具有调控机体免疫和抑制肿瘤生长的双重作用。先后获国家卫生部、教育部、国家中医药管理局、上海市等省部级科技成果奖 15 项（其中一等奖 5 次、二等奖 8 次），主编著作 5 部，发表论文 170 余篇。建立的《肺癌中医辨证分型和疗效评价标准》成为国家新药研究标准。研究成果转化为国家新药金复康口服液、正得康胶囊，首创外治癌痛的蟾酥膏（蟾乌巴布膏），创立的上海中医药大学附属龙华医院肿瘤科已成为国家中医临床研究基地，为中医、中西医结合治疗肿瘤事业做出了杰出贡献。

一、少年军医，心系岐黄

1949 年 12 月，15 岁的刘嘉湘怀着对人民解放军的敬仰和热爱，考上了福建省军区医务学校医科。1950 年 6 月朝鲜战争爆发，由于抗美援朝需要，两年的学制日夜上课于一年完成。1950 年 12 月毕业，分配到了福建省军区第三军分区卫生所任卫生员。部队驻扎在海防前线，气候潮湿，不少战士患上了关节炎、胃痛等病，因药品供应有限，得不到很好的治疗。1952 年，他在福建霞浦县城的新华书店翻阅到朱琏编著的《新针灸学》，这本将经络腧穴与人体解剖相结合的书使他对针灸产生了浓厚兴趣，当即买回去研读。光有书没有针灸用具不行，他在《健康报》看到江苏省苏州市承淡安针灸研究社有卖，便寄去有限的津贴，买了针具、艾绒、艾条和讲义，照着书本，先在自己身上扎针，有了把握后才尝试用针灸治疗各种病症。记得有一个战士因过度疲劳而昏倒，刘嘉湘给他扎了人中、百会、合谷、太冲等穴位，战士居然醒过来了，这使刘嘉湘对中医的兴趣大增，又买了《针灸大成》等书自学。除了自己看书学习，他还去福安专区医院观摩中医大夫诊病。在条件艰苦、药品短缺的年代，他凭借掌握的医学知识和针灸技能为许多战士解决了病痛，由于表现出色，很快从卫生员升任助理军医，并荣立三等功。1955 年，21 岁的刘嘉湘光荣地加入了中国共产党。

随着工作的开展，他感到面对多种疾病，自己的知识越来越不够用，渴望能上大学继续深造。备考大学对没上过高中的他来说困难重重，他白天工作，晚上自学，付出了比常人多得多的时间和精力。功夫不负苦心人，1956 年，经部队领导批准报考大学，先后收获浙江师范学院（现浙江师范大学）生物系和上海中医学院（现上海中医药大学）两份录取通知书的他没有犹豫，选择了后者，因为岐黄梦已成了他内心的追求。

二、师承名医，夯实基础

他是上海中医学院首届大学生，那时的校园大咖云集，程门雪、黄文东、金寿山、刘树农等沪上名家亲自担任主讲及带教老师，他非常珍惜来之不易的学习机会，如饥似渴地徜徉在知识的海洋中。由于基础比较差，加上初到上海语言不通，学习上遇到了很大的困难，他白天上课，晚上常常在教室旁边的楼梯下"开夜车"，课余时间还要去图书馆翻杂志、看医案，坚持跟随程门雪夜门诊抄方，不放过每一个学习机会。在校期间，他熟读《黄帝内经》《伤寒杂病论》《金匮要略》《神农本草经》等中医典籍，曾凭着超强的记忆力，仅用两天时间背下整本《汤头歌诀》，成为当时学生口中的传奇人物。

1960 年，上海中医学院响应卫生部号召培养中医事业接班人，决定从首届在读学生中选拔品学兼优、政治过硬的学生作为师资重点培养。计有内科、外科、伤科、针灸科 4 个组共 12 人。刘嘉湘和张绚邦、陆鸿元 3 名共产党员学生被选中，调至中医内科教研组，参加备课、听课和辅导工作，并参加了第 1 版全国《中医内科学》统编教材的编写和审稿会的工作。同年他们还受学院决定，拜师上海市第十一人民医院（现上海中医药大学附属曙光医院）张伯臾教授门下，侍诊于张氏左右。他白天抄方，晚上查找资料，分门别类整理病案和方药，撰写侍诊体会，并精读老师推荐的各种书籍。由于他勤学善问、刻苦钻研，深得张伯臾喜爱，亲自教授他中医内科疑难杂病的辨治经验，为他日后从事中医内科及中医肿瘤临床诊治工作打下了扎实的基础。其间，他还跟随临床大家黄文东、顾伯华、陈耀堂等学习治疗内外科杂病的诊治经验，并跟随他的肿瘤研究的启蒙老师——妇科大家庞泮池学习辨治妇科及肿瘤疾病的经验。这些临床大家丰富的学术思想、鲜活的诊疗经验，以及严谨的治学态度在他身上打下了深深烙印，成为他一生的宝贵财富。1962 年，他毕业后先是留校任教，再到曙光医院中医内科临床工作。1964 年调回大学校本部，先后在内经教研组和伤寒论教研组任教学工作，并任上海中医学院科研处肿瘤研究组组长，从事中医药治疗肿瘤临床和实验研究工作。1965 年任中医内科教研组教师，并在龙华医院从事肿瘤工作至今近 60 年。

三、厚积薄发，开扶正治癌之先河

20 世纪 50 年代至 60 年代，恶性肿瘤的发病率及死亡率逐年上升，大部分患者确诊时已属于中晚期，失去手术根治的机会，化疗和放疗疗效不佳。1959 年中医药治疗肿瘤的方法和经验首次在全国肿瘤学术交流座谈会上进行了交流，中医治癌沿袭了西医思维，着眼于局部瘤灶，以"攻瘤"为主，常用"清热解毒""以毒攻毒""活血化瘀"等方法治疗，患者生存期得不到延长、生活质量差，许多患者挣扎在死亡线边缘。出于一名医生高度的责任心和强烈的使命感，刘嘉湘决心探索中医药治疗肿瘤的有效方法。1965 年起，他在龙华医院开设了中医肿瘤专科门诊，面对当时就诊的晚期癌症患者缺少有效药的状况，他查阅大量古代典籍和近代文献。《素问·评热病论》指出"邪之所凑，其气必虚"，隋代《诸病源候论》曰"积聚者，由阴阳不和，腑脏虚弱，受于风邪，搏于腑脏之气所为也"，明确提出脏腑虚弱，阴阳失调是发病的根本原因。金人张元素云"壮人无积，虚人则有之。脾胃怯弱，气血两衰，四时有感，皆能成积"，认为脾胃虚弱是病机的关键。明代张景岳谓"凡脾肾不足及虚弱失调之人，多有积聚之病"，把积聚的发病归为脾肾不足。李中梓《医宗必读》也指出"积之成也，正气不足，而后邪气踞之"，强调正虚才是积聚发生的根本原因，邪气只是发病的外部条件。刘嘉湘发现历代医家都十分重视人体正气盛衰与癌肿的关系，他逐步认识到，正气虚损是肿瘤发生、发展的根本原因和病机演变的关键。他又重新整理了 1958 年到 1962 年间师从张伯臾、庞泮池、陈耀堂等老中医时的笔记，并结合自己的临床经验，认真分析 2 000 多例肿瘤患者的临床资料，发现以扶正为主辨证论治晚期癌症患者，在症状改善、存活时间方面，均较清热解毒、活血化瘀、化痰软坚方药治疗为优。在此基础上，他确定了以扶正法为主治疗恶性肿瘤的新思路，并开启了"扶正治癌"临床实践与理论探索。

1968 年他担任上海中医学院肿瘤研究组组长，用了 2 年时间对 70 味中草药进行了实验动物肿瘤抑瘤作用的筛选工作，从中寻找出能够有效抗肿瘤的品种，提高了临床疗效。1970 年，为贯彻周总理"一定要攻克癌症"的指示，他向龙华医院申请开设 30 张病床的肿瘤病区，进行中医药及中西医结合治疗肿瘤的临床与实验的系统研究。

1971 年，他从 108 例晚期肺癌患者不同治法对比治疗中发现，辨证论治治疗后近期有效率为 56%，存活 1 年以上患者 39 例；而 18 例单独以清热解毒，化痰软坚为主的肺五方治疗的患者无一例存活超过 1 年，研究结果更加坚定了他中医治癌应以"辨证论治为原则，以扶正为主，兼顾祛邪"的学术思想。1971 年，在上海举行的全国抗癌药物科研经验交流会上，他做了"中草药治疗 165 例恶性肿瘤疗效观察"的报告，受到普遍关注和好评。

1972 年，由卫生部肿瘤防治研究办公室和中国医学科学院主办的全国肿瘤免疫研究工作研讨会在北京召开，刘嘉湘撰写的《中医扶正法在肿瘤治疗中的应用》被推荐在大会上进行交流报告，针对当时治疗恶性肿瘤"只见局部，不见整体""见癌不见人，治癌不治人"，一味地采取"攻邪"的状况，他在国内首次系统地提出中医扶正法治癌的学术观点和方法，认为正气虚损是癌瘤发生、发展的根本原因和病机演变的关键，明确指出"扶正培本"就是在辨证论治的原则指导下，选用治疗虚损不足的中药，培植本元，调节人体的阴阳气血和脏腑经络的生理功能，增强机体内在的抗病能力，提高免疫功能，祛除病邪，抑制癌肿发展，缓解病情，提高生存质量，延长生命，甚至达到治愈的目的，受到与会专家及业界很高评价，开创了中医药治疗恶性肿瘤的新思路、新方法。1973 年起，在中国医学科学院著名微生物、免疫学家谢少文启发和指导下，他带领上海中医学院肿瘤研究组赴北京中国科学院动物研究所和中国医学科学院参观学习，对国内外刚兴起的细胞免疫学方法（巨噬细胞吞噬试验、T 淋巴细胞转化率、E 玫瑰花环形成率等方法）实验，开始从免疫学角度探讨扶正方药治癌机制。1976 年，撰文提出晚期肿瘤"带瘤生存"理念，强调"以人为本""除瘤存人，人瘤共存"，系列论文先后发表在《医学研究通讯》《安徽医学》《新医药学杂志》《自然辩证法杂志》《湖南肿瘤防治研究》等杂志，引起了学术界争鸣，确立了"扶正治癌"在中医肿瘤学界的主导地位。

四、不畏艰难，走中医科研之路

自 1968 年起，刘嘉湘以肺癌为主攻病种，对恶性肿瘤的中医诊治规律、有效药物的研发及其作用机制等方面进行了深入的探讨。他主持的中医药治疗晚期肺癌的研究 5 次（"六五""七五""八五""九五""十一五"）被列为国家重大科技攻关项目，并多次列为国家自然科学研究基金及上海市重大科研课题。"六五"国家攻关课题"扶正法治疗晚期原发性非小细胞肺癌的前瞻性临床研究",治后 1 年生存率 66.7%,中位生存期 15.5 个月,优于化疗对照组。"七五"国家攻关课题"滋阴生津,益气温阳法治疗晚期原发性肺腺癌前瞻性随机对照研究",中医药组治后 5 年生存率为 24.22%,中位生存期为 13.9 个月,化疗组为 8.8 个月(当时国内外报道晚期肺癌中位生存期为 6～8 个月)。"八五"国家攻关课题"益肺抗瘤饮治疗 271 例晚期原发性非小细胞肺癌的随机对照研究",中医组治后中位生存期为 13.5 个月,5 年生存率为 11.17%,与化疗合用中位生存期为 15.0 个月,5 年生存率为 20.71%,优于单纯化疗组(8.9 个月)。国家"十一五"科技支撑计划"晚期非小细胞肺癌中医综合治疗方案示范研究"采用多中心(包括西医专科医院在内的 10 家医疗机构)、随机、平行、对照、前瞻性临床研究方法,选择晚期肺癌共 359 例,观察以中医辨证、辨病治疗与化疗有机结合的中医综合治疗方案治疗晚期非小细胞肺癌的临床疗效,结果显示,以扶正治癌学术思想指导的中医综合方案治后中位生存期为 19.8 个月,单纯化疗组的中位生存期为 14.53 个月,两组比较差异显著($P < 0.05$);单纯中医治疗组中位生存期为 14.23 个月;晚期肺腺癌中医综合治疗组的中位生存期为 21.17 个月,较单纯化疗组(12.5 个月)提高 8.67 个月,疗效为国内领先、国际先进水平(同期国内外报道晚期肺癌中位生存期为 8～10 个月)。

数十年来,他组织、带领团队应用实验肿瘤学、现代免疫学、生物化学、细胞及分子生物学等现代科学方法,多层次、多角度对中医扶正法治癌机制进行研究,率先开展扶正与解毒中药在细胞及分子水平抗肿瘤活性的比较研究,发现扶正方药不仅具有提高机体细胞免疫功能和相关细胞因子活性、降低 T 抑制细胞活性、降低血清 VEGF 水平、抑制 sIL-2R 表达的作用,而且能抑制肿瘤细胞 DNA、RNA 和蛋白质合成,抑制癌细胞增殖,诱导癌细胞凋亡,并在一定程度上抑制癌细胞浸润及对血管内皮细胞的黏附,减少癌细胞转移。这些研究证实了扶正法在肿瘤治疗中的"双向"调节作用,为探讨中医中药治癌的作用机制做出了重要贡献。

"中医扶正治癌系列研究"硕果累累,1977 年"中医扶正法治疗晚期支气管肺癌200 例"获上海市重大科技成果奖;1985 年"蟾酥膏治疗恶性肿瘤疼痛的临床应用及其研制"获国家卫生部医药卫生重大科技成果部级甲级奖;1989 年"扶正法为主治疗晚期原发性非小细胞肺癌的临床及实验研究"获国家教育委员会科学技术进步奖二等奖;1992 年"滋阴生津益气温阳法治疗晚期肺腺癌的临床和实验研究"获上海市科学技术进步奖二等奖;1996 年《金复康治疗非小细胞肺癌的临床观察》获中华中医药学会全国中医药防治肿瘤优秀论文一等奖。2005 年至 2007 年通过由吴孟超、王永炎院士领衔的专家委员会鉴定,"扶正治癌理论与实践研究"先后获得上海市重大科技成果奖、教育部科学技术进步奖二等奖、中华中医药科学技术进步奖二等奖、上海市科学技术进步奖二等奖;2019 年"'扶正治癌'病证结合防治肺癌技术创新和推广应用"获上海市科学技术进步奖一等奖；2000 年"金复康口服液"被评为江西省优秀新产品一等奖。迄今，"中医扶正治癌系列研究"共获省部级成果奖 15 次（一等奖 5 次，二等奖 8 次）。

五、促科研成果转化的典范

20 世纪 80 年代，癌痛尚无较理想的治疗方法，大多依赖于作用时间短、易成瘾的哌替啶（杜冷丁）。为减轻癌症患者病痛，刘嘉湘根据中医"瘀毒内结""不通则痛"的理论，经多年反复摸索，将活血化瘀，消肿止痛的经验方研制成新型外用镇痛制剂——蟾酥膏［沪卫药准字（1985）第 114 号、国药准字 Z20027885］。10 家医院随机双盲对照研究表明镇痛效果达 93%，连续使用无成瘾性和毒副反应，在一定程度上避免了口服和注射麻醉止痛药引起的胃肠道副作用和成瘾性。1985 年"蟾酥膏治疗恶性肿瘤疼痛的临床应用及其研制"获国家卫生部重大科技成果甲级奖，1985 年 12 月 21 日中国国际广播电台及《人民日报》"健康版"等均刊登报道了这一具有中医特色的新型镇痛药。蟾酥膏很快被美国一家著名的制药公司相中，其驻华经理欲以百万美元购置蟾酥膏的组成中药方，日本、新加坡等国通过国家卫生部要求合作，均被刘嘉湘婉拒，并于当年将蟾酥膏科研成果转让给上海中药制药三厂生产，2007 年更名"蟾乌巴布膏"，收入药典，投产至今获得较大的经济效益和社会效益。

针对肺癌患者气阴两虚证居多的特点，刘嘉湘从临床有效的经验方药中筛选出 12 味具有益气养阴，清热解毒的中药（主要为黄芪、北沙参、天冬、女贞子等）制成益肺抗瘤饮，在国家"八五"攻关课题验证其临床疗效良好的基础上，1996 年国家食品药品监督管理局批准进行多中心（湖南省肿瘤医院、江西省肿瘤医院、上海市肺科医院）、大样本（290 例）、随机、对照、前瞻性临床试验，并更名为"金复康口服液"。研究表明，金复康口服液治疗非小细胞肺癌有改善症状，提高免疫功能和生存质量的作用，与化疗合用有明显的增效减毒功效，1999 年获国家级新药证书（国药准字 ZL19991043），被列入国家基本药物目录和国家医疗保险药品目录，填补了我国中药复方口服制剂治疗非小细胞肺癌领域的空白。2004 年，被美国食品药品监督管理局（FDA）批准，与纽约纪念斯隆·凯特琳癌症中心合作开发进行 Ⅱ 期临床试验（批准号 NEWIND68920），中医药治疗恶性肿瘤首次得到国际肿瘤界认可。

根据"正虚致癌""扶正治癌"的理论和癌症患者细胞免疫功能低下的研究结果，刘嘉湘将临床经验方研制成中成药正得康胶囊，经多中心、随机、双盲、安慰剂对照的前瞻性 Ⅱ 期、Ⅲ 期临床试验研究，结果表明正得康胶囊具有改善临床症状，提高免疫功能和生活质量，缩小稳定病灶，保护和改善外周血象等作用，同时能降低非小细胞肺癌化疗引起的毒副反应，使用安全，无毒副反应。2006 年获国家食品药品监督管理局批准为国家新药，更名为"芪天扶正胶囊"（国药准字 Z20060442）。

刘嘉湘重视科研成果转化，一人研发 3 种国家级治癌中药新药，取得了极大的社会效益和经济效益，并产生了一定国际影响力，在中医学界实属罕见，堪称科研成果转化的典范。

六、传承育人，人才辈出

刘嘉湘是第三、四、五、六、七批全国老中医药专家学术经验继承工作指导老师，第一批全国中医药传承博士后导师。他先后培养硕、博士研究生 35 名，博士后 1 名，"师带徒"学生 26 名，高级"西学中"学生 2 名，临床随诊学生 40 余人，他们中的大部分已成为国内中医肿瘤专业的业务骨干和学科带头人，其中被评为全国名中医 1 名，上海市名中医 5 名。

1986 年以来，刘嘉湘多次主持全国中医药治疗肿瘤新进展学习班，培养各地学员近千名。亲自为来自新加坡、韩国、我国台湾和我国香港地区以及内地 22 个省、市、自治区的百余名进修生授课 40 余次，指导成都中医药大学、云南中医药大学附属医院、温州市中医院、江西省九江市中医医院等单位建立了中医肿瘤科。

2002 年 1 月创立的刘嘉湘工作室，2003 年 10 月被纳入上海中医药大学名中医工作室建设项目，2004 年 12 月入选成为上海市名老中医学术经验研究工作室，2011 年被纳入全国名老中医药专家传承工作室建设项目，2017 年成为"国医大师传承工作室"。工作室致力于刘嘉湘学术思想和经验传承，以及青中年中医师的培养，建设卓有成效，2009 年荣获"全国首届先进名医工作室"称号，2017 年获得上海市卫生健康委员会"劳模创新工作室"，2018 年 4 月获"上海市工人先锋号"称号。

七、推动中医肿瘤学科发展不遗余力

刘嘉湘是上海中医药大学附属龙华医院肿瘤科的创始人，在他的引领下，龙华医院肿瘤科从他一个人的肿瘤专科门诊开始，于 1970 年底开设 30 张病床的病房，1993 年成为"全国中医肿瘤专科医疗中心"，2002 年建成为国家中医药管理局免疫三级实验室，2003 年成为上海市中医肿瘤临床医学研究中心，2005 年成为上海市中医内科（肿瘤）优势学科，2008 年被批准为国家中医临床研究（恶性肿瘤）基地，2009 年成为国家中医药管理局中医肿瘤重点专科，2017 年获批国家华东地区（中医肿瘤）区域医疗中心，2021 年牵头成立长三角专科专病联盟，是上海市中医肿瘤临床医学研究中心主席单位，2023 年成为国家中医药管理局高水平中医药重点学科。肿瘤科规模不断扩大，目前已拥有 6 个病区，350 张床位，年门诊量居全国中医肿瘤专科之首，是全国开展中医及中西医结合防治肿瘤医疗与科研的最大基地，中医药防治肿瘤的医疗与科研水平在国内处于领先地位，2022 和 2023 年，在中华中医药学会和中国中医科学院联合发布的中医医院学科（专科）学术影响力排行榜中连续两年蝉联榜首。

刘嘉湘建立的《肺癌中医辨证分型和疗效评价标准》被编入国家食品药品监督管理局《中药新药临床研究指导原则》，被高等教育"十五"国家规划教材《中医内科学》及徐昌文、孙燕、廖美琳主编的《肺癌》等引用。

八、天道酬勤，誉享海内外

60余年来，刘嘉湘总结了一套以扶正法为主治疗各种肿瘤的经验和方法，尤擅治肺癌、胃癌、肠癌、肝癌、胰腺癌、脑瘤、淋巴瘤等及内科疑难杂病，疗效显著，中医特色鲜明，累计诊治各种癌症患者50余万人次，挽救和延长了无数患者的生命，在改善症状、提高生存质量、控制瘤灶、延长生存期等方面疗效显著。

他长期承担大量干部医疗保健工作，为中央保健委员会医疗会诊专家，得到了中央和上海市主要领导的肯定，为干保工作做出了卓越贡献。

他曾40多次应邀赴日、英、美、俄、泰、韩、新加坡等国家参加国际会议，做学术报告和为国际知名人士会诊，享誉海内外。

他笔耕不辍，以第一作者发表论文111余篇，被2 255次引用。主编《中国中医秘方大全·肿瘤科分卷》《实用中医肿瘤手册》《现代中医药应用及研究大系》《刘嘉湘谈肿瘤》等著作5部。由他撰写的《中医扶正疗法的作用》全文被日本自然社翻译成日文，收录在《现代中国の癌医疗》一书中，《恶性肿瘤的中西医结合治疗》同时发表在日本《日中医学》、韩国《医林》杂志及《中国中西医结合杂志》和《中医杂志》英文版，引起国外学者的高度重视，促进了中医药的国际交流，扩大了中医药的国际影响。

刘嘉湘以仁心、睿智、医技和坚韧不拔的精神，推动了中医肿瘤事业的发展。天道酬勤，60多年来，他先后获得全国卫生先进工作者（2次）、上海市劳动模范（2次）、上海市先进科技工作者、上海市科技精英提名奖、上海市中医药发展终身成就奖、上海市保健工作突出贡献者、上海市卫生战线先进工作者、上海市"医学之光"奖、上海市医学荣誉奖、上海市优秀专业技术人才、上海市教卫工作党委系统"优秀共产党员"、上海中医药大学党委系统"优秀共产党员"，及全国第三届"白求恩式好医生"、中国中西医结合肿瘤防治特殊贡献奖、中华中医药学会国医传承特别贡献人物等荣誉。2017年被国家人力资源和社会保障部、国家卫生健康委员会、国家中医药管理局评为第三届"国医大师"，2019年被国家人力资源和社会保障部、国家卫生健康委员会、国家中医药管理局授予"全国中医药杰出贡献奖"，2020年12月当选首批中国中医科学院学部委员。